췌장암 환자, 보호자, 의료인을 위한

췌장암 안내서

군자출판사

췌장암 환자, 보호자, 의료인을 위한

췌장암 안내서

첫째판 1쇄 인쇄 | 2020년 7월 20일
첫째판 1쇄 발행 | 2020년 7월 31일
첫째판 2쇄 발행 | 2021년 07월 05일
첫째판 3쇄 발행 | 2023년 05월 02일

지 은 이 김송철 외
발 행 인 장주연
출 판 기 획 장희성
책 임 편 집 이경은
편집디자인 정다운
표지디자인 김재욱
일 러 스 트 김경렬
발 행 처 군자출판사(주)
등록 제 4-139호(1991. 6. 24)
본 사 (10881) 경기도 파주시 회동길 338(서패동 474-1)
(031) 943-1888 Fax. (031) 955-9545

ISBN 979-11-5955-582-4
정가 30,000원

서울아산병원

췌장암 환자, 보호자, 의료인을 위한

췌장암 안내서

대 표 저 자
서울아산병원 간담도췌외과
김송철 외

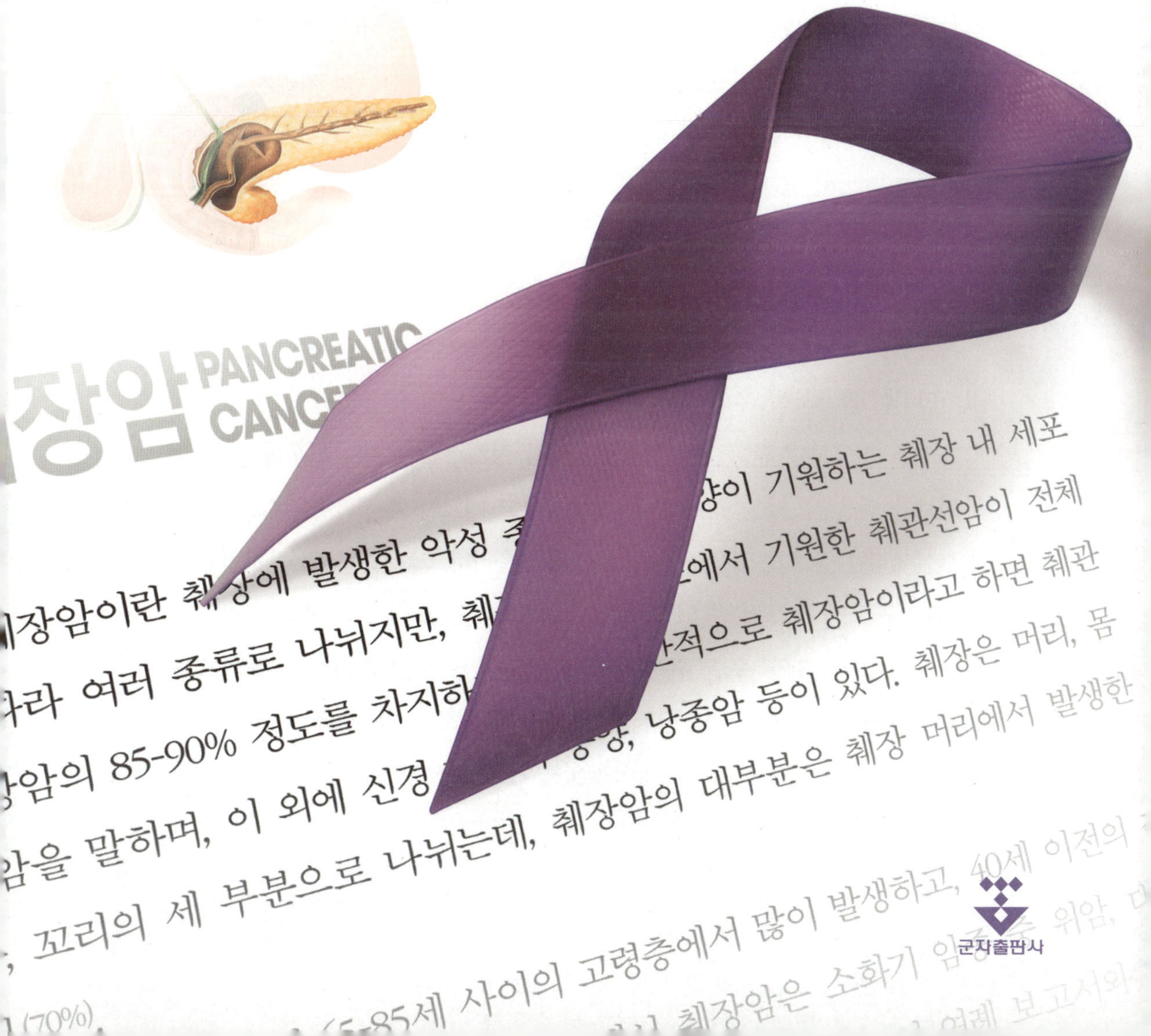

군자출판사

머리말

2012년 췌장암 환자를 위한 본격적인 건강강좌를 저자가 알기로는 국내에서 처음으로 시작하였습니다. 당시 췌장암을 불치의 암으로 생각하고 조기 발견하여 수술하는 것 이외에 별 다른 치료 방법이 없었고 이마저 좋은 성적을 보이지 않아 병을 치료하는 입장에서 환자 분들의 궁금증이나 기대에 맞는 답변을 하기 어려웠던 것이 오랫동안 환자와 의료진간의 만남의 자리가 마련되지 않았던 이유였을 것입니다. 지금도 첫 모임에서 환자분들의 질책성 질문에 땀을 뻘뻘 흘리며 매우 힘들게 강좌를 끝냈던 기억이 생생합니다. 이러한 어려움에도 불구하고 서울 아산병원 췌장암 팀은 그 후에도 꾸준히 환자분들과 췌장암 극복을 위한 건강 강좌 및 교류, 췌장암 극복을 위한 심포지엄 개최 등 지속적인 노력을 계속해 왔고 현재에는 매해 열리는 건강강좌에 400여명이 넘는 인원이 참가하는 큰 모임이 되었습니다.

모임을 진행하며 환자분들께서 췌장암의 성격과 치료, 치료 후의 관리 등에 정보를 얻을 수 있는 곳이 매우 제한적이고 때로는 부정확한 정보가 전달되고 실제적인 정보가 없음을 많이 호소하셨습니다. 그 즈음부터 환자분들께 실제적으로 도움을 드릴 수 있는 책자가 필요하다는 생각을 갖게 되었고 일차적으로 원내에서 췌장 수술 후 이용할 수 있는 간단한 책자가 발간 되었습니다. 그러나 췌장암 질환에 대한 많은 부분을 수용하기 어려웠으며 다른 한편으로는 환자 치료를 위해 같이 힘쓰고 있는 간호사 선생님들이나 관련 영양사선생님들, 다른 과 의사 분들도 췌장암에 대해 기존의 교과서나 책자를 통해 실제적인 지식을 얻기가 어렵다는 말씀들을 많이 해 주셨습니다. 이러한 필요성이 1년의 세월을 거쳐 서울 아산병원 "췌장암 환자, 보호자, 의료인을 위한 췌장암 안내서"를 출판하게 된 계기가 되었습니다.

작년 봄부터 췌장암 치료에 관련된 소화기 내과, 간담도췌외과, 종양내과, 방사선 종양학과, 영양팀, 간호과 등 관련 교수, 간호사가 모여 토의를 시작하였습니다. 당시 전문 의학서나 환자에게 도움을 주기 위한 간단한 서책들이나 안내서는 있었으나 이마저 드물었습니다. 환자에게는 보다 실제적이고 자세한 정보가 필요하였으며 췌장암 관련 치료에 관심있는 학생이나 치료 종사자에게도 보다 깊은 지식을 제공할 수 있는 책이 절실한 실정이었습니다. 많은 의논 끝에 무엇보다도 환자분들의 필요 부분을 주 관점으로 하고 치료에 동참하는 의료진 또는 공부하는 의과대학 학생들에게도 어느정도 실제적인 도움이 될 수 있는 책을 만들기로 하였습니다.

이 책은 췌장암의 기초적 지식인 암의 발생학적 배경에서부터 실제 진단, 치료, 치료 후 영양 관리 및 기타 환자의 삶에 관련된 부분까지 정보를 제공하고자 노력하였습니다. 또한 그동안 미진한 췌장암에 대한 연구 부분도 일부 소개하였습니다. 췌장암이 아직 인체 고형 암 중 가장 나쁜 암으로 남아있고 이를 극복하기 위하여는 의료인이나 연구자, 주위 관련 분들이 췌장암 극복에 대해 보다 집중적인 관심을 보이고 연구에 대한 투자가 꼭 필요하다고 필자는 생각합니다. 이미 인체 고형 암 중 좋은 치료 성적을 보이고 있는 유방암이나 대장암, 위암 등은 암의 성격상 빈도가 많고 조기 발견이 가능한 방법이 있어 좋은 성적이 가능한 면도 있으나 다른 면으로는 이런 암들을 극복하려는 관련 의료인이나 연구자, 국민들의 높은 관심과 연구에 대한 인적 물질적 투자가 좋은 성적을 이끌었다고 생각합니다. 이러한 면에서 본 책자가 췌장암 관련된 분들과 국민 여러분께 췌장암에 대한 관심을 이끌 수 있었으면 좋겠습니다.

일년에 걸친 준비와 집필 기간 동안 많은 수고를 해주신 간사 이우형 교수님을 비롯한 소화기 내과, 종양내과, 치료 방사선과, 영상의학과, 병리과 교수님들과 간호부 박혜경 간호사님, 영양팀 박민아 영양사님에게 감사드리고 임상 진료와 연구에 바쁘심에도 불구하고 집필에 참여해주신 관련과의 교수님들께 깊은 감사의 말씀을 드립니다. 특히 새롭게 시작하는 진료 부분인 입원 전담 교수의 역할에 대한 부분을 소개해주신 정민영 교수님과 입원 전담 교수님 여러분, 중개 연구에 대한 부분을 정리해주신 전은성 교수님께도 고마움을 전합니다. 또한 밤낮으로 가장 수고를 많이 하고 환자 진료의 귀한 밑거름이 되고 있는 각과의 전임의, 전공의 선생님들께도 감사드립니다. 항상 모든 암환자 치료의 발전을 위하여 힘쓰고 계신 서울 아산병원 암병원 유창식 원장님을 비롯한 관련 분들과 병실과 수술실에서 직접 환우들과 생사고락을 같이 하는 간호사 선생님들에게도 이 자리를 빌어 존경과 감사의 마음을 전합니다. 출판과 판매에 많은 어려움을 알고도 기꺼이 출판을 맡아주신 군자출판사 장주연 사장님과 장희성 차장님께 깊은 감사의 말씀을 전합니다.

집필과 교정 과정에서 용어 통일 및 교정 등에 신경을 많이 썼으나 혹 모를 오자를 비롯한 실수가 보일 지 모르겠습니다. 초판 임을 감안하셔서 독자 분들의 넓은 이해를 부탁드립니다. 이 책으로 얻어지는 수익금은 전액 서울 아산 병원 암병원에 췌장암 연구를 위하여 기탁되어 향후 췌장암 극복에 쓰여질 것입니다. 이 기금 외에 췌장암 환우와 보호자, 또는 췌장암 관련 의료진 및 관련 분들의 췌장암 극복을 위한 도움이 계속 이어졌으면 하는 바람을 전하면서 이글을 맺습니다.

대표 저자 서울아산병원

간담도췌외과 김송철

추천사

인간에게 발생하는 고형암 중 가장 난치성으로 손꼽히는 췌장암은 불과 얼마 전 까지만 하더라도 난공불락의 요새처럼 온갖 의료진의 노력에도 정복하기 어려운 암종의 대표주자 였습니다. 진단도 어렵고 설령 진단이 되어도 수술 가능한 경우가 얼마 안되며 생존율은 최하위의 종양으로 의료진에게는 보람이 많지 않은 암이었습니다.

최근 진단 및 치료에 있어 상당히 진전된 방법과 결과들이 췌장암으로 고통을 받고 있는 환자와 가족에게 희망의 빛을 비추기 시작하고 있습니다. 그러나 아직도 넘어야 할 산이 많고 완치율을 높이기 위해 해결할 과제도 많이 남아있습니다.

서울아산병원의 췌장암팀은 다른 전문암 진료팀과 마찬가지로 국내를 넘어 세계적으로 그 치료 성과가 널리 알려지고 있으며 최고의 전문가들이 모인 드림팀 입니다. 가장 많은 환자에게 고난도 시술과 첨단 수술이 시행되고 정밀의료에 의한 표적항암치료 등 현존하는 첨단의 치료가 모두 활발히 시행되고 있습니다.

이번에 환자와 의료진을 위한 췌장암에 대한 안내서를 처음으로 출간하는 것은 서울아산병원 췌장암팀의 치료성과를 과시하려는 의도가 아니라 의료현장에서 환자들에게 가장 정확하고도 실제적인 도움이 될 만한 지식과 정보를 알기 쉽고도 상세하게 전달하려 하였다는 점에서 높이 평가 받아야 된다고 생각합니다.

대한민국의 의료의 수준은 현재 세계적으로 주목받는 최고이지만 환자 교육을 위한 정보나 도구는 아직 미흡하거나 부정확한 것들이 너무 많습니다. 그런 의미에서 김 송철 교수를 비롯한 서울아산병원 췌장암 팀의 이번 출판소식은 올바른 췌장암 치료와 관리에 좋은 길잡이가 될 것을 확신합니다.

그 동안 수고하신 모든 집필진의 노고에 감사드리고 이미 암을 경험했거나 오늘도 암과 싸우고 있는 환자와 가족들에게 뜨거운 격려와 응원의 박수를 보냅니다.

2020년 2월에...

서울아산병원

암병원장 유창식

차례

CONTENTS

제 1 부
췌장암의 이해

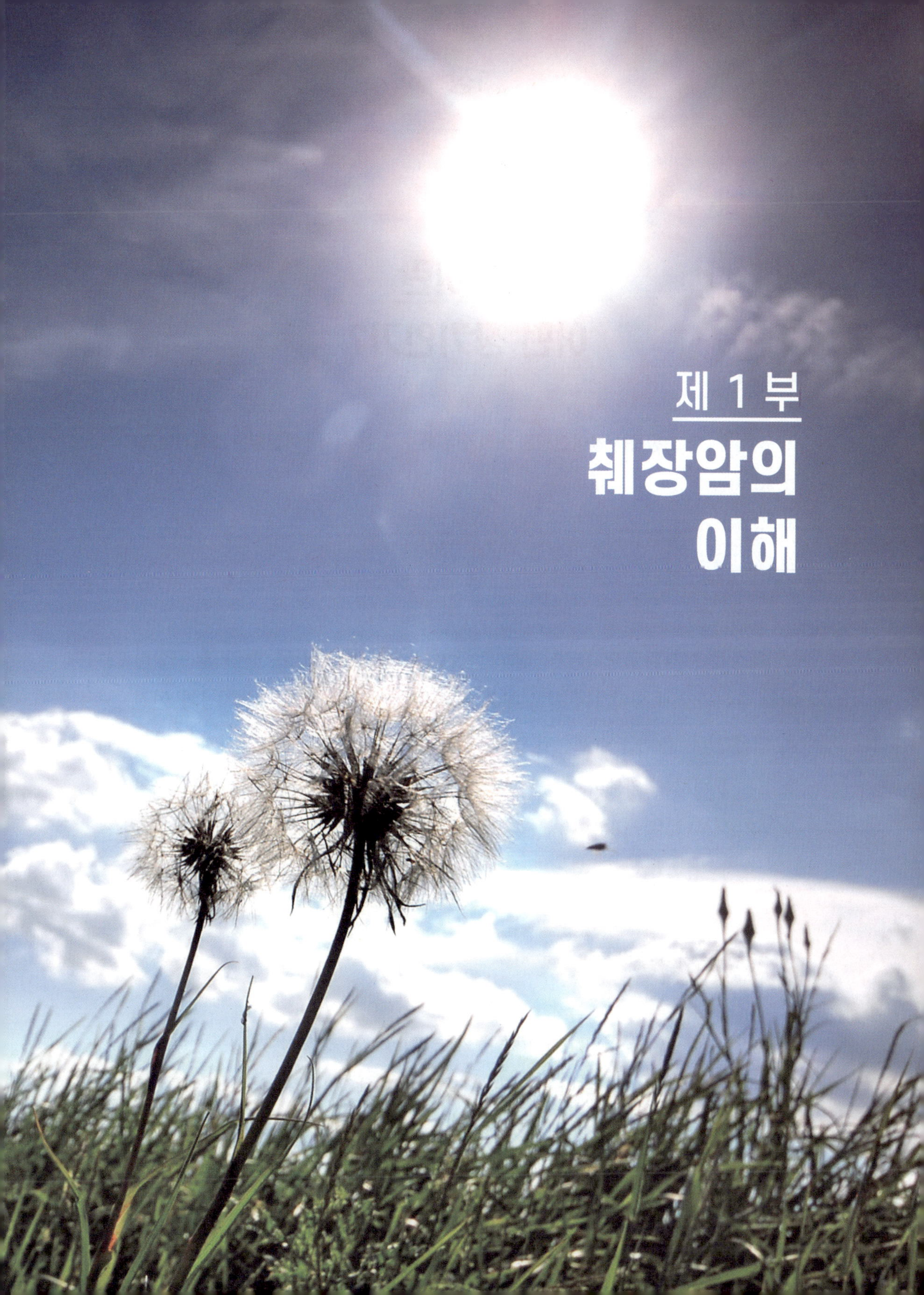

1장

췌장이란 어떤 장기인가?

오동욱(서울아산병원 소화기내과) · 고성우(서울아산병원 소화기내과)

췌장은 '이자'라고도 불리며 길고 납작한 모양의 샘 장기로, 우리 몸 위장의 뒤에 후복막강에 위치하며 앞쪽 부분은 복막으로 덮여 있고 십이지장과 연결이 되어 있다. 음식물에 포함된 단백질, 지방, 탄수화물 등을 분해시키는 소화효소를 분비하는 외분비 기능과 혈당을 조절하는 인슐린 및 글루카곤 등의 호르몬을 분비하는 내분비 기능을 가지고 있다.

1. 췌장의 육안적 구조

성인에서 길이는 약 15 cm이며, 무게는 70~120 g 정도이다. 해부학적으로 두부, 경부, 체부, 미부로 나누어진다(그림 1-1, 1-2). 췌장의 우측에 위치한 두부는 췌장에서 가장 넓은 부분으로 십이지장의 바로 옆에 있으며, 체부 및 미부로 갈수록 좁아지며, 미부는 우리 몸의 좌측에 비장에 인접하여 있다. 췌장의 두부는 십이지장의 만곡부 안에 위치해 있으며 상장간막 동맥(superior mesenteric artery)과 정맥(superior mesenteric vein)을 감싸고 있다. 상장간막 정맥과 간문맥(portal vein)을 왼쪽 경계로 하고 오른쪽 경계는 십이지장의 만곡부에 접해 있으며 이 구조물들 사이에 상췌십이지장 동맥(superior pancreaticoduodenal artery) 및 하췌십이지장 동맥(inferior pancreaticoduodenal artery)이 위치해 있다. 췌장의 두부 뒤에는 하대 정맥(inferior vena cava)이 있으며, 앞에는 복막과 횡행결장(transverse colon)이 있다. 췌장의 두부에서 상장간막 정맥의 뒤쪽으로 확장되는 부분을 구상돌기(uncinated process)라고 부른다. 상장간막 정맥의 전면 부분을 경부라고 부르며 두부에서 약간 좁아졌다가 다시 체부로 이행되는 부위로서 두부와 체부의 경계가 된다. 췌장의 체부는 대부분 위의 뒤쪽에 위치해 있고, 복막은 췌장 몸통의 앞면과 아랫면에 위치해 있다. 체부 뒤에는 대동맥(aorta), 비장 정맥(splenic vein), 좌 신장 정맥(Left renal vein)과 상 장간맥 동맥 일부가 지나간다. 췌장의 미부는 췌장에서 가장 좁은 부위로, 췌장의 체부가 왼쪽으로 진행하면서 약간 위쪽으로 비스듬히 올라간 부위를 말한다. 체부의 뒤쪽에서 지나가는 비장 정맥은 미부의 뒤쪽으로 전달된다.

주췌관은 췌장의 미부에서 시작하며 소엽으로부터 배액된 소관들이 연결되어 형성된다. 미부에서 체부로 주행하면서 다양한 크기의 췌관들이 합해져서 경부에 도달하고 그곳에서 미부 방형 그리고 후방으로 돌아가서 총담관과 만난다. 짧은 공통분절은 담관의 팽대부가 되고 십이지장 유두 혹은 주유두에서 끝난다. 부췌관은 흔히 남아 있게 되는데 이는 주췌관으로 끝나기도 하고 부유두로 따로 개구하기도 한다.

2. 췌장의 혈관

췌장은 혈류가 풍부한 기관으로 복강 동맥(celiac artery)과 상장간막 동맥의 분지로부터 혈류를 공급받는다. 비장 동맥(splenic artery)은 췌장의 위쪽 가장자리를 따라 주행하며 배측 췌장 동맥(dorsal pancreatic artery), 대췌장 동맥(great pancreatic artery), 췌미 동맥(caudal pancreatic artery)의 세 가지 동맥들이 췌장의 장축으로 주행하는 횡행 췌장 동맥(transverse pancreatic artery)을 형성하여, 췌장의 체부와 미부에 혈류를 공급한다. 상장간막 동맥에서 분지되는 상췌장십이지장 동맥과 하췌장십이지장 동맥이 서로 문합하여 췌장십이지장 연속활(pancreaticoduodenal arcade)을 형성하여 췌장의 두부에 혈류를 공급한다. 췌장의 체부와 미부의 정맥혈은 비장 정맥으로 유입되며, 두부의 정맥혈은 상장간막 정맥 및 간문맥으로 유입된다.

3. 췌장의 미세 구조

췌장은 내분비 및 외분비 역할을 하는 조직을 포함하고 있다. 외분비 췌장은 소화 기능을 담당하며 전체 췌장의 대다수를 차지하고 있으며, 다수의 소엽(lobule)으로 구성된 엽상 구조를 보인다. 소엽은 다수의 세엽(acinus)과 관(duct)으로 구성되어 있다. 세엽의 중앙에는 사이관(intercalated duct)이 위치하고, 췌세엽세포(pancreatic acinar cell)에 의해 둘러싸여 있다. 각 췌세엽세포는 풍부한 효소원과립(zymogen granule)을 함유하고 있고, 이러한 효소원과립들은 다양한 전구효소(proenzyme)를 함유하는데, 이러한 전구효소들은 췌세엽세포에서 중앙

내강으로 분비되어 사이관(intercalated duct), 소엽내관(intralobular duct), 소엽간관(interlobular duct) 및 주췌관 순으로 운반되어 마지막으로 바터팽대부를 통하여 십이지장으로 분비된다.

췌장의 내분비 세포들은 군집을 이루어 랑게르한스섬(islet of Langerhans)을 구성한다. 랑게르한스섬은 전체 췌장 조직의 1~2% 정도를 차지하며, 전체 췌장에 산발적으로 분포되어 있으나, 체부와 미부에 더 많이 존재한다. 랑게르한스섬은 알파세포, 베타세포, 델타세포 등으로 구성이 되어 있고, 각 내분비세포들은 다른 호르몬 펩티드를 분비한다. 알파세포는 소도의 15~20%를 차지하며, 주로 가장자리에 위치하고 글루카곤(glucagon)을 분비한다. 베타세포는 소도의 60~80%를 차지하며, 주로 중앙에 위치하고 인슐린(insulin)을 분비하다. 델타세포는 소도의 5~10%를 차지하며 소마토스타틴(somatostatin)을 분비한다.

4. 췌장의 기능

췌장은 소화효소를 포함한 췌장액을 분비하여 소화를 돕는 외분비 기능과 혈당 조절과 신진 대사를 돕는 인슐린과 다른 펩티드 호르몬을 분비하는 내분비 기능으로 분류할 수 있다.

췌장은 소화에서 매우 중요한 역할을 한다. 음식이 위로 들어가면 췌장에서 위에서 음식을 받는 십이지장으로 췌장액을 분비한다. 분비된 췌장액에는 단백질을 분해하는 트립신(trypsin), 키모트립신(chymotrypsin)과 탄수화물을 분해하는 아밀라아제(amylase)와 지방을 분해하는 리파아제(lipase)를 포함하고 있다. 이러한 소화효소는 음식물의 소화를 돕는다. 또한 췌장은 하루에 약 1.5~3 L

정도의 췌장액을 분비하며, 이 췌장액에는 대부분이 중탄산나트륨으로 구성이 되어 있어서 위에서 내려오는 강산인 위액을 중화시켜 소장의 점막을 보호한다.

췌장은 글루카곤, 인슐린, 소마토스타틴이라는 호르몬을 분비하며, 이러한 호르몬들은 혈액 내로 배출하여 우리 몸의 혈당을 조절한다. 혈당이 낮아지게 되면 췌장의 알파세포에서 글루카곤을 분비하게 되며, 혈당을 높여 준다. 분비된 글루카곤은 간에 저장되어 있는 글리코겐(Glycogen)을 포도당으로 분해하여 혈액 내로 분비하며, 지방과 근육에서 포도당의 흡수를 저하시킨다. 글루카곤은 혈당이 낮을 때뿐만 아니라 혈중 인슐린이 증가하거나 운동할 때 분비가 증가하게 된다. 반대로 혈당이 높아진다면 베타세포에서 인슐린을 분비하며, 인슐린은 혈액 내의 포도당을 세포 안으로 유입을 시켜 에너지원으로 사용되게 하며, 남는 포도당은 조직 세포 내로 저장하게 하여 혈당을 낮춰주는 역할은 한다. 인슐린에 의해서 간으로 들어간 포도당은 글리코겐으로 합성되어 간에 저장이 되며, 지방세포에서는 지방의 합성을 촉진시킨다. 소마토스타틴은 인슐린과 글루카곤의 분비를 억제시킨다.

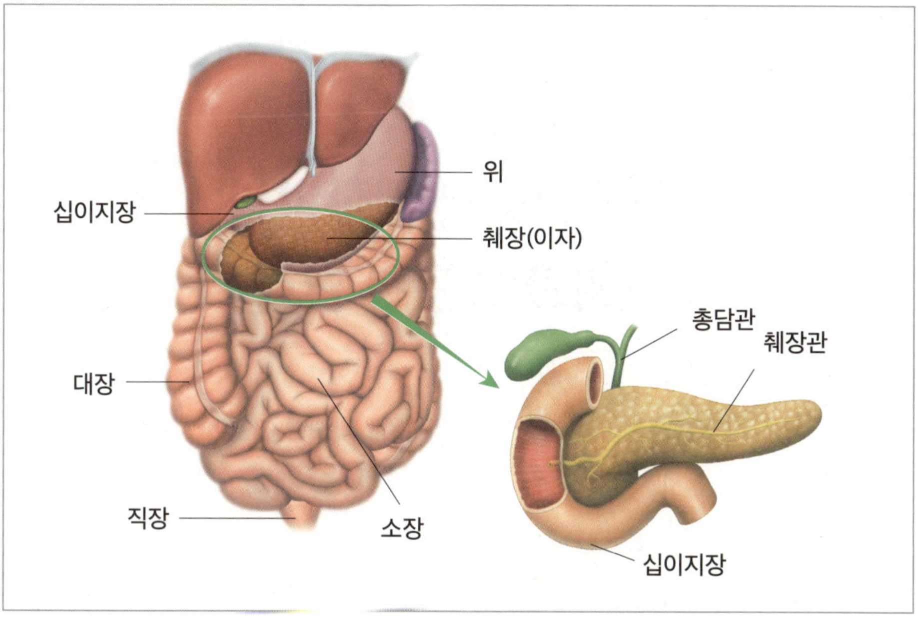

그림 1-1 췌장의 위치

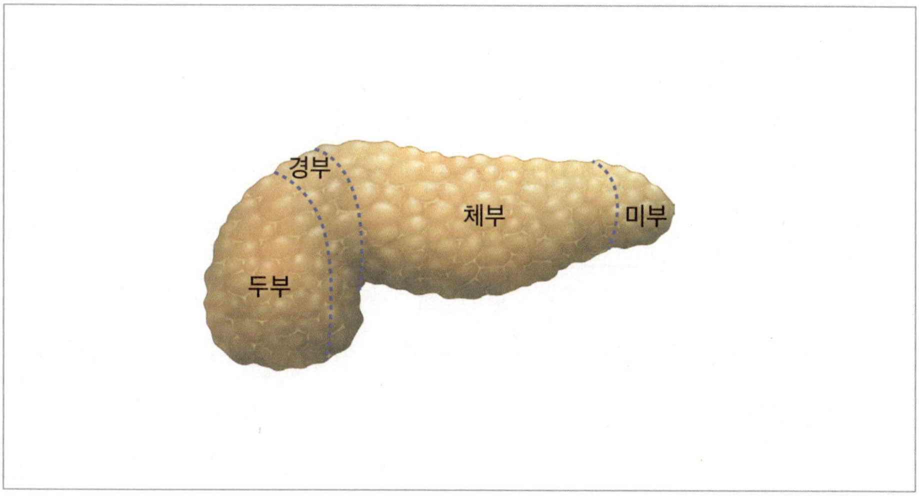

그림 1-2 췌장의 구분

2장

한국인에서 췌장암의 현황과 최근의 변화

김명환(서울아산병원 소화기내과) · 황준성(서울아산병원 소화기내과)

췌장암이란 췌장에 발생한 악성 종양으로, 종양이 기원하는 췌장 내 세포에 따라 여러 종류로 나뉘지만, 췌관 상피 세포에서 기원한 췌관선암이 전체 췌장암의 85-90% 정도를 차지하고 있어, 일반적으로 췌장암이라고 하면 췌관선암을 말한다. 이 외에 신경 내분비 종양, 낭종암 등이 있다. 췌장은 머리, 몸통, 꼬리의 세 부분으로 나뉘는데, 췌장암의 대부분은 췌장 머리에서 발생한다(70%).

췌장암은 대개 65-85세 사이의 고령층에서 많이 발생하고, 40세 이전의 젊은 연령층에서는 드물다. 우리나라에서 췌장암은 소화기 암종 중 위암, 대장암, 간암 다음으로 흔한 암이다. 2015년 국가암등록사업 연례 보고서와 2016년 국가암등록통계 참고자료에 따르면, 전체 암 발생 등록건수 총 214,701 건 중, 6,342 예(남자 3,359 여자 2,983)로 전체 암종 중 발생등록분율 3%로 8위(남자 3%

로 7위, 여자 2.9%로 9위)를 차지하고 있으며 등록건수 및 등록분율이 남녀에서 꾸준히 증가하고 있다. 연령별로는 40세 이전에는 매우 드물고(2% 이하) 40대 이후 증가하기 시작하며 40대 4.9%, 50대 16.7%, 60대 26.6%, 70대 31.5%로 70대에 최고를 이루며 60대 이후가 총 76.8%를 차지한다. 인구 10만 명당 연령표준화발생률(이하 발생률)은 7명(남자 8.5명, 여자 5.7명)으로, 남자에서 약 1.49배 더 많이 발생한 것으로 나타났다. 젊은 연령에서는 남자에서 더 많이 발생하고 노령에서는 남녀 비슷하게 발생한다. 췌장암은 비교적 드물게 발생하는 질환으로 알려져 있으나, 발생률은 1999년 인구 10만 명당 5.7명(남자 8.0명, 여자 4.0명)에서 2015년 7명(남자 8.5명, 여자 5.7명)으로 매년 약 1.4%씩 증가하고 있다. 췌장암의 발생의 증가는 진단의 정확도의 향상과 더불어 인구의 고령화로 인해 암종 발생 증가가 되고 있는 것으로 생각된다. 향후 고령화가 너욱 가속화되면 췌장암 발생도 지속적으로 증가될 것으로 예상된다.

표 2-1 주요 암 발생 현황: 남녀전체, 2015

순위	암종	발생자수	백분율	조발생률	연령표준화발생률
	모든 암 All cancers	214,701	100.0	421.4	275.8
1	위 Stomach	29,207	13.6	57.3	35.2
2	대장 Colon and rectum	26,790	12.5	52.6	31.6
3	갑상선 Thyroid	25,029	11.7	49.1	42.0
4	폐 Lung	24,267	11.3	47.6	26.8
5	유방 Breast	19,219	9.0	37.7	28.1
6	간 Liver	15,757	7.3	30.9	18.8
7	전립선 Prostate	10,212	4.8	20.0	11.2
8	췌장 Pancreas	6,342	3.0	12.4	7.1
9	담낭 및 기타담도 Gallbladder etc.	6,251	2.9	12.3	6.7
10	신장 Kidney	4,555	2.1	8.9	6.0

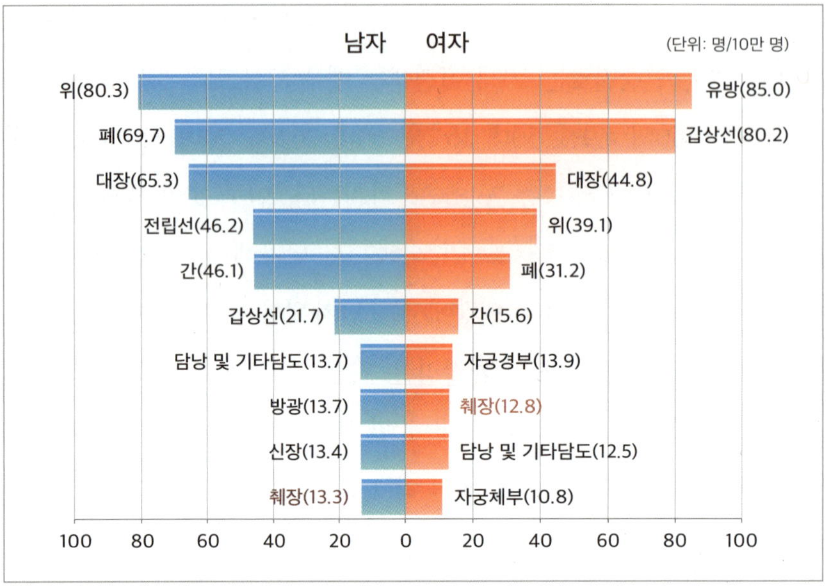

그림 2-1 국내 성별 10대암 조발생률, 2016

췌장암의 증상은 비특이적으로, 여러 췌장 질환 및 다른 소화기 질환에서 볼 수 있는 증상이 나타날 수 있으며, 비교적 흔한 증상으로는 복통, 식욕 부진, 체중 감소, 황달 등이 있다. 췌장암의 증상은 종양의 발생 위치와 크기, 병기에 따라 다르게 나타나는데, 췌장의 머리 부위에서 발생한 췌장암의 경우 황달이 나타나 비교적 조기에 발견할 수 있는 반면에, 췌장의 몸통과 꼬리 부위에서 발생하는 암은 초기에는 거의 증상이 나타나지 않아 시간이 지나서 진단되는 경우가 많다. 또한, 췌장암은 성장 속도가 빠르고, 주위 조직과 림프절로의 침윤 및 전이가 쉽게 일어나 수술이 가능한 병기의 환자는 전체 췌장암 환자 중 20-30%에 불과하고, 다행히 조기에 발견되어 수술을 받았다 하더라도 재발률이 70-80%로 매우 높아, 다른 암종과 비교하여 5년 상대생존율이 11.4%로 낮으며(갑상선암 100%, 전립선암 93.9%, 유방암 92.7%, 간암 34.6%, 폐암 28.2%), 10

대 암 중 남녀 모두에서 최하위를 차지하고 있다(전체암 상대생존율 70.6%). 실제로, 최근 들어 암에 대한 조기 진단법과 치료법들이 발전하면서 대부분의 암종에서 5년 생존율이 크게 향상되었으나, 췌장암의 경우 1993년-1995년 대비 2012년-2016년 암발생자의 생존율 차이가 2.0% 향상에 그쳤다(그림 2-1). 췌장암은 우리나라에서 전체 암종 중 8위를 차지하며 점차 지속적으로 증가하고 사망률이 주요 암종 중 가장 나빠 중요하면서도 어려운 질환이다. 췌장암이 아직 위암이나 대장암 등의 다른 소화기계 암에 비하면 적절한 조기 진단법이 없고, 치료에 대한 반응이 좋지 않으며, 재발률이 높아 예후가 불량하나, CT 및 MRI 등의 정밀 검사가 보편화되고 있다. 췌장암의 조기 진단을 위한 액체 생검법, 수술적 근치 가능성을 높이고, 수술 후 재발률을 낮추기 위한 수술 전/후 항암화학요법이나 항암화학방사선 병용요법 등에 대한 최신 연구들이 활발히 진행되고 있어, 췌장암의 예후 역시 향상될 수 있을 것으로 기대된다.

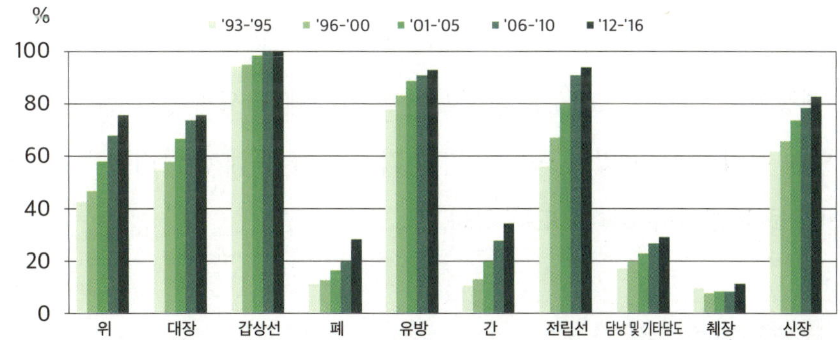

	위	대장	갑상선	폐	유방	간	전립선	담낭 및 기타담도	췌장	신장
'93-'95	42.8	54.8	94.2	11.3	77.9	10.7	55.9	17.3	9.4	62.0
'96-'00	46.6	58.0	94.9	12.7	83.2	13.2	67.2	19.7	7.6	66.1
'01-'05	57.8	66.7	98.3	16.5	88.6	20.4	80.4	23.0	8.4	73.5
'06-'10	68.1	73.6	99.9	20.1	91.1	28.1	91.1	26.7	8.4	78.3
'12-'16	76.0	75.9	100.2	28.2	92.7	34.6	93.9	29.0	11.4	82.7
증감*	33.2	21.1	6.0	16.9	14.8	23.9	38.1	11.7	2.0	20.7

*증감: '93-'95년 대비 '12-'16년 암발생자의 생존율 차이

그림 2-2 주요 암종 5년 상대생존율 추이: 남녀전체

3장

췌장암 발생의 위험인자와 췌장암의 전암성 병변

송태준(서울아산병원 소화기내과)

1. 췌장암의 위험인자

췌장암은 비교적 드문 질환이고 아직까지 왜 발생하는지 원인에 대해서 잘 알지 못하는 바가 많다. 현재까지 여러 연구를 통해서 알려진 췌장암의 위험인자들에 대해서 살펴보도록 한다.

1) 유전적 위험인자

(1) 가족성 췌장암

췌장암 환자의 약 5-10%에서는 가족 중에 췌장암 환자가 있다고 알려져 있다. 가족성 췌장암은 뚜렷한 유전적 이상을 발견하지는 못했지만 췌장암의 가족력이 있는 경우 췌장암의 위험이 증가하는 경우를 말한다. 직계 가족 중 췌장암을 앓았던 가족이 1명 있으면 췌장암의 위험은 약 2.3배 증가하고 2명이 있으면 6배 증가한다. 만일 직계 가족 중 췌장암을 앓았던 가족이 3명 이상일 경우 췌장암의 위험이 32배나 증가하므로 이러한 경우에는 가족들도 췌장암에 대한 정기적인 스크리닝 검사를 받는 것이 좋다.[1]

(2) 생식계 유전자 돌연변이(germline mutations)

특정 생식계 유전자 돌연변이(germline mutations)가 췌장암의 위험을 높이는 것으로 알려져 있고 최근에는 이에 대해 활발히 연구가 진행되고 있다. 예를 들면 BRCA, ATM, PALB2, CDKN2A, MLH1 등의 유전자 변이가 있는 경우 췌장암의 위험이 증가한다고 알려져 있다.[2] 그러나 대부분 서양인을 대상으로 한 연구이기 때문에 한국인의 유전자와 췌장암과의 관계에 대해서는 앞으로도 많은 연구가 필요하다.

(3) 유전성 만성췌장염

특정한 유전자 돌연변이에 의해 만성췌장염이 발생하는 유전성 만성췌장염의 경우에는 음주, 흡연을 하지 않아도 비교적 젊은 나이에 만성췌장염이 발생할 수 있고 췌장암이 발생할 위험성이 증가하게 된

1 Canto MI, Harinck F, Hruban RH, et al. International Cancer of the Pancreas Screening(CAPS) Consortium summit on the management of patients with increased risk for familial pancreatic cancer. Gut 2013;62:339-47.

2 Vincent A, Herman J, Schulick R, et al. Pancreatic cancer. Lancet 2011;378:607-20.

다.[3] 따라서 이러한 질환을 앓고 있는 사람들은 정기적인 스크리닝 검사가 필요하다.

(4) ABO 혈액형

ABO 혈액형과 췌장암에 대한 연구에서 O형 혈액형을 가진 사람보다 A형, B형, AB형 혈액형을 가진 사람이 췌장암에 걸릴 위험성이 높다는 결과를 보여주었다.[4] 그러나 혈액형과 췌장암의 관계에 대해서는 아직까지는 결론을 내리기가 어렵고 더 많은 연구가 필요하다.

2) 비유전적 위험인자

(1) 흡연

흡연은 췌장암의 위험인자로 매우 잘 알려져 있다. 전체 췌장암의 약 1/4-1/3에 해당되는 환자는 흡연으로 인해 췌장암이 발생한다고 알려져 있다. 흡연량이 많을수록 췌장암의 위험도 증가한다. 금연을 하고나서 2년이 지나면 위험이 절반가량으로 줄어들고 금연을 하고 약 10-15년이 지나면 비흡연자와 위험이 비슷해진다고 알려져 있다. 또한 간접흡연도 췌장암의 위험을 증가시킬 수 있다.[5]

---

3 Lee SK. [Hereditary pancreatitis]. Korean J Gastroenterol 2005;46:358-67.

4 Vrieling A, Bueno-de-Mesquita HB, Boshuizen HC, et al. Cigarette smoking, environmental tobacco smoke exposure and pancreatic cancer risk in the European Prospective Investigation into Cancer and Nutrition. Int J Cancer 2010;126:2394-403.

5 Edderkaoui M, Thrower E. Smoking and Pancreatic Disease. J Cancer Ther 2013;4:34-40.

(2) 당뇨

일반적으로 당뇨를 앓고 있는 사람은 당뇨가 없는 사람에 비해 췌장암에 걸릴 위험이 2배 정도 높다고 알려져 있다. 그러나 당뇨가 췌장암의 원인이 되는지 아니면 췌장암의 결과로 당뇨가 발생하는지에 대해서는 아직까지 논란의 여지가 있다. 모든 당뇨 환자가 췌장암에 대해 검사를 할 필요는 없지만 50세 이상의 나이에 처음 당뇨로 진단되었거나 갑자기 체중감소가 발생하거나 당뇨가 있던 사람이 갑자기 혈당조절이 잘 되지 않는 경우에는 췌장에 대한 검사를 받아 보는 것이 좋다.[6]

(3) 만성췌장염

만성췌장염이 있는 사람은 췌장의 만성적인 염증으로 인해 췌장암의 위험이 일반인에 비해 최고 16배까지 증가할 수 있다고 알려져 있다. 그리고 이러한 위험성은 만성췌장염을 처음 진단받고 10년 이내에 특히 높다.[7] 따라서 췌장암을 예방하기 위해서는 만성췌장염에 걸리지 않으려는 노력이 필요하고 만성췌장염을 진단받은 경우에는 정기적인 검진을 받는 것이 필요하다.

(4) 비만

고도의 비만도 췌장암의 위험인자가 될 수 있다. 비만의 척도로

---

6 Cui Y, Andersen DK. Diabetes and pancreatic cancer. Endocr Relat Cancer 2012;19:F9-f26.

7 Raimondi S, Lowenfels AB, Morselli-Labate AM, et al. Pancreatic cancer in chronic pancreatitis; aetiology, incidence, and early detection. Best Pract Res Clin Gastroenterol 2010;24:349-58.

측정하는 BMI(Body mass index)가 30 Kg/m^2이상인 경우에는 23 Kg/m^2 미만인 사람에 비해 췌장암의 위험이 약 1.7배 증가한다고 알려져 있다.[8] 그리고 신체활동이 적은 경우에도 췌장암의 위험이 높아질 수 있다.

(5) 음식

음식과 췌장암의 관계는 아직까지 명확하지 않다. 일반적으로 고지방식이(특히 포화지방)와 육류(특히 가공된 육류) 섭취량이 많으면 췌장암의 위험이 조금 더 높을 수 있고 신선한 야채와 과일을 많이 섭취할수록 위험이 조금 더 감소할 수 있다.[9] 라이코펜이라는 과일에 풍부한 성분과 셀레니움이 부족하면 췌장암의 위험이 조금 더 올라간다는 연구도 있다. 그러나 아직까지 음식과 췌장암과의 관계가 명확하게 증명되지 않았으므로 일반적인 건강 상식에 따라 한쪽으로 치우치지 않고 균형있는 음식 섭취를 하는 것이 좋다.

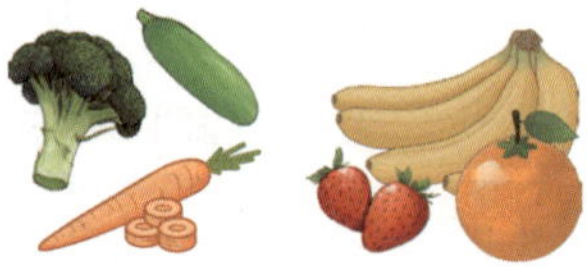

(6) 커피

일반적으로 커피는 췌장암의 위험을 높이지 않는다.[10] 그러나 과도

8 Michaud DS, Giovannucci E, Willett WC, et al. Physical activity, obesity, height, and the risk of pancreatic cancer. Jama 2001;286:921-9.

9 Stolzenberg-Solomon RZ, Cross AJ, Silverman DT, et al. Meat and meat-mutagen intake and pancreatic cancer risk in the NIH-AARP cohort. Cancer Epidemiol Biomarkers Prev 2007;16:2664-75.

10 Turati F, Galeone C, Edefonti V, et al. A meta-analysis of coffee consumption and pancreatic cancer. Ann Oncol 2012;23:311-8.

하게 커피를 많이 마시는 경우 역류성 식도염등을 일으킬 수 있고 소화불량이나 복통의 원인이 되기도 하므로 주의하는 것이 좋다.

(7) 술

술과 췌장암의 관계를 증명하는 것은 어려운 점이 많다. 술을 많이 마시는 사람은 일반적으로 담배도 많이 피우게 되고 담배가 췌장암의 명확한 위험인자이기 때문이다. 과도한 음주는 급성췌장염과 만성췌장염의 주요한 원인 중 하나이고 만성췌장염은 췌장암의 위험인자 중 하나이므로 과도한 음주는 반드시 피해야 한다.

2. 췌장암의 전암성 병변

1) 전암성 병변이란?

전암성 병변이란 정상 조직에서 암이 발생하기까지의 사이에 존재하는 것으로 여겨지는 중간단계의 병변을 말한다. 즉 정상조직에서 전암성 병변을 거쳐 암으로 발전한다고 생각되는 병변을 말한다. 모든 암이 전암성 병변을 거쳐 암으로 진행하는 것은 아니지만 전암성 병변이 있는 경우 전암성 병변은 암의 조기 진단 및 조기 치료에 중요한 역할을 할 수 있다. 전암성 병변을 진단 가능하다면 정기적인 추적 관찰을 통해 암으로 발전하는지 관찰하여 조기에 암을 발견할 수도 있고 전암성 병변을 미리 치료할 수 있다면 암으로 진행하는 것을 미리 막을 수도 있다.

2) 췌장암의 전암성 병변은?

현재까지 췌장암의 전암성 병변으로 알려진 병변은 췌장낭종과 췌장상피내종양이 있다. 췌장암 중 일부가 이러한 전암성 병변을 거쳐 췌장암으로 진행한다고 알려져 있다.[11]

(1) 췌장낭종

췌장에 발생하는 물혹, 즉 췌장낭종에는 여러가지 종류가 있다(그림 3-1). 췌장낭종은 크게 낭종내에 점액을 포함하고 있는 낭종과 점액을 포함하지 않는 낭종으로 구분할 수 있다. 점액을 함유하고 있는 낭종에는 점액낭성종양과 관내유두모양점액종양이 있다. 반면에 점액을 함유하지 않는 낭종으로는 장액낭성종양과 췌장염 후에 발생하는 가성낭종이 있다. 이중 점액을 함유하고 있는 낭종들은 암으로 발전할 가능성이 있는 전암성 병변으로 알려져 있다. 점액을 함유한 낭종들이 평생 암으로 발전할 가능성은 대략 20-50%로 다양하게 보고되고 있다.

11 Zamboni G, Hirabayashi K, Castelli P, et al. Precancerous lesions of the pancreas. Best Pract Res Clin Gastroenterol 2013;27:299-322.

그림 3-1 췌장낭종

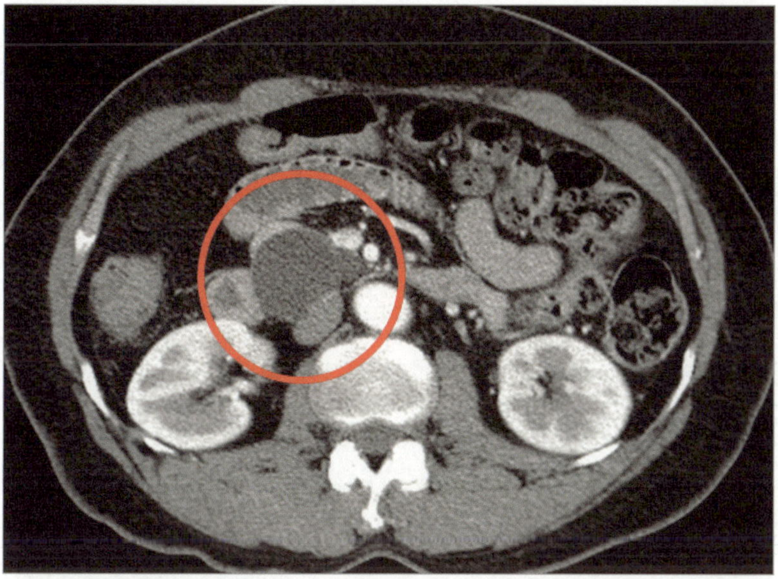

1A. 관내유두모양점액종양

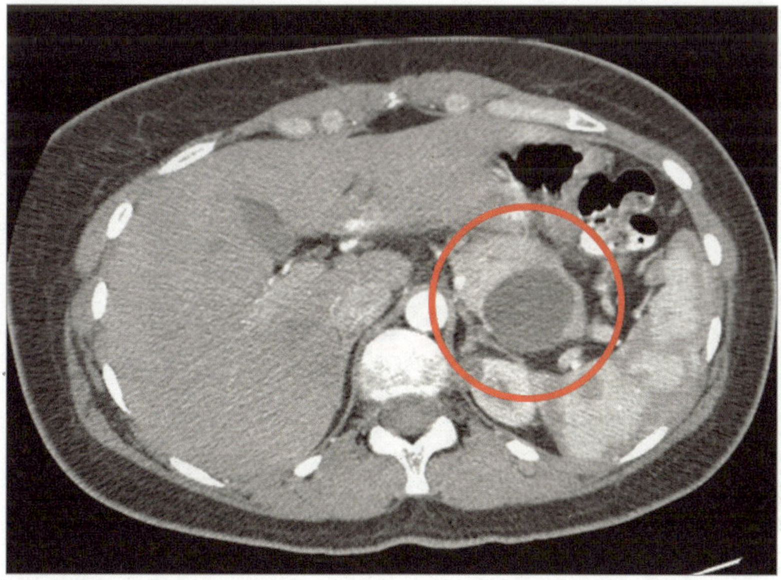

1B. 점액낭성종양

장액낭성종양은 암으로 발전할 가능성이 매우 낮고 가성낭종은 암으로 발전할 가능성이 없다. 다만 췌장암으로 인해 췌장염이 발생하고 이로 인해 가성낭종이 발생하는 경우도 있으므로 주의가 필요하다.

췌장낭종은 건강검진을 통해 점차 더 많이 발견되고 있다. 모든 낭종이 췌장암으로 발전하는 것은 아니고 췌장낭종의 일부가 췌장암으로 진행할 수 있다. 아직까지 췌장암으로 진행할 수 있는 낭종을 100% 정확하게 구분하는 것은 어려운 일이다. 따라서 환자의 나이와 성별, 낭종의 크기, 모양, 위치, 개수 그리고 시간에 따른 변화 등을 모두 고려하여 진단을 내리고 추적 검사를 결정하게 된다. 췌장낭종이 있다고 해서 지나치게 췌장암을 걱정할 필요는 없고 담당의와 상의하여 정기적인 검사를 받는 것이 중요하다.

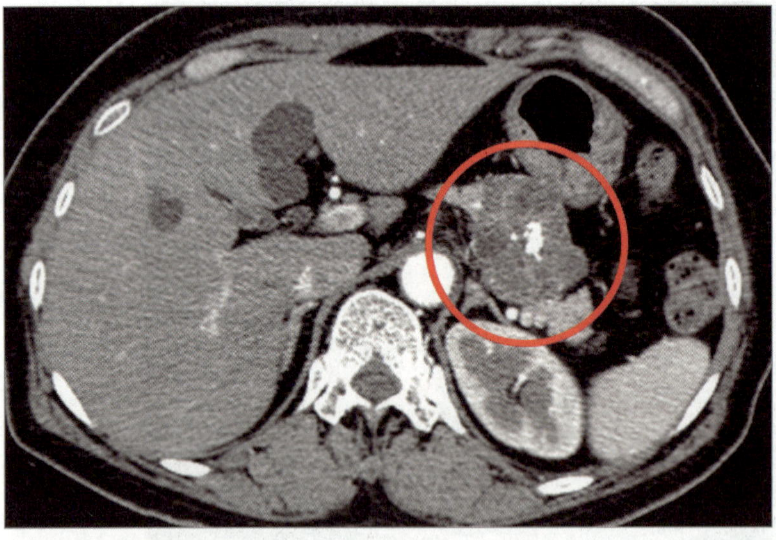

1C. 장액낭성종양

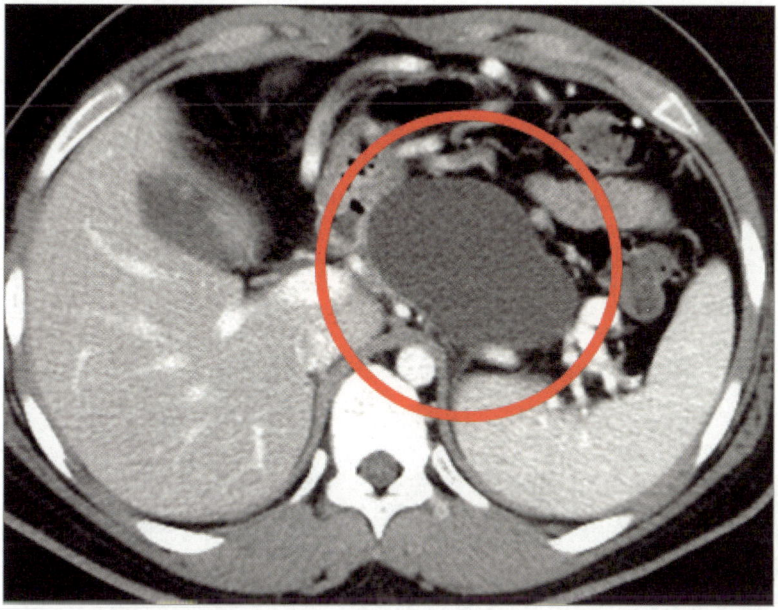

1D. 가성낭종

(2) 췌장상피내종양

췌장상피내종양은 췌장에 발생하는 암중 가장 흔하게 발생하는 췌장선암의 가장 흔한 전암성 병변으로 알려져 있다(그림 3-2). 이 병변은 췌장의 췌관에서 발생하며 나이가 들수록 빈도가 증가한다고 알려져 있다. 그러나 현재까지 수술 후 현미경적으로만 관찰되는 병변으로 일반적인 진단방법(영상검사나 내시경검사 등)으로는 진단이 어려워 췌장암의 조기진단 및 치료에 활용하기 어려운 점이 있다.

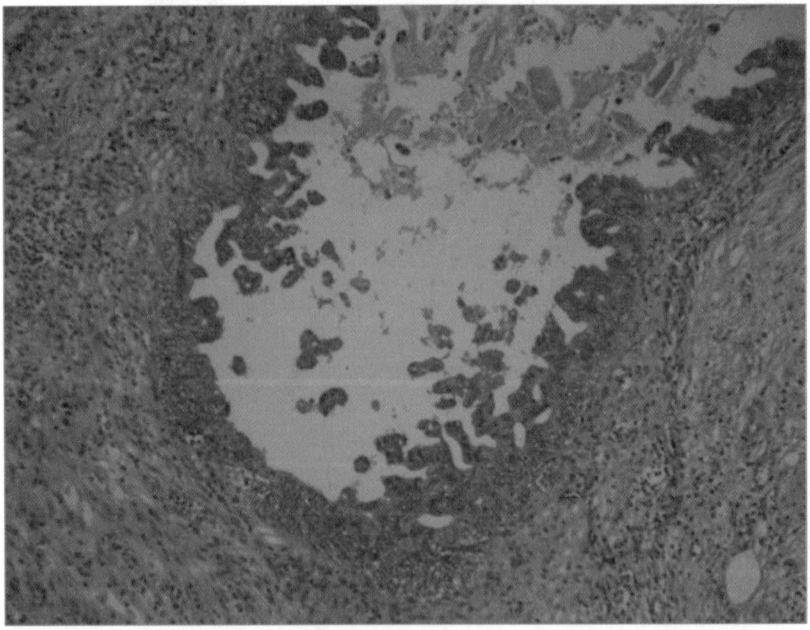

그림 3-2 췌장상피내종양의 현미경 사진

4장

췌장에 발생하는 종양의 병태생리

홍승모(서울아산병원 병리과) · 김지훈(서울아산병원 병리과)

췌장암은 대장암과 마찬가지로 정상상피세포에서 전암성병변을 거쳐 암으로 진행하는 일련의 과정을 거치는 것이 잘 알려져 있다. 췌장암의 암 발생 과정은 정상 췌관세포에서 최초의 돌연변이가 일어나면서 시작되고, 수년 동안 돌연변이가 축적된 전암성병변의 상태로 있다가 주변의 췌장 조직을 침범하여 췌장암으로 진행한다. 췌장암의 전암성병변은 크게 4가지 종류로 분류하며, 이는 췌장상피내종양(pancreatic intraepithelial neoplasia, PanIN), 관내유두모양점액종양(intraductal papillary mucinous neoplasm, IPMN), 점액낭성종양(mucinous cystic neoplasm, MCN), 관내관유두모양종양(intraductal tubulopapillary neoplasm, ITPN) 등이 있다. 이들 전암성병변은 크게 낭성종양(관내유두모양점액종양, 점액낭성종양, 관내관유두모양종양)과 비

낭성전암성병변인 췌장상피내종양으로 나누어진다.[1-7]

1. 췌장의 전암성 병변

췌장암은 조기 진단이 어려운 대표적인 암인데, 그 이유는 영상의학 검사에서 주변 조직에 비해 두드러진 특징이 적어서 잘 눈에 띄지 않기 때문이다. 그래서 암이 되기 전 단계인 전암성 병변에 대한 연구가 많이 이루어졌다. 보통 췌장암이라고 하면 췌관에서 기원한 악성 종양을 일컫는다(그림4-1). 췌장암의 전암성 병변은 췌장상피내종양(pancreatic intraepithelial neoplasia, PanIN)이라 하는데 다른 장기와 마찬가지로 정상세포에 비해 악성종양에 근접한 세포 모양을 보이지만 종양이 기원하는 상피세포의 기저막(상피세포의 바닥 쪽을 둘러싸는 막)을 뚫

1 김희경, 홍승모, 장기택 외. 췌장질환. 제8판 병리학. 대한병리학회 편. 고문사 688-706.

2 Basturk O, Hong SM, Maitra A, et al. Pancreatic mucinous cystic neoplasm. In: WHO Classification of Tumours of the Digestive System. 5th Ed. WHO Classification of Tumours Editorial Board. (Ed), International Agency for Research on Cancer, Lyon, France, 2019.

3 Basturk O, Hong SM, Maitra A, et al. Pancreatic intraductal tubulopapillary neoplasm. In: WHO Classification of Tumours of the Digestive System. 5th Ed. WHO Classification of Tumours Editorial Board. (Ed), International Agency for Research on Cancer, Lyon, France, 2019.

4 Basturk O, Hong SM, Maitra A, et al. Pancreatic intraductal oncocytic papillary neoplasm. In: WHO Classification of Tumours of the Digestive System. 5th Ed. WHO Classification of Tumours Editorial Board. (Ed), International Agency for Research on Cancer, Lyon, France, 2019.

5 Basturk O, Hong SM, Maitra A, et al. Pancreatic intraductal oncocytic papillary neoplasm. In: WHO Classification of Tumours of the Digestive System. 5th Ed. WHO Classification of Tumours Editorial Board. (Ed), International Agency for Research on Cancer, Lyon, France, 2019.

6 Basturk O, Hong SM, Maitra A, et al. Pancreatic intraductal papillary mucious neoplasm. In: WHO Classification of Tumours of the Digestive System. 5th Ed. WHO Classification of Tumours Editorial Board. (Ed), International Agency for Research on Cancer, Lyon, France, 2019.

7 Basturk O, Hong SM, Maitra A, et al. Pancreatic intraepithelial neoplasia. In: WHO Classification of Tumours of the Digestive System. 5th Ed. WHO Classification of Tumours Editorial Board. (Ed), International Agency for Research on Cancer, Lyon, France, 2019.

지 않았을 때 진단한다(그림4-2)[7].

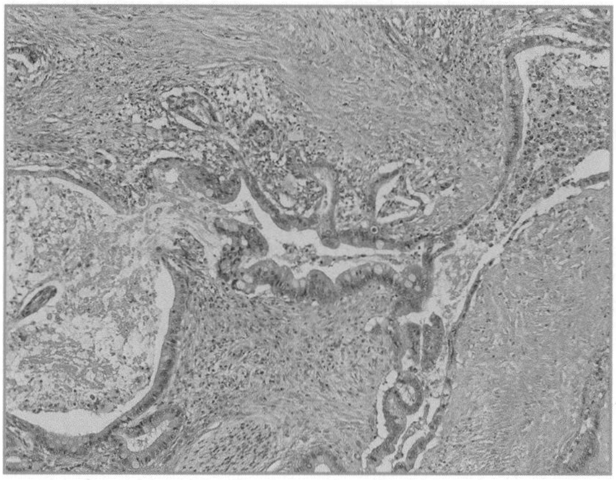

그림 4-1 췌장암과 췌장상피내종양의 현미경 사진. 관 구조를 만들고 있으면서 불규칙하고 침습적으로 성장하는 췌장암의 전형적인 모습이다.

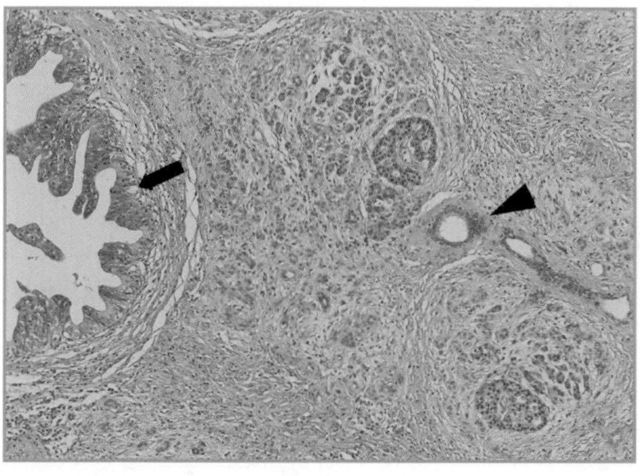

그림 4-2 췌장상피내종양의 현미경 사진. 주변 정상 췌관 (화살표머리)에 비해 크고 펜 모양으로 길어진 핵을 가지고 있다(화살표).

2. 췌장상피내종양(Panreatic intraepithelial neoplasia, PanIN)

췌장상피내종양은 췌장암 발생 전 단계의 병변으로 여기고 있는데 다음과 같은 세 가지의 관찰에 근거한다. 1) 수술적으로 제거한 췌장암 조직에서 췌장암 주위에서 관찰된다는 점, 2) 췌장암 동물모델에서 췌장암 발생에 선행하여 관찰된다는 점, 3) 췌장암과 유전적 특징을 공유한다는 점들이 그것이다.[1] 그러므로 췌장상피내종양이 있는 사람은 그렇지 않은 사람에 비해 췌장암 발병 확률이 다소 증가한다고 생각되고 있다. 그러나 췌장상피내종양은 주위 조직 침윤이나 원격 전이를 하지 않으므로 완전히 제거하게 되면 이론적으로는 완치된다고 할 수 있다.

3. 췌장암 조기진단의 어려움

건강검진에서 췌장 조직검사를 통해 췌장상피내종양을 진단하고 그것을 췌장암 예방이나 조기 진단에 활용할 수 있을까? 예를 들어 대장암의 경우에는 건강검진에서 대장 내시경을 시행하여 대장암의 전암성 병변인 선종을 찾는 노력을 하고 있고, 실제로 선종이 발견되면 병변을 제거하고 추후 주기적으로 대장내시경 검사를 함으로써 대장암을 예방하거나 조기 발견하는데 도움을 받고 있다. 그러나 췌장의 경우 생검이 기술적으로 어렵고 생검 시술과 관련한 부작용이 대장내시경에 비해 잘 일어날 수 있으며, 설령 췌장상피내종양이 진단된다고 하더라도 아직 암이 되지도 않은 병변을 제거하기 위해 중요한 기능을 담당하고 있는 췌장을 다 도려낼 수도 없으므로 췌장의 전암성 병변을 췌장암 예방이나 조기 발견에 응용하기는 어려운 실정이다.

1) 전암성병변

(1) 관내유두모양점액종양(Intraductal papillary mucinous neoplasm, IPMN)

관내유두모양점액종양은 영상검사 또는 병리육안검사로 관찰이 가능한 크기가 1 cm 이상의 크기를 가지는 낭성종양으로 주췌관과 연결되어 있다. 낭성종양의 벽은 유두모양구조의 점액을 포함한 원추상피로 구성된 종양세포로 덮인다. 관내유두모양점액종양은 췌장내 어느 부위에서나 발생할 수 있지만, 주로 췌장두부에서 흔히 발생하고, 남성과 여성의 발생 비율은 같으며, 주로 60~70세의 연령대에서 호발한다.[6]

많은 경우에 관내유두모양점액종양은 증상이 없으며 건강검진 등으로 우연히 발견된다. 하지만, 다른 환자들은 복통, 체중감소 등의 증상을 호소하기도 한다. 외과 수술로 절제가 가능한 관내유두모양점액종양 환자의 30%에서 췌장암이 관찰된다.

관내유두모양점액종양은 종양의 발생하는 위치에 따라 주췌관형(그림4-3)과 분지췌관형으로 분류하며, 주췌관형의 관내유두모양점액종양은 췌장암을 동반할 가능성이 높은 반면, 분지췌관형(그림4-4)인 경우 양성종양의 비율이 높다. 또한 조직 소견에 따라 췌담관형(pancreatobiliary type), 장형(intestinal type), 위형(gastric type), 호산성형(oncocytic type)으로 분류하는데, 한가지 아형으로 관찰되기도 하지만 많은 경우 둘 이상의 조직학적 아형이 혼합한 형태로 관찰된다. 장형 또는 췌담관형의 관내유두모양점액종양은 췌장암을 동반할 가능성이 높은 반면, 위형 관내유두모양점액종양(그림4-5)은 췌장암을 동반할 가능성이 매우 낮다. 장형의 관내유두모양점액종양에서 췌장암이 발생하면 조직학적으로 췌장관샘암(pancreatic ductal adenocarcinoma) 또는 점액암(colloid carcinoma)으로 분류한다.[1,6]

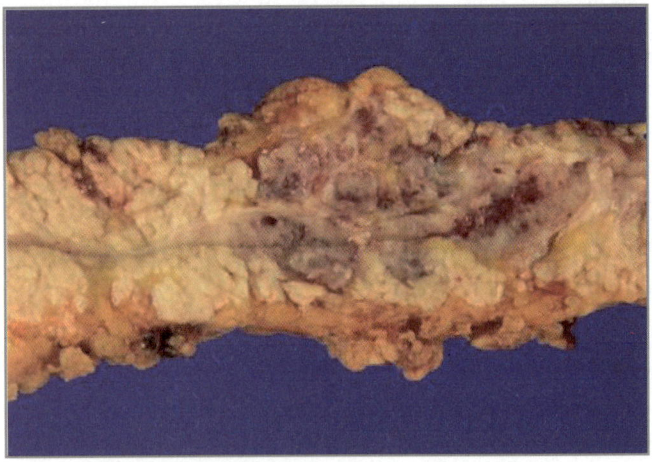

그림4-3 주췌관형 관내유두모양점액종양의 육안검사사진. 주췌관과 연결된 다수의 낭성종양이 관찰된다.

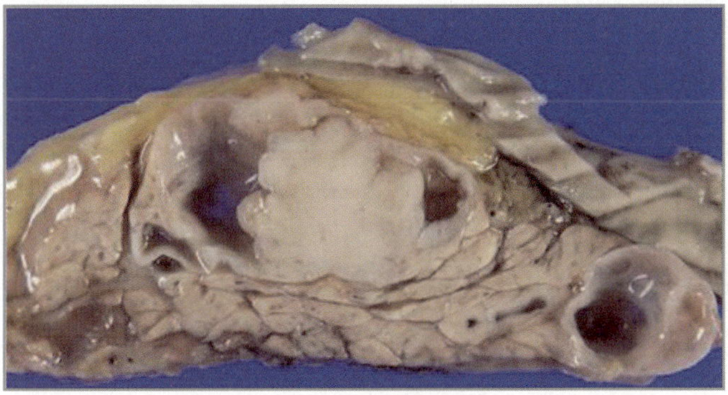

그림4-4 분지췌관형 관내유두모양점액종양의 육안검사사진. 주췌관과 연결이 없는 낭성종양이 관찰되며, 끈적끈적한 점액을 가지고 있다.

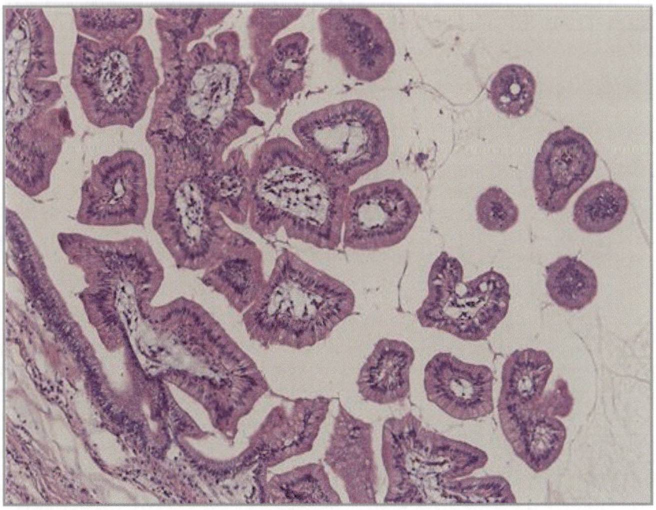

그림4-5 위형 관내유두모양점액종양의 현미경 사진. 종양세포는 기저층에 위치한 핵을 가지며 핵 위에 점액을 포함하는 원추세포로 구성된다. 위장의 유문부에서 관찰되는 정상상피세포와 유사한 조직학적 소견을 보인다.

관내유두모양점액종양은 종양세포의 이형성 정도에 따라 저등급(그림4-6)과 고등급으로 분류한다. 일반적으로 관내유두모양점액종양은 저등급에서 고등급의 이형성으로 이행하며, 궁극적으로 췌장암으로 진행한다. 고등급 이형성을 보이는 관내유두모양점액종양은 유두상 구조가 더욱 복잡해지며, 이들 병변을 구성하는 세포의 핵은 커지고 더욱 비정형화가 되고 과염색상을 보인다. 또한 고등급 이형성세포는 핵의 방향성을 상실하며 기저층과 떨어져서 관찰된다.[1,6]

관내유두모양점액종양에서 GNAS와 RNF43 유전자의 돌연변이가 빈번히 관찰되며, 특히 GNAS유전자의 돌연변이는 다른 낭성전암성병변과 비교하여 관내유두모양점액종양에서 특이적으로 관찰된다. 그 외에 KRAS, LKB1/SKT11, PK3CA, CDKN2A/p16, TP53, SMAD/DPC4 유전자의 돌연변이가 관찰된다.[8]

---

8 Pittman ME, Rao R, Hruban RH. Classification, Morphology, Molecular Pathogenesis, and Outcome of Premalignant Lesions of the Pancreas. Arch Pathol Lab Med 2017;141:1606-1614 .

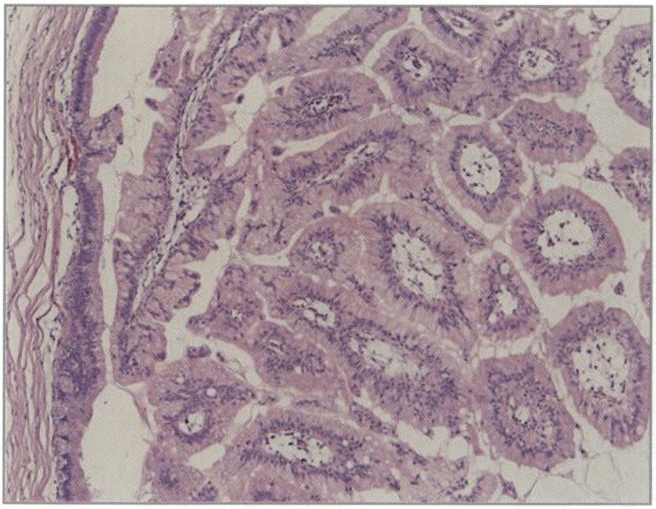

그림4-6 저등급 이형성을 보이는 관내유두모양점액종양. 종양세포의 핵이 기저층 위에 가지런히 놓여있고, 이웃하고 있는 핵의 크기는 일정하다.

(2) 점액낭성종양(Mucinous cystic neoplasm, MCN)

점액낭성종양은 영상검사 또는 병리육안검사로 관찰이 가능한 낭성종양이다. 췌관과 연결이 되지 않는 점이 관내유두모양점액종양과의 차이점이다(그림4-7). 낭벽은 점액성 원추상피로 구성된 종양세포로 둘러 싸이며 종양세포의 아래쪽은 특징적인 난소형 기질로 이루어진다(그림4-8). 점액낭성종양은 주로 췌장의 체부 또는 미부에서 흔히 발생하고, 중년의 여성에서 남성에 비해 압도적으로 많이 발생한다.[2] 대부분 우연히 발견되지만, 일부의 환자에서는 복통 또는 복부팽만감 등의 증상을 보인다. 영상검사에서 두꺼운 낭벽과 격막을 가진 단일낭으로 발견된다. 전체 점액낭성종양의 15~30%는 췌장암을 동반한다.[1] 일반적으로 나이가 많은 환자가 점액낭성종양 진단을 받을 때 췌장암이 동반될 가능성이 높다.

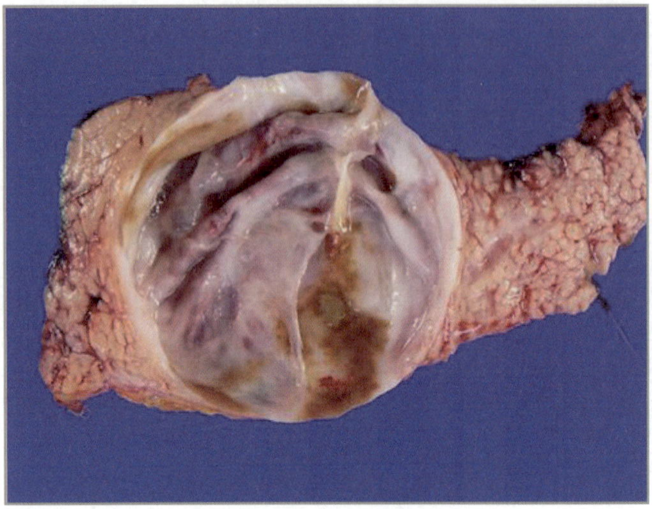

그림4-7 점액낭성종양의 육안검사사진. 췌관과 연결이 없는 낭성종양이 관찰된다.

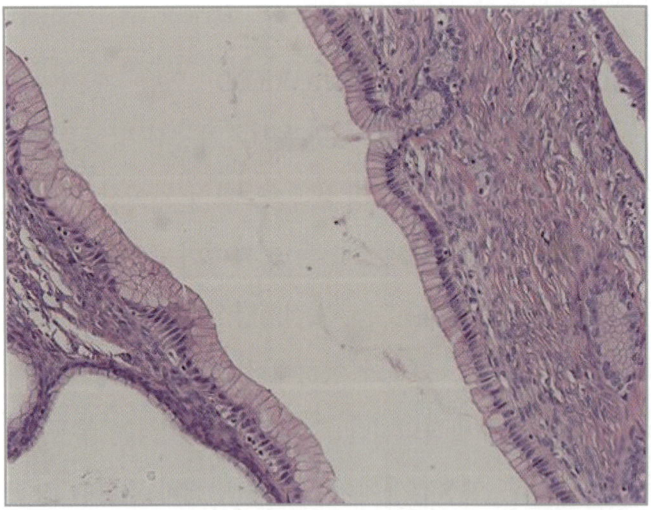

그림4-8 점액낭성종양의 현미경 사진. 낭벽은 점액성 원추상피로 구성된 종양세포로 둘러싸이며, 종양세포의 아래에 특징적인 난소형 기질이 관찰된다.

점액낭성종양은 종양세포의 이형성 정도에 따라 저등급과 고등급으로 분류한다. 점액낭성종양은 저등급에서 고등급의 이형성으로 이행하며 궁극적으로 췌장암으로 진행한다. 고등급 이형성을 보이는 점액낭성종양은 유두상 구조가 더욱 복잡해지며, 병변을 구성하는 종양세포의 핵은 커지고 더욱 비정형적이 되며 다형성을 띠고, 과염색상을 보인다. 또한 고등급 이형성의 종양세포는 핵의 방향성을 상실하며 기저막에서 떨어져서 관찰이 된다. 고등급 이형성을 보이는 점액낭성종양은 췌장암을 동반할 가능성이 매우 높다.[2]

점액낭성종양의 발달 초기에 KRAS 유전자의 돌연변이가 관찰이 되는 반면, TP53, SMAD4의 돌연변이는 종양 발생 후기에 관찰된다.[1,8]

(3) 관내관유두모양종양(Intraductal tubulopapillary neoplasm, ITPN)

관내관유두모양종양은 매우 드문 낭성전암성병변(그림4-9)으로 최근에 보고되기 시작하였다. 주췌관과 연결이 된다. 종양세포는 관모양의 성장 양상을 보이며 대부분 고등급의 이형성을 띤다(그림4-10). 매우 드문 종양이기 때문에 예후는 잘 알려져 있지 않다.[3]

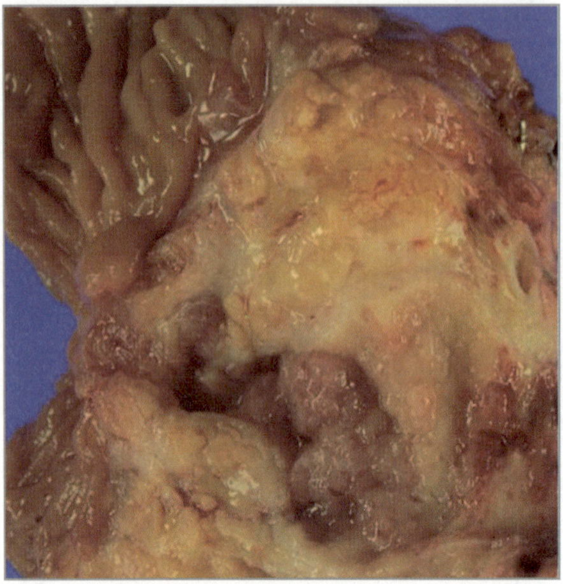

그림4-9 관내관유두모양종양의 육안검사사진. 유두모양의 종괴가 주췌관을 가득 채우고 있다.

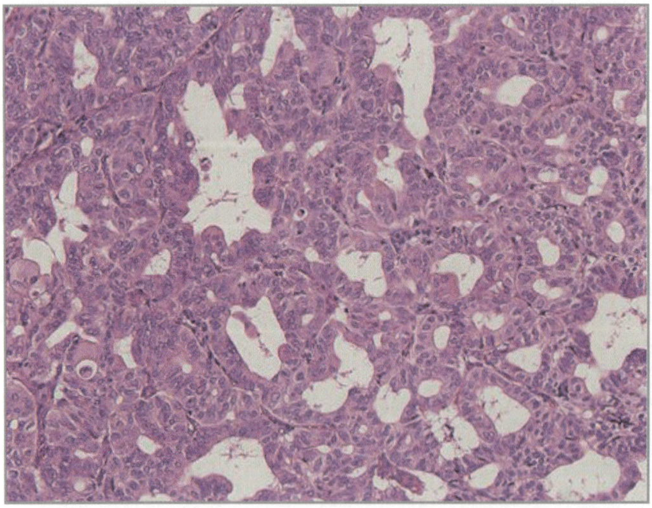

그림4-10 관내관유두모양종양의 현미경 사진. 종양세포는 관모양으로 보이며, 대부분 고등급의 이형성을 보인다.

(4) 췌장상피내종양(Pancreatic intraepithelial neoplasia, PanIN)

췌장상피내종양은 앞서 기술한 다른 낭성전암성병변과 다르게 영상검사 또는 병리육안검사로 관찰되지 않고 현미경을 이용한 병리검사로만 관찰이 가능하다. 거의 대부분의 췌장암은 췌장상피내종양에서 발생한다. 정상 췌관상피가 변하여 췌장상피내종양을 거쳐 췌장암이 되기 때문에, 췌장상피내종양에서 관찰되는 다수의 유전자의 돌연변이가 췌장암에서도 관찰된다. 종양세포의 이형성 정도에 따라 저등급과 고등급으로 분류한다. 저등급의 췌장상피내종양은 유두모양 또는 미세유두모양의 구조를 가지며, 핵이 대부분 기저층에 놓이고 방향성을 유지하며 일부의 핵에서 이형성을 보인다(그림4-11). 고등급의 췌장상피내종양은 보다 복잡한 유두모양 또는 미세유두모양의 구조를 가지며 핵의 이형성이 현저하고 거대핵인과 비정형 유사분열을 보인다. 고등급의 췌장상피내종양은 흔히 췌장암이 있는 췌장 조직의 주변부에서 자주 관찰된다. 췌장상피내종양이 있는 경우 그 주변 췌장실질의 위축을 보인다.[7]

췌장상피내종양에서 관찰되는 최초의 유전적 변화는 염색체의 끝분절 단축(telomere shortening)과 KRAS 유전자의 돌연변이로 저등급의 췌장상피내종양에서 발생한다. 그 이후에 CDKN2A의 돌연변이가 저등급에 비해 고등급의 췌장상피종양에서 높은 빈도로 관찰된다. TP53과 SMAD4 유전자의 돌연변이는 고등급의 췌장상피종양에서 관찰된다.[8]

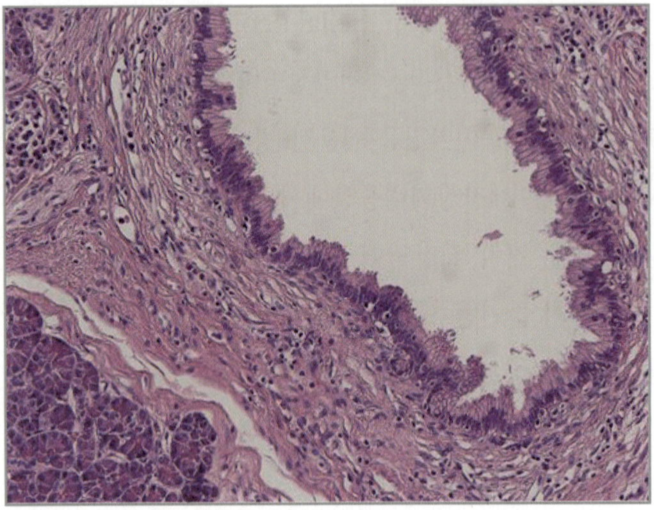

그림4-11 저등급의 췌장상피내종양의 현미경 사진. 종양세포는 유두모양 또는 미세유두모양의 구조를 가지며, 핵이 대부분 기저층에 놓이고 방향성을 유지하며 일부의 핵에서 이형성을 보인다.

2) 췌장암(Pancreatic ductal adenocarcinoma)

앞장에서 기술한 것처럼 흡연, 장기간의 만성 췌장염, 췌장암의 가족력 등이 췌장암의 원인으로 알려져 있다. 췌장암은 유전자의 돌연변이에 의하여 발생한다. 거의 대부분의 췌장암은 췌장상피내종양에서 발생하기 때문에 췌장암에서 관찰되는 유전자의 돌연변이는 전암성병변에서 관찰되는 유전자의 돌연변이와 중복이 된다. 췌장암에서 가장 흔히 관찰되는 유전자의 돌연변이는 KRAS, CDKN2A, TP53, SMAD4/DPC4이다. KRAS, CDKN2A 유전자의 돌연변이는 거의 모든 췌장암 환자에서 관찰이 되며, TP53 유전자의 돌연변이는 췌장암 환자의 75%에서, SMAD4 유전자의 돌연변이는 췌장암 환자의 55%에서 관찰이 된다. 그 이외에 발생빈도는 낮지만 BRCA2, PALB2, ATM, CHEK2,

RAD51 유전자의 돌연변이가 췌장암 환자의 15~20%에서 관찰이 된다.[1,8]

육안검사에서 췌장암은 주변 췌장과 경계가 불분명하고 단단한 흰색 또는 노랑색을 띤 단단한 고형 종괴를 이루며(그림4-12), 간혹 낭성 변화를 보이기도 한다. 췌장암의 약 60%는 췌장 두부에서 발생하고 평균 크기는 약 3.5 cm인 반면, 췌장의 체부 또는 미부에서 발생할 때의 크기는 두부에서 발생하는 췌장암에 비하여 더욱 큰 경향을 보인다. 췌장 두부에서 췌장암이 발생할 경우 총담관과 주췌관의 협착과 함께 근위부 담관과 췌관의 확장을 일으킨다. 또한 췌장암이 침범하지 않는 상류에서 섬유화와 함께 췌장실질의 위축을 보인다. 췌장 두부에서 발생한 췌장암은 많은 경우에 십이지장, 파터씨 팽대부, 총담관, 후복강 조직 등의 주변 장기로 침윤하는 경향이 있고. 주변에 있는 커다란 혈관인 상장간막 동맥과 정맥을 침윤하며, 췌장 체부 또는 미부에서 발생한 췌장암은 위장. 대장, 비장, 좌측 부신을 침윤할 수 있다.

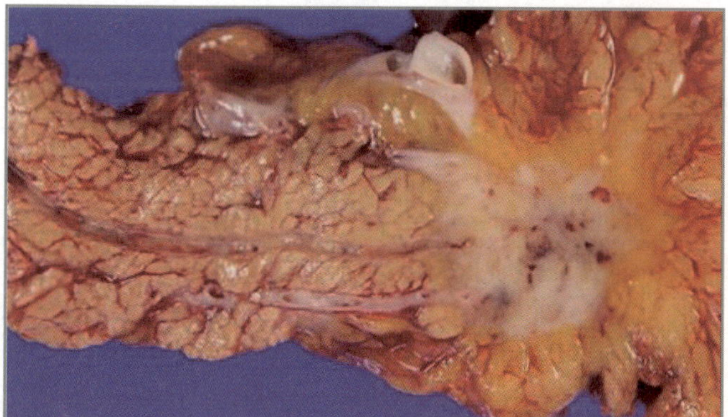

그림4-12 췌장암의 육안검사사진. 췌장암은 주변 췌장과 경계가 불분명하고 단단한 회색의 단단한 고형 종괴가 주췌관을 막고 있다.

조직형태학적으로 췌장관샘암종(pancreatic ductal adenocarcinoma)이 췌장암의 거의 대부분을 차지하며, 이들은 중등도의 분화도를 보인다. 암세포는 흔히 관구조를 형성하며, 각진 관, 분지형성, 파괴된 관모양, 다층의 유두모양상피, 체모양 등의 소견을 보인다(그림4-13). 종양세포사이의 기질은 암세포에 의해 만들어지는 매우 심한 섬유화인 섬유조직형성(desmoplasia)이 관찰된다. 암세포는 췌장 내에 국한되기도 하지만 많은 경우 췌장 주변 지방조직 침윤과 신경주변부(그림4-14), 혈관의 침윤을 보인다.[1]

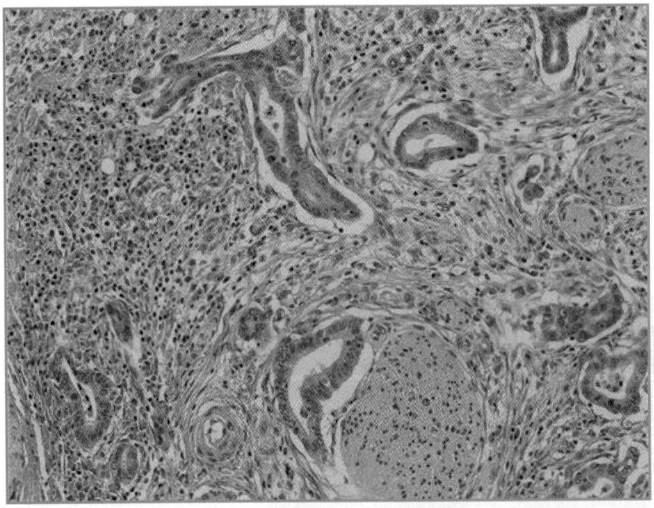

그림4-13 췌장관샘암종의 현미경 사진. 관구조를 형성하는 암세포가 관찰된다.

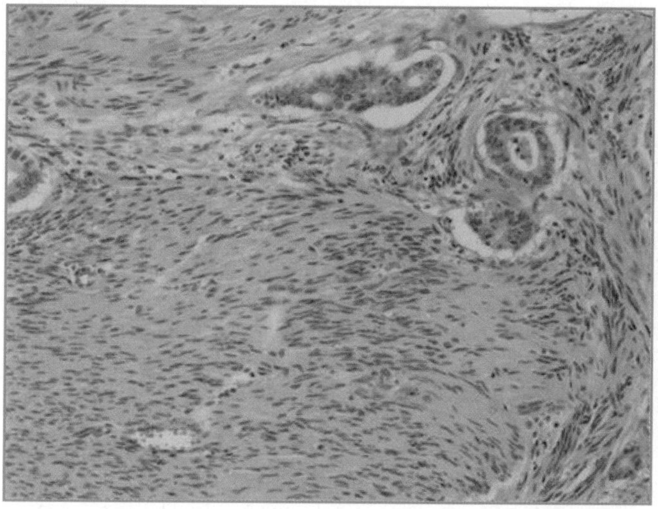

그림4-14 췌장관샘암종의 현미경 사진. 신경주변부를 침범하는 암세포가 관찰된다.

췌장관샘암종 이외에도 샘편평세포암종(adenosquamous carcinoma), 편평세포암종(squamous cell carcinoma), 미분화암종(undifferentiated carcinoma, 거대파골세포양미분화암종(undifferentiated carcinoma with osteoclast-like giant cells)(그림4-15), 반지세포암종(signet ring cell carcinoma)등 의 조직학적 아형이 있다.[1]

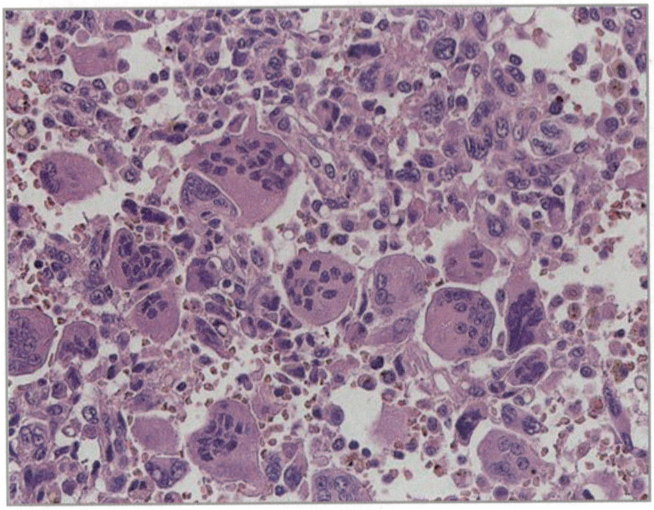

그림4-15 거대파골세포양미분화암종의 현미경 사진. 분화를 하지 않는 암세포 주변에 거대파골 세포들이 많이 관찰된다.

3) 신경내분비종양(Pancreatic neuroendocrine tumor)

(1) 신경내분비종양이란 무엇인가요?

췌장에는 소화액을 분비하는 췌장세엽(pancreatic acinus)과 소화액을 십이지장까지 전달하는 췌관(pancreatic duct), 그리고 인슐린을 비롯한 여러가지 호르몬을 분비하는 랑게르한스섬(Langerhans islets)이 있다(그림 4-16). 그중 랑게르한스섬에서 기원하는 것으로 생각되며 형태학적으로도 랑게르한스섬 조직을 닮은 종양을 신경내분비종양으로 분류하고 있다(그림 4-17).[1]

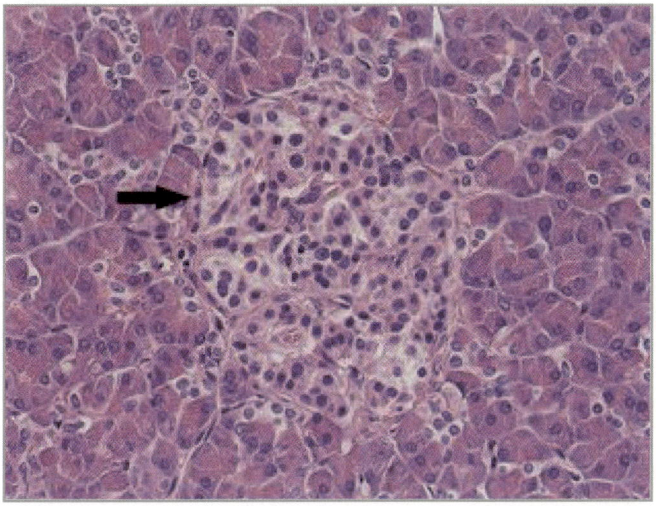

그림 4-16. 정상 랑게르한스섬의 현미경 사진. 가운데의 둥근 세포의 군집으로서 주변 조직에 비해 밝게 염색되는 부분이 정상 랑게르한스섬이며 췌장에서 내분비 기능을 담당한다(화살표).

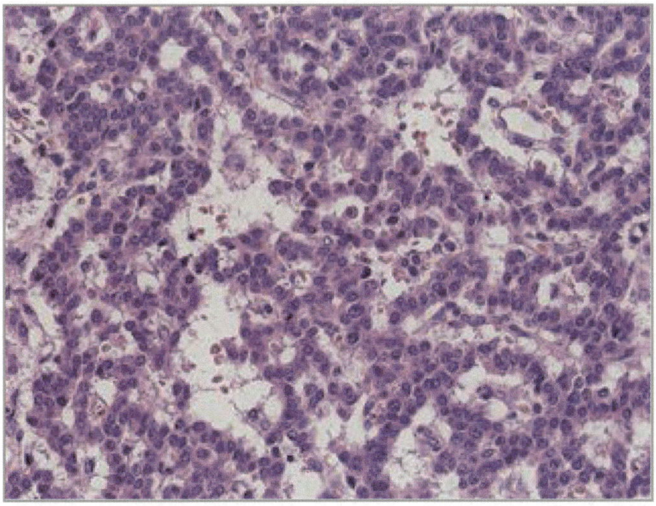

그림 4-17. 전형적인 췌장내분비종양의 현미경 사진. 세포가 증식하여 덩어리를 이루고 있지만 그림 4-16에서 관찰되는 정상 랑게르한스섬을 닮았다.

(2) 신경내분비종양 이름의 의미

자연경과가 매우 다양하여 많은 증례들이 재발이나 전이가 없는 양성종양과 비슷한 경과를 보이며 재발이나 전이를 하더라도 일반적인 악성종양보다 천천히 자라는 경과를 보인다는 점에서 과거에는 암과 비슷한 종양이라 하여 유암종(carcinoid)이라고 불리기도 하였다. 또한 형태학적으로도 일반적인 악성종양에 비해 좀 더 규칙적인 배열과 정상세포에 가까운 세포 모양을 보이며 현미경 소견으로도 향후 자연 경과의 예측이 어려운 측면이 있다. 이러한 형태학적, 임상적 악성도가 불명확한 성질때문에 종양이라고 이름한다.

(3) 신경내분비종양의 증상

신경내분비종양이 랑게르한스섬에서 유래하므로 정상 랑게르한스섬에서 분비하는 호르몬을 다양하게 분비할 수 있다. 인슐린, 글루카곤, 소마토스타틴 등 종양세포가 분비하는 호르몬의 종류에 따라 다양한 임상증상을 보인다. 그중 인슐린을 분비하는 종양이 가장 흔하고 임상증상 또한 특징적인데 혈당을 낮추는 작용을 하는 인슐린이 과도하게 분비되어 저혈당 관련 증상으로 병원을 찾게 된다. 그러나 모든 신경내분비종양이 호르몬 관련 증상을 일으키는 것은 아니고 약 40% 정도에서는 호르몬 관련 증상을 일으키지 않는 것으로 알려져 있다.

(4) 진단 분류에 따른 예후

① 신경내분비종양(neuroendocrine tumor)과 신경내분비암종(neuroendocrine carcinoma): 종양이 정상 조직과 닮은 정도를 분화도라고 하는데 형태학적으로 랑게르한스섬을 닮아서 분화가 좋은 종양을 신경내분비종양이

라고 하고 정상조직과 현저히 달라서 분화가 나쁘고 형태학적으로 악성도가 높은 종양을 신경내분비암종이라 한다. 신경내분비암종은 다시 세포의 모양에 따라 소세포암종(small cell carcinoma)과 대세포 신경내분비암종(large cell neuroendocrine carcinoma)으로 분류하는데 두 암종 모두 신경내분비종양과는 달리 일반 암종에 비해서도 상당히 나쁜 예후를 보인다. 항암화학요법에의 초기 반응은 신경내분비종양에 비해 좋은 편이나 워낙 빨리 자라고 내성이 빨리 생겨 예후가 나쁘다.

② 신경내분비종양의 다양한 임상 경과: 신경내분비종양 중 인슐린을 분비하는 인슐린종은 대체로 크기도 작고 대부분 양성종양과 유사한 경과를 보인다. 반면 나머지 신경내분비종양은 악성 경과를 보이는데 다른 일반적인 악성종양에 비해 천천히 자라는 경향이 있다. 현미경 소견으로도 악성도를 예측하기가 쉽지 않은데 가장 좋은 표지자로 알려진 것이 유사분열빈도 또는 Ki-67 양성률이다. 이 두 표지자는 종양세포가 얼마나 자주 분열하는지를 측정하는 지표로서 많은 종양세포 중 세포분열이 일어나고 있는 세포나 Ki-67이라는 단백질이 핵에 발현되는 세포가 얼마나 있나를 세어서 기록한다. 대체로 이 두 지표가 높게 나타나는 종양이 예후가 좋지 않다. 신경내분비종양은 세포분열빈도나 Ki-67 양성률이 낮은 경우, 일반적인 다른 암종에 비해 천천히 자라서 예후가 좋은 편이나 빨리 분열하는 세포에 주로 손상을 주는 항암화학요법에의 반응은 좋지 않다.

5장

췌장암의 영상 검사

변재호(서울아산병원 영상의학과)

이 장에서는 기본적인 영상 검사인 초음파, 컴퓨터단층촬영(computed tomography, CT), 자기공명영상(magnetic resonance imaging, MRI)에서 보이는 췌장암의 영상 소견을 순서대로 기술한다.

1. 초음파(Ultrasonography)

초음파는 췌장을 평가하는 초기 검사이지만, 췌장의 위치가 후복막에 깊이 위치하고 둘러싼 위장관내의 공기 때문에 검사를 할 수 없는 부위가 있어 췌장암 검출에 한계가 있다. 췌장암의 전형적 초음파 소견은 고형 저에코 병변으로 경계가 불분명하며 췌장실질의 윤곽을 변형시키고 상류 췌관의 확장을 일으킨다(그림 5-1). 췌장암의 크기가 커질수록 주위 장기와 혈관들을 잘 침범한다. 조영증강 초음파에서는 췌장암내에 혈관 분포가 적어 췌장 정상 실질보다 조영증강이 잘 되지 않아 저에코로 보인다.[1] 췌장 두부에 췌장암이 있다면 췌관과 총담관을 막아 관확장을 일으키고 이를 초음파에서 볼 수 있다.

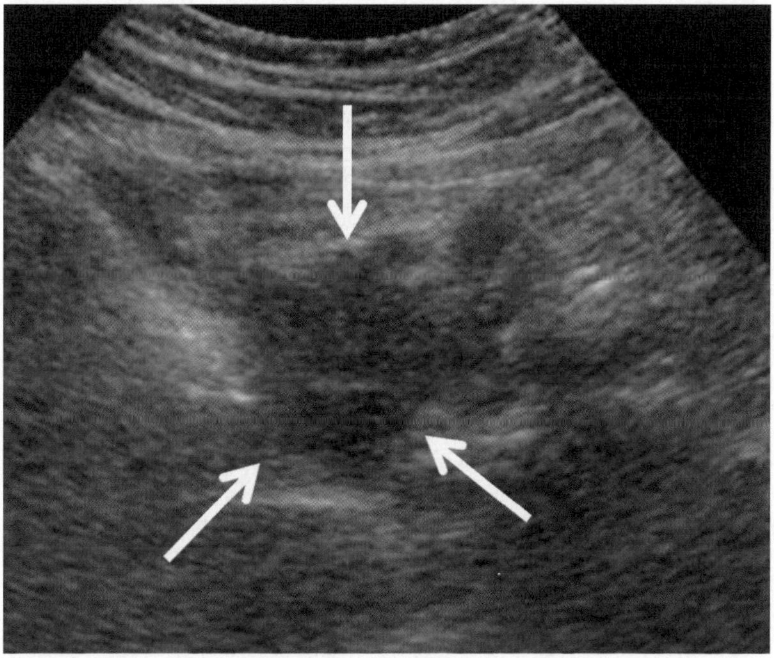

그림 5-1 복부 초음파 검사에서 췌장 머리부위에 저에코의 종괴(화살표)가 보인다.

1 Zamboni GA, Ambrosetti MC, D'Onofrio M, et al. Ultrasonography of the pancreas. Radiol Clin N Am 2012;50:395-406.

2. 컴퓨터단층촬영(CT)

CT는 현대의학에서 모든 질환의 진단에 가장 널리 쓰이는 영상 검사 방법이며, 췌장암의 진단에도 가장 널리 쓰이고 있다. 최근에는 얇은 절편으로 빠른 시간 내에 검사를 할 수 있기 때문에 영상의 질이 더욱 좋아졌으며, 췌장 주위에 중요 혈관들과 장기들에 암의 침범 여부, 림프절 전이 여부와 복강 내 전이 여부도 동시에 알 수 있다.[2]

췌장암은 저혈관성으로 조영증강 CT영상에서 국소 형태를 변화시키는 저음영의 종괴로 보이며 종괴의 주변부에 조영증강이 된다(그림 5-2-1).[2] 드물게 췌장암의 크기가 충분히 작다면 췌장의 형태를 변형시키지 않고 췌장 실질내에 국한된 저음영의 종괴로 보이기도 한다. 대부분 경우에서 췌장암의 위치보다 상류 췌관이 확장되며 췌장암부위에서 췌관이 급격하게 폐쇄된다. 췌장암의 크기가 커지면 주위 장기와 혈관들을 침범하는 저음영의 병변이 췌장내 저음영 종괴와 연결되어 보인다(그림 5-2-2). 크기가 작고 고분화된 일부 췌장암의 경우에는 CT에서 췌장실질과 동등음영을 보여 종괴가 보이지 않는 경우가 있다.[3,4] 이런 경우에는 췌관의 확장과 단절, 췌장 윤곽의 변화 등의 이차 소견을 보이면 췌장암을 의심하게 되고, 추후 MRI 검사 등으로 종괴 유무를 재차 확인한다.

---

2 Tamm EP, Balachandran A, Bhosale PR, et al. Imaging of pancreatic adenocarcinoma: update on staging/resectability. Radiol Clin N Am 2012;50:407-28.

3 Kim JH, Park SH, Yu ES, et al. Visually isoattenuating pancreatic adenocarcinoma at dynamic enhanced CT: frequency, clinical and pathologic characteristics, and diagnosis at imaging examinations. Radiology 2010;257:87-96.

4 Yoon SH, Lee JM, Cho JY, et al. Small(< 20mm) pancreatic adenocarcinomas: analysis of enhancement patterns and secondary signs with multiphasic multidetector CT. Radiology 2011;259:442-52.

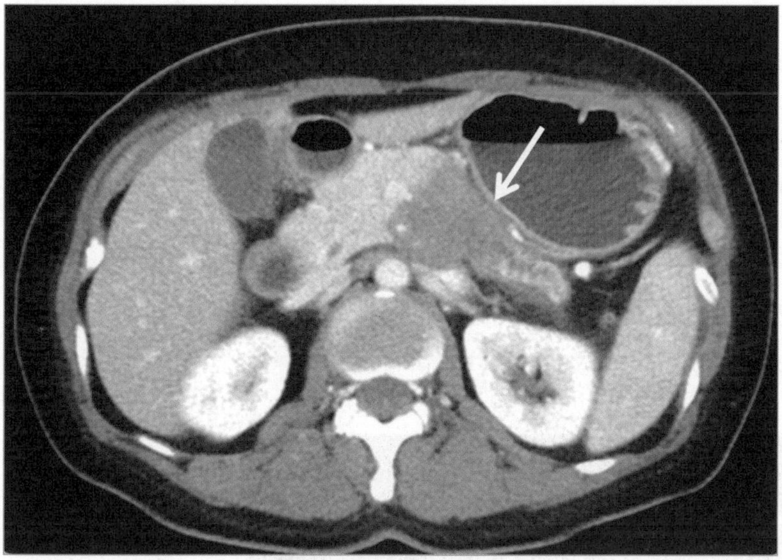

그림 5-2-1 조영증강 CT에서 췌장 몸통부위에 저음영의 췌장암(화살표)이 보인다. 췌장암 상류의 늘어난 췌관이 췌장 꼬리부위에 검게 보인다.

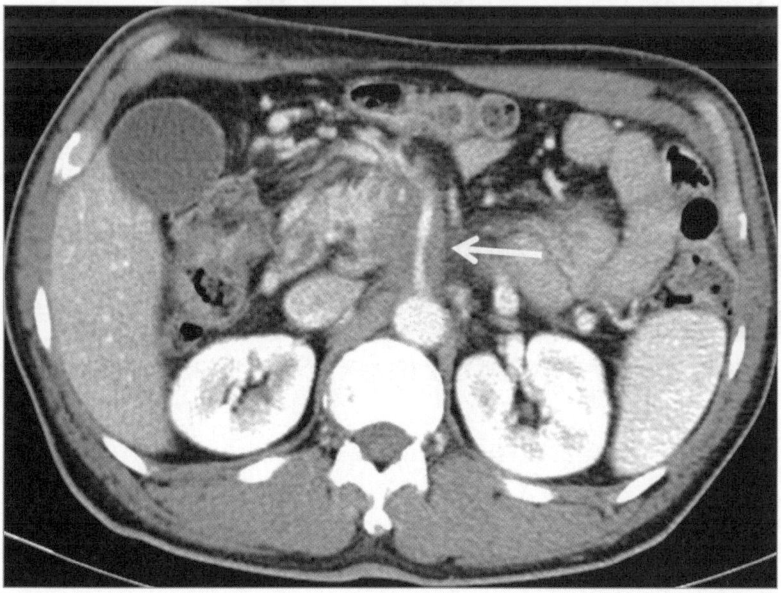

그림 5-2-2 조영증강 CT에서 췌장 머리부위에 있는 저음영의 췌장암이 상장간 동맥을 침범하여 둘러싸고 있는 것이 보인다(화살표).

CT영상에서 다른 장기로의 전이를 확인할 수 있는데 특히, 간 전이는 조영증강 CT영상에서 췌장암과 마찬가지로 주변부 조영증강을 동반한 저음영의 종괴로 보인다(그림 5-2-3).[5] 복막전이는 크기가 작은 경우 모든 영상 검사에서 발견이 어렵다. 췌장 주위와 다른 부위에 림프절 전이가 있는 경우는 림프절의 크기가 커지며 림프절 내부가 괴사에 의해서 저음영을 동반하여 보인다.[6] 하지만, 림프절 전이가 있어도 림프절의 크기가 작거나 내부에 괴사를 동반하지 않는 경우가 많기 때문에 림프절 전이 발견의 정확도는 높지 않다.

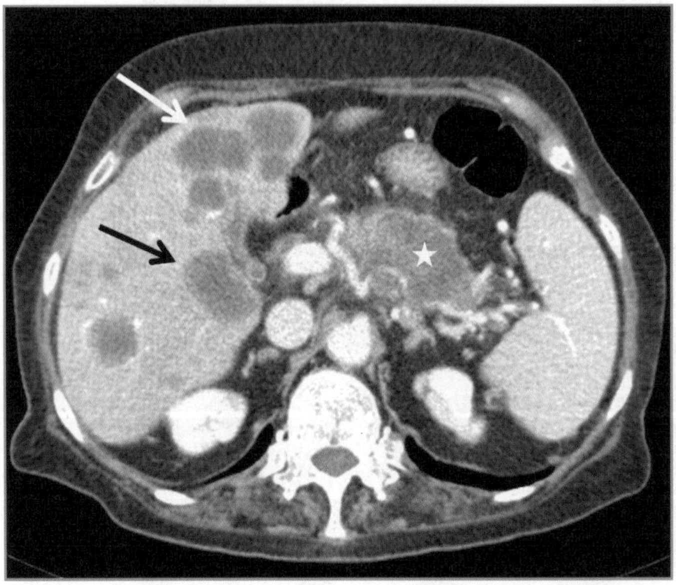

그림 5-2-3 조영증강 CT에서 췌장 꼬리부위에 저음영의 췌장암(☆)이 보이고, 간내에는 저음영의 전이(화살표)가 여러 개 보인다.

5 Ikuta Y, Takamori H, Ikeda O, et al. Detection of liver metastases secondary to pancreatic cancer: utility of combined helical computed tomography during arterial portography with biphasic computed tomography-assisted hepatic arteriography. J Gastroenterol 2010;45:1241-6.

6 Roche CJ, Hughes ML, Garvey DJ, et al. CT and pathologic assessment of prospective nodal staging in patients with ductal adenocarcinoma of the head of the pancreas. AJR Am J Roentgenol 2003;180:475-80.

3. 자기공명영상(MRI)

MRI도 CT처럼 원발 췌장암, 국소 침범 범위, 혈관 침범과 전이 등의 정보를 제공하며, 다양한 조직 정보를 제공할 수 있으며, 자기공명담췌관촬영술(MR cholangiopancreatography, MRCP)을 동시에 검사할 수 있어서 췌장암 진단에 널리 쓰이는 검사 방법이다.

췌장암은 저혈관성이며 조밀한 결합조직을 형성하기 때문에 지방억제 T1 강조영상에서 정상 췌장 실질에 비해서 저신호강도의 종괴로 보인다.[7] 조영증강 T1강조영상에서는 CT와 마찬가지로 주변부에 조영증강을 보이는 저신호강도의 종괴로 보인다(그림 5-3-1). 주위 장기와 혈관들에 침범이 있다면 췌장 종괴와 연결되는 저신호강도의 병변을 볼 수 있다. MRCP에서 췌장암 상류의 췌관 확장을 잘 볼 수 있으며, 만약 췌장 두부에 췌장암이 있다면 췌관과 총담관이 동시에 확장된 것을 볼 수 있다(그림 5-3-2).[7]

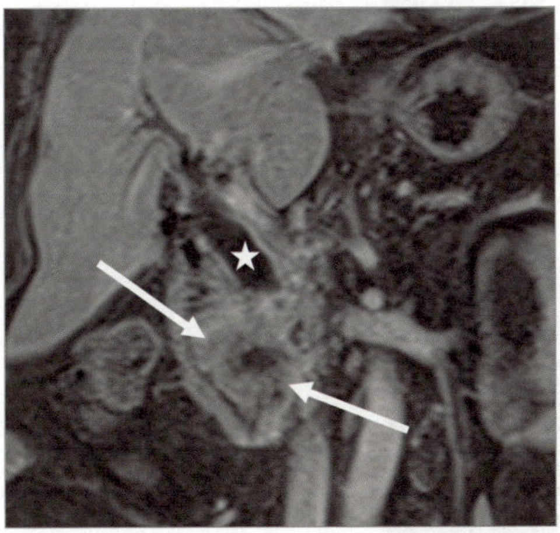

그림 5-3-1 관상면 조영증강 T1강조 MRI 영상에서 췌장 두부에 저신호강도의 췌장암(화살표)이 보인다. 췌장암의 침범으로 늘어난 총담관(☆)도 보인다.

7 양달모, 장윤진, 변재호 외. 췌장. 대한복부영상의학회. 복부영상의학. 3판. 서울: 일조각; 623-30.

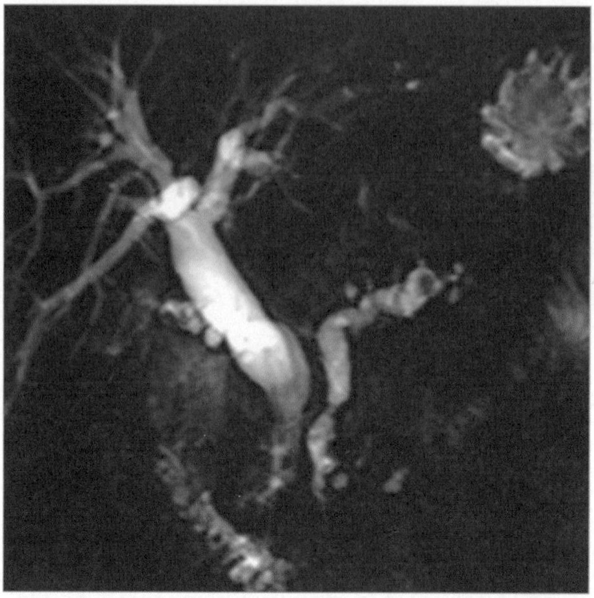

그림 5-3-2 자기공명담췌관 촬영술(MRCP)에서 췌장 두부의 췌장암때문에 늘어난 췌관과 담관이 동시에 보인다.

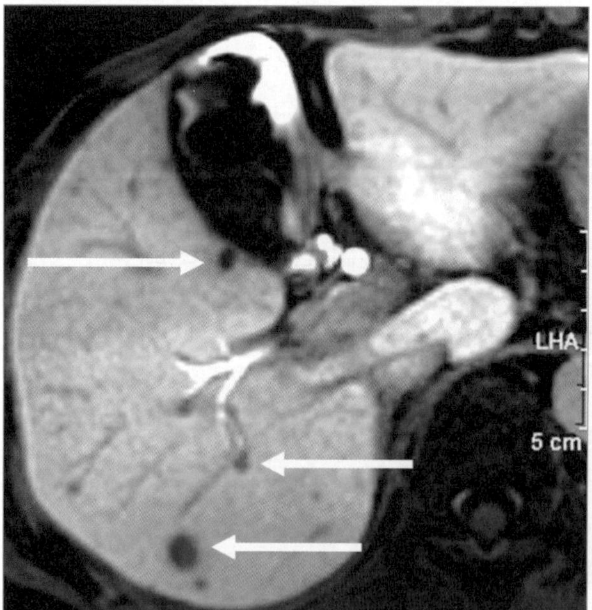

그림 5-3-3 간세포 특이 조영제로 조영증강한 T1 강조 MRI에서 간내에 저신호강도의 전이들(화살표)이 여러 개 보인다.

간전이는 CT처럼 T1강조영상에서 주변부 조영증강을 동반한 저신호강도의 종괴로 보인다. 최근에는 확산강조영상과 간세포 특이 조영제를 써서 CT보다 간전이 진단이 더욱 민감해졌다(그림 5-3-3).[8]

8 Motosugi U, Ichikawa T, Morisaka H, et al. Detection of pancreatic carcinoma and liver metastases with gadoxetic acid-enhanced MR imaging: comparison with contrast-enhanced multi-detector row CT. Radiology 2011;260:446-53.

6장

췌장암의 진단

이성구(서울아산병원 소화기내과) · 송태준(서울아산병원 소화기내과)

1. 췌장암의 증상

췌장암의 증상은 무증상에서부터 복통, 황달 그리고 체중감소에 이르기까지 다양하게 나타날 수 있다. 질환이 초기일수록 증상이 없는 경우가 많다. 또한 많은 경우에는 증상이 있더라도 다른 소화기계 질환에서도 나타날 수 있는 비특이적인 증상들이 많다.[1, 2]

종양의 위치에 따라 다른 증상을 보일 수 있는데 종양이 췌장의 머리에 위치한 경우 총담관을 침범하여 황달을 일으키는 경우가 많고 췌장 몸통과 꼬

1 Hidalgo M. Pancreatic cancer. N Engl J Med 2010;362:1605-17.

2 Li D, Xie K, Wolff R, et al. Pancreatic cancer. Lancet 2004;363:1049-57.

리 부위의 종양은 초기에는 거의 증상이 없어 병이 진행된 후에 발견되는 경우가 많다.

1) 황달

황달은 췌장암의 가장 흔한 증상 중 하나이다. 주로 췌장 머리에 위치한 종양이 총담관을 막아 담즙이 간에서 십이지장으로 배출되지 못해 혈액 내 빌리루빈 수치가 높아져서 생기고 췌장 머리에서 발생하는 암의 약 80%에서 발생한다. 황달이 생기면 가장 먼저 눈의 흰자가 노란색으로 변하게 되고 소변이 진한 갈색이나 붉은색으로 변할 수 있다. 심한 경우에는 심한 가려움증이 나타나고 대변의 색이 회색으로 변할 수도 있다.

췌장의 몸통이나 꼬리에 종양이 생긴 경우에는 5~6% 정도에서만 황달이 발생하는데, 종양이 담관에서 멀리 떨어져 있으므로 황달이 나타나는 경우에는 암이 간이나 림프절로 전이되어 이로 인해 담관이 막혀서 발생하는 경우가 많다.

2) 복통

복통은 췌장암의 가장 흔한 증상이지만 췌장암에서만 특징적으로 나타나는 통증의 양상이 있지는 않는다. 따라서 복통만으로 췌장암을 의심하기는 어렵다. 복통은 배꼽 주변이나 명치 부위에서 가장 흔히 나타나지만 좌측 혹은 우측복부에서도 나타날 수 있다. 암세포가 췌장을 둘러싼 신경으로 퍼지면 등에까지 심한 통증이 나타날 수도 있다. 그러나 등의 통증은 매우 다양한 원인에 의해 일어나고 췌장암은 비교적 드문 질환이므로 등의 통증이 있다고 췌장암부터 의심할 필요는 없다.

3) 체중 감소

췌장암 환자에서 뚜렷한 이유 없이 몇 달에 걸쳐 체중감소가 나타날 수 있다. 의도하지 않은 체중감소, 특히 6-12개월에 걸쳐 전체 몸무게의 5% 이상 체중 감소가 일어났을 때에는 병에 의한 체중감소일 수 있고 이때는 반드시 원인을 찾아야 한다. 췌장암으로 인한 체중감소는 암이 여러 가지 대사과정에 관여해서 비정상적인 체중감소를 일으킬 수 있고 췌장액 분비가 줄어들어 음식물의 흡수장애가 발생하거나 복통이나 식욕 저하로 인해 음식물을 잘 먹지 못해 발생할 수 있다.

4) 소화장애

비특이적인 소화불량 증상이 지속되는데 약을 복용해도 효과가 없고 내시경 검사 등 다른 소화기 검사에서 별다른 이상이 발견되지 않는 경우 췌장에 대한 검사가 필요할 수도 있다. 췌장암이 십이지장으로 흘러가는 소화액(췌액, 담즙)의 분비를 막게 되면 소화장애를 일으킬 수 있다. 또한 잦은 설사를 유발하거나 심한 경우 지방의 소화가 안 되어 대변에 기름기가 섞인 지방변을 볼 수도 있다. 심한 경우에는 암이 십이지장을 막아 식후에 음식물이 내려가지 못하게 되어 구역과 구토를 유발할 수도 있다.

5) 당뇨병

췌장암이 발생하면 혈당조절이 잘 되지 않아 새롭게 당뇨병이 발생하거나 기존에 당뇨병이 있던 사람이 당뇨병이 악화되어 갑자기 혈당조절이 되지 않을 수 있다.

2. 췌장암의 진단

췌장암은 초기 증상이 거의 없고, 있다 하더라도 다른 소화기 질환과 구분이 어렵기 때문에 조기에 발견하기가 매우 어렵다. 그래서 증상이 발생한 후에는 암이 이미 상당히 진행된 경우가 적지 않다. 현재 췌장암의 진단을 위해 사용하는 검사들을 살펴보겠다.

1) 영상 검사

췌장암의 진단을 위해 사용하는 가장 기본적인 영상 검사에는 복부 초음파, 복부 전산화 단층촬영(CT), 복부 MRI, PET(positron emission tomography, 양전자 방출 단층 촬영) 등이 있다. 이러한 영상 검사에 대해서는 바로 앞 장에서 설명을 했다.

2) 내시경 초음파 검사(Endoscopic Ultrasonography, EUS)

일반적인 복부 초음파 검사는 가스나 지방층을 잘 통과하지 못하므로 위나 장의 가스나 복부 비만 등으로 인해 전체 췌장을 잘 관찰하지 못하는 경우가 많이 있다. 내시경 초음파 검사는 내시경 끝에 초음파 탐침이 부착되어 있어 일반적인 수면내시경처럼 입을 통해 내시경 초음파를 위나 십이지장까지 삽입하고 췌장 가까이에서 초음파를 통해 관찰하게 된다. 췌장 가까이에서 자세한 관찰이 가능하고 필요한 경우 내시경 초음파 유도하에 췌장에 대한 조직검사를 시행할 수 있다. 내시경 초음파는 수면 내시경과 동일한 방법으로 시행하게 되는데 검사의 정확도가 매우 높고 특히 작은 췌장 종양을 발견하는데 유용하게 사용된다.[3, 4]

과거에는 췌장에 대한 조직검사를 하기가 매우 어려웠지만 현재는 내시경 초음파를 이용하여 많은 경우에 비교적 어렵지 않게 조직검사를 할 수 있게 되었다.

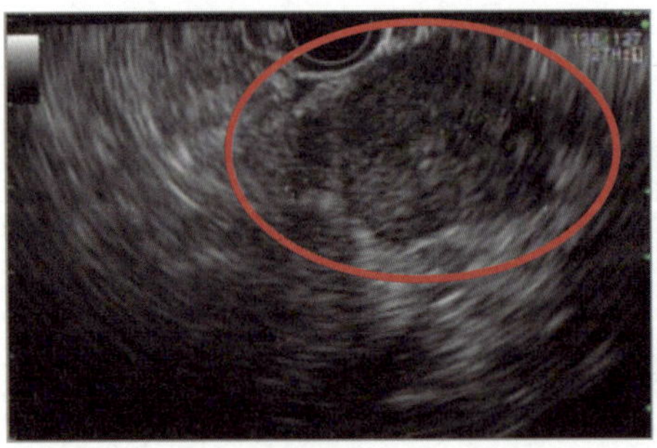

그림 6-1 내시경 초음파 검사
내시경 초음파 검사로 관찰되는 췌장암

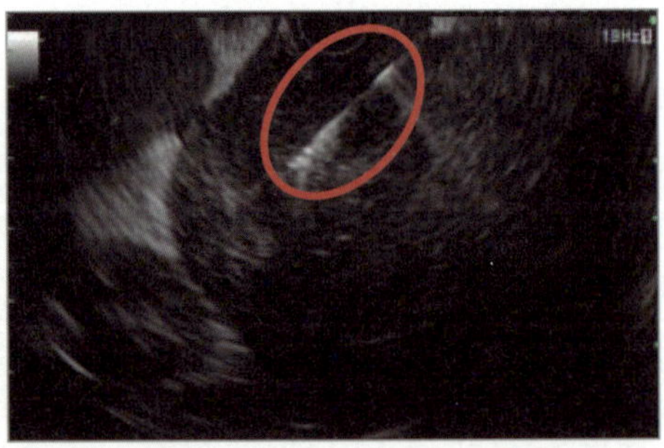

그림 6-2 내시경 초음파 유도하 세침 흡인술

3 Nakai Y, Takahara N, Mizuno S, et al. Current Status of Endoscopic Ultrasound Techniques for Pancreatic Neoplasms. Clin Endosc 2019.

4 Ang TL, Kwek ABE, Wang LM. Diagnostic Endoscopic Ultrasound: Technique, Current Status and Future Directions. Gut Liver 2018;12:483-496.

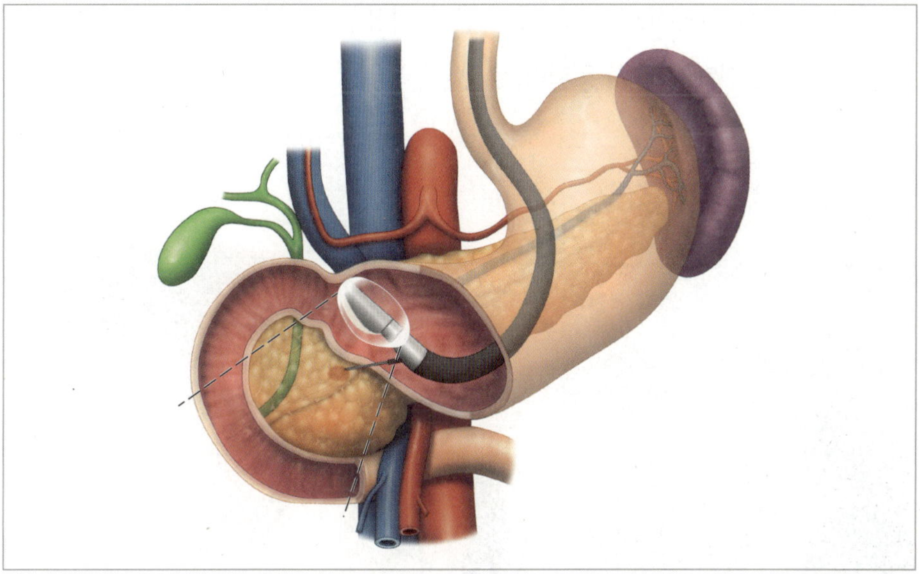

그림 6-3 내시경 초음파 유도하 세침 흡인술의 모식도

3) 내시경적 역행성 담췌관조영술(Endoscopic retrograde cholangiopancreatography, ERCP)

내시경적 역행성 담췌관조영술은 십이지장경을 이용하여 십이지장 유두부를 통해 얇은 도관을 담관이나 췌관에 삽입하고 X-선에서 잘 보이는 조영제를 주입하여 담관이나 췌관의 협착과 폐쇄 등을 확인하고 협착 부위에서 조직검사를 시행하거나 스텐트를 삽입하는 시술이다.

그러나 내시경적 역행성 담췌관조영술은 췌장암이 의심되는 모든 환자에게 시행하는 것은 아니며 진단보다는 치료 목적으로 많이 사용이 된다. 주로 암으로 인해 담관이 막혀 황달이 발생한 환자에서 내시경적 담즙 배액술을 하기 위해 사용된다. 담즙 배액술을 위해서는 플라스틱이나 금속 스텐트를 삽입하여 막힌 담관을 넓혀주어 담즙이 십이지장으로 잘 배출되도록 해 준다. 또한 암으로 인해 췌관이 막히고 이로 인해 췌장염이 발생한 경우 췌관에 스텐트를 삽입하기 위해서도 사용된다.[5, 6]

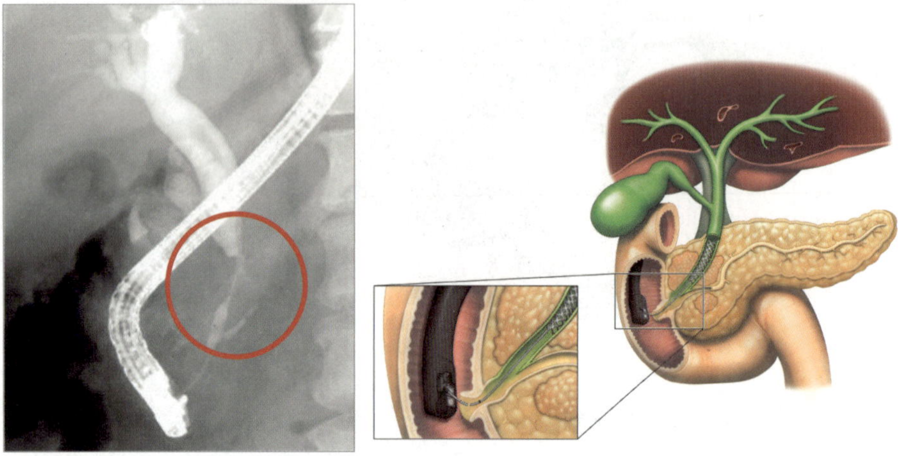

그림 6-1-4 ERCP로 관찰되는 췌장암에 의한 담도 폐쇄

4) 혈청 종양표지자(Tumor marker)

종양 표지자(tumor marker)는 종양 세포에 의해 체내에서 생성되어 암의 진단을 위해 사용되는 생화학 지표를 말한다. 췌장암과 관련되어 가장 흔히 쓰이는 종양 표지자는 CA 19-9(carbohydrate antigen 19-9)이다.[7] CA 19-9는 혈액검사

---

5 Dumonceau JM, Vonlaufen A. Pancreatic endoscopic retrograde cholangiopancreatography(ERCP). Endoscopy 2007;39:124-30.

6 Singh A, Faulx AL. Endoscopic Evaluation in the Workup of Pancreatic Cancer. Surg Clin North Am 2016;96:1257-1270.

7 Bhat K, Wang F, Ma Q, et al. Advances in biomarker research for pancreatic cancer. Curr Pharm Des 2012;18:2439-51.

를 통해 알 수 있다. 하지만 췌장암이 있더라도 혈중 CA 19-9가 정상일 수도 있고, 췌장암 이외에도 담관암을 포함한 다른 소화기계의 암에서도 수치가 올라갈 수 있다. 또한 다양한 양성 질환(만성 간염, 간경화, 폐결핵, 폐렴, 기관지 확장증, 담관염, 췌장염, 갑상선 질환 등)에서도 증가할 수 있다. 따라서 CA 19-9 수치가 올라가 있다고 췌장암으로 진단하는 것은 아니다. 영상검사 등의 다른 검사에서 췌장의 종양이 관찰되면서 CA 19-9 수치가 상승해 있으면 췌장암 진단에 도움이 될 수 있다. 또 수술이나 항암치료 등의 치료 후 CA 19-9가 감소했다가 다시 증가하는 경우에는 췌장암의 재발을 의심할 수 있다.[8]

8 Xing H, Wang J, Wang Y, et al. Diagnostic Value of CA 19-9 and Carcinoembryonic Antigen for Pancreatic Cancer: A Meta-Analysis. Gastroenterol Res Pract 2018;2018:8704751.

7장

췌장암 중개 연구의 현황과 미래

전은성(서울아산병원 의생명연구소)

1. 췌장암 중개 연구의 현황

1) 중개 연구의 의미

중개 연구라는 것은 문자 그대로 "연결하는" 연구를 뜻하는데, 기초 연구실의 새로운 발견과 환자 진료에서 임상 적용을 연결하는 것을 의미한다. 이는 양방향으로 이루어질 수 있는데, 우선, 기초연구자가 연구실에서 발견한 새로운 지식을 기반으로, 환자의 실제적인 문제들을 해결하고자 하는 접근이 있다. 이와는 반대로, 임상 의사가 진료 현장에서 축적한 경험과 현상들을, 기초 연구를 통해 기전과 원인을 밝히기 위한 접근도 있다. 문제 인식의 출발점은 서로 다르지만, 결국 환자에서 발생하는 문제들에 대한 실제적인 해결책을 얻기 위한 목적은 동일하며, 이를 더욱 신속하고, 원활하게 하는 것이 중개 연구이다.

중개연구는 기초연구자와 임상의사간의 협업이 필수이기에, 본인이 인식한 문제점을 객관화 및 구체화하고, 그 문제점에 관심을 갖고 함께 해결해 줄 수 있는 협업연구자를 찾는 것부터 시작된다. 이를 성공적으로 마무리하기 위해, 상대방의 전문 분야를 인정하는 신뢰와 존중, 서로 다른 학문적 배경을 이해하기 위한 배움과 소통, 그리고 단시간에 해결되지 않는 해결책 도출을 위한 인내와 끈기가 수반되어야 한다.

2) 췌장암에서 중개 연구의 필요성

췌장암은 다른 암종과 비교하면 유난히 낮은 생존률을 나타내며, 생존률의 향상 또한 매우 더딘 편이다. 2014년도에 보고된 종양의 의한 환자 사망률 논문에 따르면, 췌장암에 의한 사망은 2030년까지 지속적으로 증가하여, 폐암에 이어 2번째로 많은 사망의 원인이 될 것으로 보고되었다.[1] 암에 의한 사망률이 감소되고 있는 유방암, 대장암, 직장암과 비교한다면, 췌장암은 종양을 초기에 발견할 수 있는 비침습적인 바이오마커가 없으며, 진단 후에 우수한 효과를 보이는 항암치료제가 매우 제한적이라는 차이점들이 있다. 또한, 췌장암이 아닌 기타 종양에서 진단법과 치료제 개발에 좋은 성과를 보인 연구 결

1 Projecting Cancer Incidence and Deaths to 2030: The Unexpected Burden of Thyroid, Liver, and Pancreas Cancers in the United States. Cancer Res. 2014 Jun 1;74(11):2913-21. doi: 10.1158/0008-5472.CAN-14-0155

과물들을, 췌장 종양에 적용하여 연구 성과를 도출하고자 하는 많은 노력들이 있었으나, 췌장암에서는 효과적이지 않았다.

이에 대해, 췌장 종양이 가지는 대표적 특징 중의 하나인 섬유조직형성(desmoplasia)과 연결하여 분석하는 경우가 많다. 종양세포는 주변 환경에 있는 다양한 세포들과 상호 작용을 하는데, 그 중 하나인 섬유아세포와의 상호 작용을 통해 심한 섬유화학반응을 유발하게 된다. 이를 통해 췌장 종양은 매우 딱딱한 양상의 종양이 되는데, 이러한 환경의 변화가 주변 면역세포의 침윤과 항암치료제의 접근을 막아, 치료 성공률을 떨어뜨리는 장애물로써의 역할을 할 수 있다는 것이다. 결국 췌장암에 대한 효율적인 진단법과 획기적인 치료법을 개발하기 위해서는 췌장 종양 환경에 대한 기초적 지식과 임상적 이해가 선행되어야 한다. 그리고, 개발된 기초 연구법은 췌장 종양의 특직정인 모델에서의 적용을 통해, 연구법의 성공 가능성을 검증하고, 기술을 최적화하는 과정을 거쳐야 한다. 이러한 과정은 기초 연구자와 임상 의사 간의 협업을 통해서만 가능하기에, 췌장암은 중개 연구가 가장 필요한 종양중의 하나라고 말할 수 있다.

3) 췌장암에서 중개 연구 현황

질병에 대한 지식, 의료 접근성 및 영상학적 진단 기법의 향상 등에 힘입어, 최근 10년간 국내 췌장암 환자 수가 빠르게 증가하였다(2007년 4,079명 -> 2017년 7,032명)[2]. 이에 맞추어 의료센터내에 췌장암 전문진료팀들이 구축되고, 수술

2 보건복지부 (암등록통계)

로 인한 합병증은 크게 줄어들었으며, 수술전후에 항암치료를 받는 등 적극적인 치료를 받는 환자수도 증가하였다. 또한 췌장암 수술 후의 영양 개선과 삶의 질 향상을 위한 사회보건학적 논의도 활발하게 되었다.

중개 연구의 관점에서 가장 큰 변화는 췌장암 환자의 종양 자원을 원활하게 확보하게 된 것이다. 췌장암의 진단 및 치료 건수가 증가하면서, 췌장암에 대한 임상학적 지식과 경험이 축적되고, 환자의 자원을 직접 이용한 연구와 자원을 통한 세포주 및 종양 모델 등, 췌장암 특이적 연구모델[3] 활용을 가능하게 하였다. 기초 연구자들의 입장에서, 실험실에서의 새로운 지식들이 췌장암에서도 유효할지, 췌장암의 특성에 맞추어 조금 더 변화를 주어야 할지 등에 대한 실험적 근거를 찾기 위해서는 췌장암의 특성을 반영하는 췌장암 종양 자원과 특이적 연구 모델이 반드시 필요했다. 환자들도 췌장암 연구의 필요성에 깊이 공감하여, 본인들의 종양 조직과 혈액을 연구에 기증하였고, 서울아산병원의 경우 매년 수백건 이상의 종양 자원을 확보하여 연구에 활용하고 있다.[4]

진단법 개발의 측면에서, 환자가 가지고 있는 인체 자원(땀, 침, 혈액, 종양 조직, 소변, 대변 등)을 통해 유전체, 단백질체, 대사체, 미생물분석 등을 진행하여, 종양이 생길 가능성을 예측하거나, 종양을 초기에 진단하거나, 수술 후 조기 재발 및 전이를 빨리 발견하는 영상학적 진단법 개발등을 연구하고 있다. 치료법 개발의 측면에서는, 환자의 종양 자원 또는 이를 통해 구축된 모델 등을 통해 새로운 약물 스크리닝, 약물 기전 및 효능 검증, 항암화학치료 뿐 아니라 방사선 및 면역치료제의 적용 등 췌장암에 유효한 약물을 개발하기 위해 연구하고

3 Systematic Generation of Patient-Derived Tumor Models in Pancreatic Cancer. Cells. 2019 Feb 10;8(2):142. doi: 10.3390/cells8020142.

4 서울아산병원 조직세포자원센터, 자원통계

있다. 또한 최근에는 축적된 임상정보, 영상학적 정보 및 유전체 정보를 인공지능으로 통합 분석하여, 환자에게 가장 적절한 치료 방침을 제안하거나, 새로운 진단 및 치료제 개발에 대한 새로운 지식을 제공하기 위한 연구를 활발히 진행하고 있다.

2. 췌장암 중개 연구의 미래

2010년대에 "2030년, 암정복"이란 표현이 암 연구 분야에 등장했다. 이러한 표현은 "암을 완전히 정복하여 치료하겠다"라는 뜻이 아니라, "암을 조절할 수 있는 만성질환의 일환이 될 수 있도록 면역, 표적 치료제 등의 개발을 완료하겠다" 라는 의미이며, 의지의 표현이다. 상당수의 종양들에서 이러한 변화와 진전은 관찰된다. 하지만, 췌장암은 이러한 목표를 벗어나는 대표적인 종양 중의 하나이다[1]. 현재, 2030년이 지나도록 췌장암에 의한 사망률은 지속적으로 증가할 것으로 예측된다. 그렇기 때문에, 췌장암에 대한 중개 연구는 더더욱 활발히 진행되고 있다.

국내 소규모 연구기관들이 국소적으로 활발히 연구를 진행하는 것과 동시에, 외과학회와 대형 병원 중심으로 전국적인 규모의 중개 연구 활동들이 이루어져 가고 있다. 국가에서도 췌장암의 진단과 치료법 개발에 많은 연구비를 지원하였다. 국내뿐 아니라 전 세계에서 췌장암 연구에 대한 국제 컨소시엄 협약을 맺고 췌장암 완전 정복에 힘을 쏟고 있다. 특히 우리나라는 의료시스템 및 임상정보들이 체계화되어 있고, 선진 의료 기술을 가진 임상 의료진들과 최첨단 분석기술을 보유한 기초연구진들이 포진하고 있기에, 국제 컨소시엄에서도 의료선진국들과 함께 대등한 역할들을 수행하고 있다. 췌장암에 대한 효율적이면서도 획기적인 진단 및 치료제 개발은 이러한 중개 연구를 통해 수행될 것이며, 가까운 미래에 "췌장암 정복"이라는 구호를 외칠 수 있는 시기가, 곧 도래하기를 기대한다.

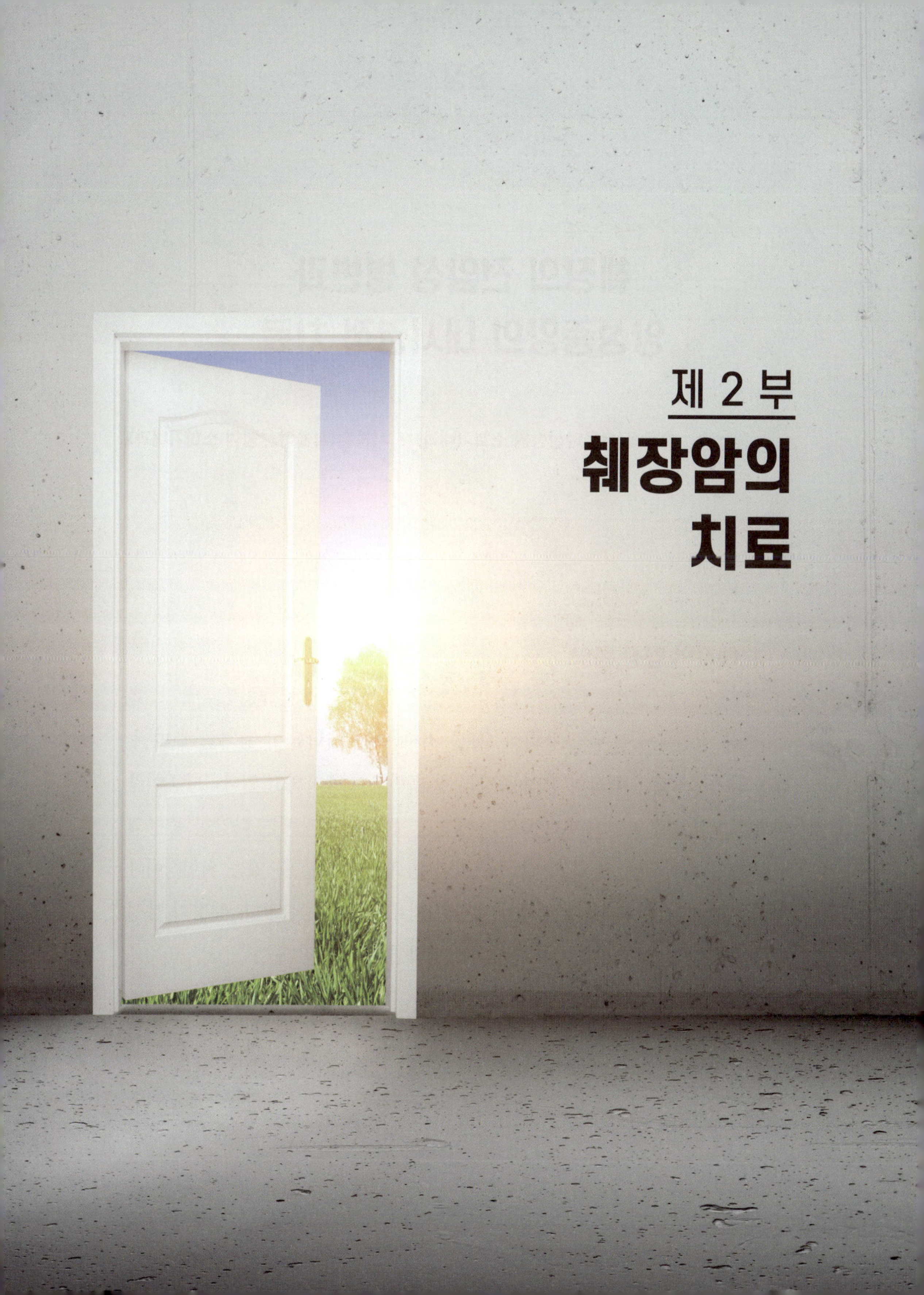

제 2 부
췌장암의 치료

8장

췌장의 전암성 병변과 양성종양의 내시경적 치료

오동욱(서울아산병원 소화기내과) · 서동완(서울아산병원 소화기내과)

1. 췌장의 양성 종양

건강 검진에서 복부 초음파나 CT를 검사 받는 사람들이 증가함에 따라, 췌장 낭종(물혹)같은 췌장의 양성 종양의 발견 빈도가 증가하고 있다. 낭종이란 액체를 포함하고 있는 주머니 모양의 병변을 뜻한다. 췌장에는 다양한 종류의 낭성 종양이 발생할 수 있고, 각 종류마다 암으로 진행할 수 있는 위험성이나 치료 전략이 다르기 때문에 정확한 진단과 치료가 매우 중요하다. 췌장의 양성 종양의 종류와 그 특징에 대해 간략히 설명하면 다음과 같다.

1) 장액낭성종양(Serous cystic neoplasm)

장액 낭성 종양은 여성이 남성에 비해 발생 빈도가 높고, 60대에 호발 하는 것으로 알려져 있다. 췌장의 머리, 몸통, 꼬리에 걸쳐 비슷한 빈도로 발생한다. 대부분 무증상이며 복부 초음파나 CT 등을 통해 우연히 발견되는 경우가 대부분이다. 장액낭성종양의 전형적인 모양은 스펀지같이 아주 작은 크기의 낭종이 모여 있는 형태로 관찰된다. 암으로 진행하는 경우가 가끔 보고 되기는 하지만 대부분 양성 질환으로 인식하고 있다. 따라서 증상이 없는 경우는 추적 관찰을 하는 것이 원칙이다. 그러나 크기가 4~5 cm 이상인 경우나 크기가 빨리 자라는 경우, 복통을 일으키는 경우 등은 치료를 고려해야 한다.

2) 점액낭성종양(Mucinous cystic neoplasm)

점액낭성종양은 40-50대 중년 여성에게 호발하는 것으로 알려져 있다. 주로 췌장의 몸통, 꼬리에 분포하며, 장액낭성종양과 달리 풍선에 물을 채워 넣은 모양같이 하나의 낭종으로 관찰되는 경우가 많다. 내시경 초음파로 낭종 내부의 액체를 뽑아 보면 점액질이어서 끈끈한 특징을 보인다. 점액낭성종양은 암으로 진행 할 수 있고, 그 확률은 11-38% 정도로 보고 되고 있다. 크기가 4 cm 이상이거나 낭종의 벽이 두꺼운 경우, 낭종 내부에 종괴가 동반되는 경우에는 악성의 위험도가 높은 것으로 알려져 있다. 점액 낭성 종양은 전암성 병변이므로 수술적 치료를 시행하였다. 그러나 환자의 나이나 전신 상태 등을 고려하여 수술을 신중하게 결정해야 하며 내시경초음파를 이용한 국소치료도 가능할 수 있어서 전문의의 상담이 필요하다.

3) 고형 가유두상 종양(Solid pseudopapillary neoplasm)

고형 가유두상 종양은 20-30대 젊은 여성에서 주로 발견되지만, 그 빈도는 매우 낮다. 경계가 명확한 큰 병변으로 발견되며, 췌장 머리, 몸통, 꼬리에서 고르게 발생한다. 종양의 발육 특징으로 인해 고체 부분과, 액체 부분이 혼재 되어 있는 것이 특징이다. 암으로 발전할 수 있는 위험이 있는 전암성 병변으로 알려져 있지만(최대 15%) 자라는 속도가 느리기 때문에 수술적 절제를 하면 예후가 좋고 80% 이상에서 완치가 가능하다.

4) 관내유두모양점액종양(Intraductal papillary mucinous neoplasm)

췌장에는 췌장 소화효소가 분비되는 통로인 "췌관"이라는 구조물이 있는데, 췌장 중간을 관통하는 "주췌관"이 있고, 주췌관 주위로 조그만 통로인 "분지췌관"이 있다. 조그만 하천들이 모여 큰 강을 이루는 것처럼 큰 강이 주 췌관이고, 조그만 하천이 분지췌관에 해당한다. 췌관을 이루는 세포가 유두 모양으로 자라나면서 점액을 분비하는 종양을 관내유두모양점액종양 종양이라고 한다. 점액은 점도가 높은 끈끈한 성질이 있기 때문에, 췌장 효소의 배출이 원할 하지 못하고 결국에는 췌관이 확장되게 된다. 60대 이상 남자에서 호발하고, 췌장 머리에 흔하게 발견되지만, 한 군데가 아닌 다발성으로 관찰되는 경우가 많다. 관내유두모양점액종양이 주췌관에서 발생하면 주췌관형, 분지췌관에서 발생하면 분지췌관형, 주체관과 분지췌관 모두에서 발생하면 혼합형이라고 한다. 주췌관형은 암으로 진행하는 확률이 많게는 62% 정도로 보고가 되기 때문에, 수술적 치료가 많이 시행하고 있다. 분지췌관형은 암으로 진행하는 확률이 10년에 20% 정도로 주췌관형 보다는 낮은 것으로 알려져 있다. 분지췌관형의 치료 방침은 낭종의 특성에 따라 달라진다. 낭종에 의해 췌장염 같은 증상이 있거나, 크기가 3 cm 이상으로 큰 경우, 낭종 벽에 종괴가 있는 경우, 황달이 발생하는 경우에는 수술적 치료를 고려해야 한다. 하지만 환자의 나이, 전신 상태에 따라 치료 방침은 달라질 수 있기 때문에, 역시 전문가와 세심한 상담이 필요하다.

5) 신경내분비 종양(Neuroendocrine tumor)

흔히 '스티브 잡스 병'으로 알려진 췌장 신경내분비 종양은 췌장의 다양한 신경-내분비계 세포에서 발생하는 종양으로 10만 명당 1명꼴로 발생하는 매우 드문 췌장 종양이다. 췌장 신경내분비 종양은 임상양상에 따라 기능성과 비기능성으로 나눌 수 있다. 기능성 신경내분비 종양의 하나인 '인슐린종'은, 혈당을 떨어트리는 '인슐린'을 지속적으로 분비하기 때문에 저혈당 쇼크가 반복적으로 발생하는 증상이 나타나기도 한다. 주변 조직으로 파고들거나 원격으로 전이가 되는 경우는 인슐린종은 10%, 비 기능성은 50-90% 정도로 알려져 있다. 암으로 진행되는 경우에는 대부분 간 부전으로 사망하지만 성장 속도가 늦어 일반적으로 알려진 췌장암에 비해서는 예후가 양호하다. 치료는 수술로써 종양을 최대한 제거하는 방식으로 시행하여 왔다. 그러나 원격 전이 등으로 인해 수술이 불가능한 경우에는 항암제 등 약물 요법이 필요하고, 원격 전이가 없고 크기가 작은 신경내분비종양의 경우 내시경초음파 유도하 고주파 치료나 에탄올 주입술도 가능할 수 있기 때문에 전문의와의 세심한 상담이 필요하다.

2. 양성 종양의 내시경적 치료

전통적으로 췌장 양성 종양의 치료 전략은 경과 관찰을 하거나 악성의 위험도가 있다고 판단될 때는 수술적으로 제거하는 것이었다. 수술적 절제는 악성화의 위험을 완전히 제거할 수는 있지만 췌장의 기능이 일부가 소실되거나 수술 부위 염증, 내부 장기 구조 변형으로 인한 협착 등 부작용이 발생할 수 있는 가능성이 있다. 최근 내시경 카메라 끝에 초음파를 부착하여 내시경과 초음파를 동시에 시행하는 '내시경 초음파' 기술이 발전하면서 췌장 양성 종양을 내시경을 이용하여 치료하는 방법이 개발되고 있다. 현재 많이 시행되고 있는 내시경적 치료는 '내시경 초음파 유도하 세침 주입술'과 '내시경 초음파 유도하 고주파 열치료술'이 있다. 내시경 초음파 유도하 세침 주입술은 위 혹은 십이지장에서 내시경 초음파로 췌장의 낭성 종양을 관찰한 후 낭종 내부로 바늘을 삽입하고 낭종 내부의 액체를 흡인한다. 이후 바로 99% 고농도 에탄올을 주입시켜 상피세포층을 화학적으로 절제하는 시술이다. 시술자에 따라 항암제인 paclitaxel을 추가로 주입하기도 한다. 이와 같이 치료했을 때 70% 이상의 우수한 관해율을 보였다(그림 8-1). 낭성 종양 중 이러한 내시경 초음파 유도하 세침 주입술의 적응증으로는 1) 추적관찰 기간동안 악성 변화는 없으면서 크기가 증가한 경우, 2) 단방성 혹은 소방성 낭성 종양으로 특정 조직학적 분류로 진단하기 어려운 경우, 3) 2 cm 이상의 크기로 주기적인 추적관찰이 필요한 경우 등이 있다.

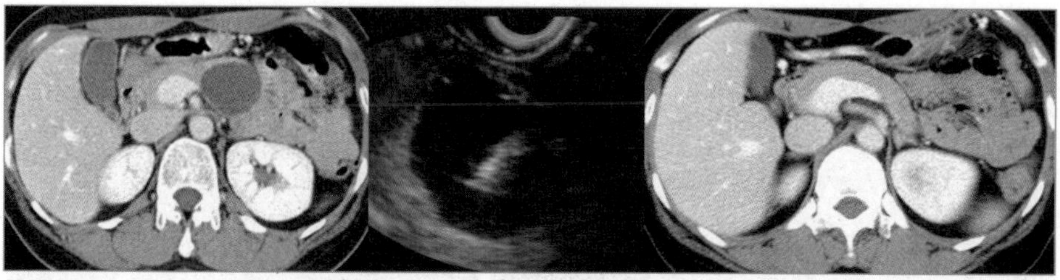

그림 8-1 왼쪽 사진은 내시경 치료 전 췌장 점액낭성종양의 CT 사진이다. 가운데 사진은 내시경 초음파를 이용하여 고농도 에탄올을 주입하는 모습을 촬영한 것이다. 오른쪽 사진은 내시경 치료 후 2년 뒤 낭성 종양이 완전히 사라진 것이 보인다.

500 kHz 내외의 고주파 교류를 조직에 가하면 세포 내 이온의 교반(agitation)이 일어나고 이에 의해 열이 발생하게 된다. 이때 발생하는 열에 의해 세포 사멸 및 조직의 응고 괴사(coagulative necrosis)가 발생하게 된다. 내시경 초음파 유도하 고주파 열치료술은 이 원리를 이용한 국소 치료법이다. 특수 제작된 주사침을 종양 내에 위치 시킨 다음 전류를 통해 열로 종양에 손상을 발생시키는 방법이다(그림 8-2). 소수의 췌장 낭성 종양 및 췌장 내분비종양 환자들에서 안전하게 시행되었다는 보고가 있고, 수술이 불가능한 진행성 췌장암에서 안전하고 효과적으로 내시경 초음파 유도하 고주파 열치료술를 시행할 수 있음을 보여준 연구가 최근 보고되었다. 이러한 내시경적 치료는 췌장의 기능을 최대한 보존하고 내부 장기의 정상적인 구조를 유지하면서 종양을 없애거나 크기를 줄일 수 있는 장점이 있다(그림 8-3). 하지만 모든 양성 종양이 내시경적 치료의 대상이 되는 것은 아니다. 크기, 위치, 혈관 같은 주변 구조물과의 관계, 악성화 정도, 증상, 환자의 나이, 컨디션에 따라 대상이 달라지며, 치료 효과와 시술 후 발생할 수 있는 부작용에 대해 전문가와의 상담이 필요하다.

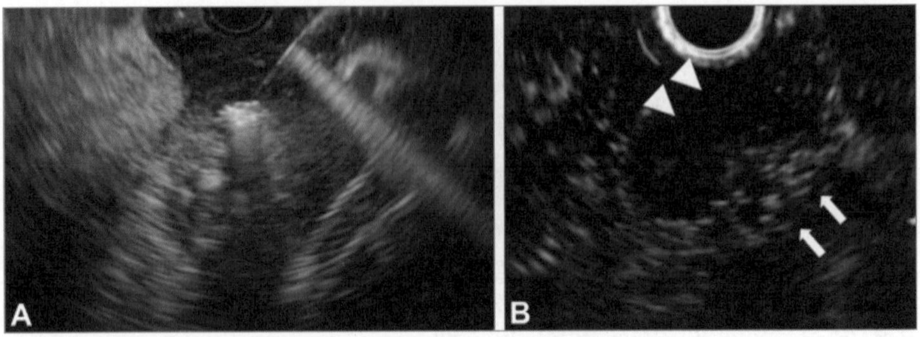

그림 8-2 왼쪽 사진은 내시경 초음파 유도하 고주파 열치료술을 촬영한 것이다. 특수 제작된 주사침을 종양 내에 위치 시킨 다음 전류를 통해 열로 종양을 치료하고 있다. 오른쪽 사진은 시술 후 사진으로 고주파 열치료술 후 시술 받은 부위가 괴사가 발생하였다.

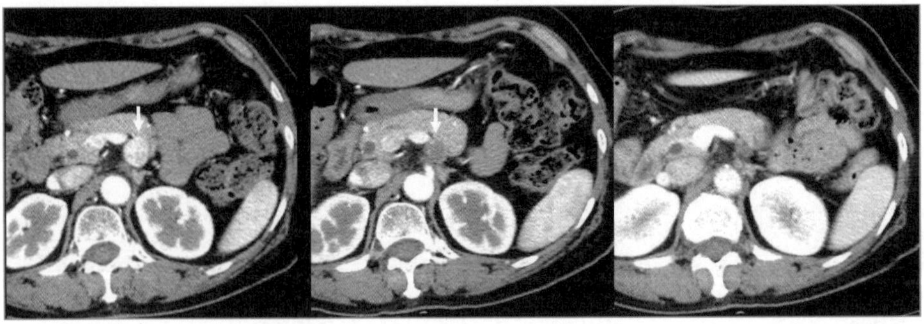

그림 8-3 왼쪽 사진은 신경내분비 종양으로 진단받은 환자의 CT 사진이다. 가운데 사진은 내시경 초음파 유도하 고주파 열치료술을 받은 후 3개월 뒤 촬영한 CT 사진으로 종양의 괴사가 발생했다. 오른쪽 사진은 시술 후 6개월 뒤 CT로 종양의 크기가 많이 감소했고 나머지 췌장에는 손상이 없이 기능이 보존되는 것을 확인할 수 있다.

9장

췌장암의 수술적인 치료

01

수술 전 준비

이재훈(서울아산병원 간담도췌외과)

1) 내과적 고려사항

수술 전에 내과적 평가의 목적은 내과적 문제의 해결 뿐만 아니라 환자의 건강상태를 최상으로 유지함으로써 수술 관련 위험발생을 최소화하기 위함이다. 수술 후 합병증 및 사망률에 비수술적 요소로서 가장 우선시 되는 것이 심혈관계 질환이다. 고령의 환자가 늘어나면서 심혈관 이상 소견이 있는 환자 역시 증가하고 있으므로 수술 전 부정맥을 포함한 심혈관계 질환 여부에 대한 평가는 매우 중요하다. 최근의 심근경색, 불안정 협심증, 증상있는 부정맥, 심부전증, 그리고 중등도의 판막 협착증 등이 있는 경우 수술 전 정확한 평가와 필요시 해당 질환의 치료가 수술 전에 선행되어야 한다.

그리고 폐기능 상태에 대한 평가 역시 중요하다. 수술 전후의 합병증 중에 폐렴은 비교적 흔하며, 폐기능부전이 발생할 경우 중환자실의 치료가 필요하며 또한 재원기간 역시 길게 요구된다. 만성폐쇄성폐질환(COPD), 천식, 그리고 장기간 흡연력이 있을 경우 폐합병증 위험도가 높으며 고령과 비만이 동반될 경우 그 위험은 더욱 증가한다. 상기 질환이 있을경우 수술 전 폐기능 평가와 함께 호흡기전문의와 상담이 필요하다. 또한 흡연자의 경우 수술 전 최소 4주 이상의 금연이 요구된다.

2) 수술 전 영양상태

영양의 균형여부는 수술 후 경과에 있어 중요한 요소로 여겨진다. 암환자의 경우 체중감소가 동반되는 경우가 비교적 흔하며, 이는 췌장염과 담도염같은 염증과 종양으로 인한 통증 그 외 식욕부진 등으로 인해 정상적인 식이가 불가능하기 때문이다. 이것이 지속될 경우 수술합병증 발생을 증가시키며 수술 후 예후에도 악영향을 초래할 수 있다. 그러므로 수술 전 영양상태를 나쁘게하는 염증 및 통증을 조절해야 하며, 동시에 정확한 영양상태 평가를 통해 필요한 환자에게 충분한 영양공급이 수술 전 선행되어야 한다.

3) 수술 전 담도배액 시술

췌장암 중에서 병변이 췌장 두부에 위치할 경우 종양의 크기 및 위치에 따라 담도폐쇄를 일으켜 황달이 비교적 흔하게 나타난다. 간 절제술과 달리 췌장암 수술에서 황달은 금기사항에 해당하진 않는다. 그러나 황달이 지속될 경우 수술 시 지혈장애, 면역력 감소, 신기능 저하 등의 수술 후 합병증에 영향을 줄 수 있다. 또한 황달이 있을 경우 담도폐쇄로 인한 담도염이 발생하여 고열 및 오한 등의 증상이 나타날 수 있다.

내시경 시술의 발달에 따라 최근 췌담도암 진단 시 황달 및 담도염 치료와 예방 목적으로 담도배액관을 삽입하는 경우가 많다. 감황, 환자의 증상 완화 및 수술 전 염증 호전 등에 도움되는 경우가 많으나 일부의 경우 담도내시경 시술 자체로 인한 합병증이 발생하기도 한다. 수술 전 담도배액관 삽입의 적정성에 대한 일부 이견이 있으나 대체로 담도폐쇄의 증상이 심할 경우 필요하다는 데 이견은 없다. 또한 수술 전 대기시간 등도 영향을 주게 된다. 담도 배액 시술 역시 접근 경로와 배액관 형태에 따라 다양한 종류가 있다. 결론적으로 수술 전 환자의 정확한 증상과 병변에 대한 평가에 따라 내과-외과 의사의 적절한 협진을 통해 결정하는 것이 중요하다.

02

췌장암 수술의 의미

김송철(서울아산병원 간담도췌외과)

1) 췌장암 수술의 의미

췌장암의 치료 방법은 수술적 절제, 항암 또는 항암 면역 요법, 방사선 요법으로 크게 3가지로 나눌 수 있다. 이 중 항암 요법은 절제 후 재발 방지와 수술이 불가능한 경우에 사용하며 방사선 요법은 주로 수술 후 잔존암이 국소적으로 존재하는 경우나 전이는 없으나 수술 불가능한 경우 사용하며 수술적 요법은 절제 가능한 췌장암 병변에 대해 근치적 치료를 위해 주로 이루어진다.

췌장암으로 진단될 때 40-50%는 이미 간, 복막 등 다른 장기에 전이가 있으며 30-40%의 환자에서는 췌장 근처 주요 혈관이나 장기에 침윤이 있어 수술이 불가능하거나 매우 어려운 상태이다. 20-30% 정도의 환자에서만이 수술로 근치적 절제가 가능한 상태로 발견되어 수술적 치료가 가능한 환자가 적은 이유이다.[1] 수술 가능한 췌장암 환자가 적은 사실은 향후 췌장암의 극복에 췌장암의 조기진단이 얼마나 중요한 것임을 시사한다.

췌장암을 수술로 치료하는 가장 큰 목적은 조기에 발견된 췌장암을 근치

1 Sonja Guillen, Tibor Schuster, Christian Meyer zum Buschenfelder, Helmut Friess, Jorg Kleeff. Plos Med 2019;20;7(4); e1000276

시키는 것이다. 이를 위하여는 수술 시 크게 고려해야 할 사항이 있다. 첫째는 절제 후 몸 안에 가능한 암세포가 남지 않게 하는 것이다. 따라서 근치적 절제를 위해 암과의 절제 거리를 확보하는 일이 매우 중요하다. 이를 위해 많은 수술적 노력이 이루어져 왔다. 따라서 수술로 적출된 조직의 각 절제면에서 육안적으로나 현미경학적으로 암세포가 발견되지 않아야 한다. 물론 아무리 세심하게 절제를 하더라도 눈에 보이지 않는 미세암이 주요 암 범위에서 떨어진 곳에 남아 있는 경우도 적지 않다. 이의 치료를 위해 항암요법이나 방사선 요법을 수술 후 추가로 한다. 절단면에 현미경학적 암세포가 존재하면 추가적인 방사선치료가 필요할 수 있다. 가능한 암세포를 남기지 않게 하기 위해 확대 림프절 절제술 등을 실시하기도 하나 아직 그 효과에 대한 증명이 되지 않은 상태이다. 둘째는 췌장의 주변에는 몸의 장의 기능, 식욕 등에 관여하는 중요 신경 등이 많이 분포한다. 암을 남기지 않기 위해 암근처의 주변 조직, 신경, 림프절 등을 과도하게 제거하게 되면 수술 후 환자는 심한 식욕 부진 및 설사, 영양 실조에 시달리고 필요한 때에 항암 치료 등을 받지 못하게 된다. 따라서 이 두 가지 수술적 원칙에 대한 적절한 수술 방법의 조절이 필요하다.

수술 목적에 따라 췌장암의 수술적 치료는 크게 두 가지로 나뉘는데 첫째는 췌장암이 전이 없이 국소적으로 발견되었을 때 근치적 목적으로 시행하는 것이 가장 중요한 목적이며 둘째는 췌장암으로 인해 담도가 막혀 황달이 있거나 음식물의 통로인 위나 십이지장 또는 소장이 막힌 경우 이를 해결하기 위해 우회술을 위해 사용한다. 최근에는 담도 스텐트나 장 스텐트를 내시경을 이용하여 삽입하는 기술이 발달하여 황달이나 음식물의 섭취를 위하여 시행하는 수술 예는 점차 줄어들고 있다.

근치적 수술의 치료의 대상이 되는 기준은 절제를 통해 근치가 가능하여 생존 기간을 연장할 수 있는 환자들을 대상으로 한다. 현재 해부학적으로 수술이 가능하다고 보는 기준은 미국 국립통합 암 네트워크(National comprehensive cancer Center Network) 기준을 일반적으로 사용하는데[2] 병변의 위치에 따라 다르나 대개 간이나 폐 등에 원격전이가 없고 복막 전이가 없으며 위에서 언급한 주위 큰 혈관에 침범하지 않아 수술적으로 완전히 절제가 가능한 병변으로 간주한다. 최근 원격전이가 없는 국소진행형 췌장암을 경계성 절제 가능암(borderline resectable)과 국소 진행형(locally advanced, unresectable)으로 나누어 분류한다. 이러한 진행형 췌장암에 대하여는 최근 선행 항암 요법(Neoadjuvant chemotherapy) 또는 선행 항암 방사선 요법 후에 수술적 절제를 시행하여 좋은 성적을 보고하고 있다. 따라서 발견 당시 국소적으로 진행이 되어있더라도 적극적으로 항암요법을 시행하여 볼 필요가 있다.

췌장암 수술은 다른 장기의 암에 비해 매우 어려운 것으로 알려져 있다. 그 몇가지 이유는 췌장은 우리 몸에서 몸통의 맨 뒤쪽인 후복막에 위치해 있어 다른 장기에 비해 수술적 접근이 용이하지 않기 때문이다. 또한 췌장 주위에 간 동맥, 상장간막 동맥, 간문맥, 상장간막 정맥, 복강동맥(Celiac trunk) 등 우리 몸에 필수적인 혈관이 췌장을 감싸고 있어 수술 시 이 혈관 등에 손상을 받지 않게 수술을 진행하여야 한다(그림 9-2-1). 또한 췌장은 매우 약한 조직으로 구성되어 있고 내부에는 소화액을 운반하는 췌관과 담즙을 운반하는 담관이 췌장내부에 있어 췌장암을 절제 후 췌장의 기능을 보존하기 위해 이들 관을

2 National Comprehensive Cancer Network (NCCN). NCCN updates pancreatic adenocarcinoma guidelines. Available at: HYPERLINK "http//www.nccn.org"http://www.nccn.org

소장과 연결해야 하는데 이는 기술적으로 매우 어려운 술식에 속한다. 또한 췌장 두부암의 경우 가까운 주위에 우리 몸의 장운동을 지배하는 신경 및 림프관 등이 다수 있어 이에 관여하는 자율 신경 및 림프관 손상도 발생하여 심한 설사 등 소화기계 장애가 발생하기도 한다.

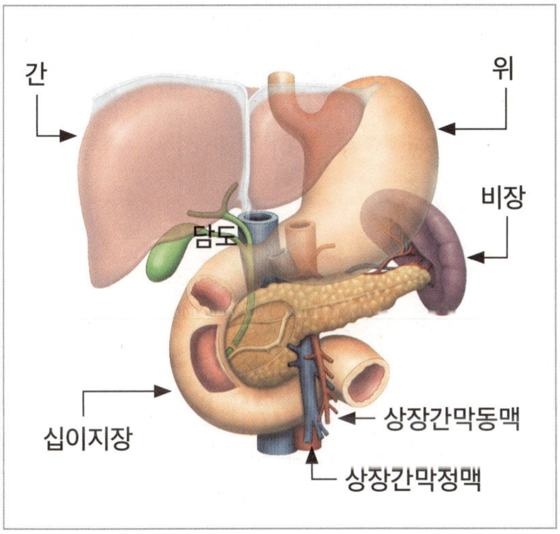

그림 9-2-1 췌장 주변 장기와 주요 혈관

췌장암은 적극적인 근치적 절제술 후 재발률이 다른 장기의 고형암에 비해 높은 데 이에 대한 몇 가지 이유가 있다. 그 중 가장 중요한 요인은 췌장암이 본질적으로 조기 발견이 적고 암의 성격이 매우 공격적인 생물학적 특성을 지니고 있는 것이다. 췌장암은 전술한 바와 같이 절제 가능한 상태로 발견되는 환자가 20-30% 정도 밖에 되지 않고 비교적 크기가 작을 때에도 주위 림프절이나 혈관 침범이 매우 많으며 신경 침범도 매우 빈번하게 나타난다. 따라서 절제 가능한 작은 췌장암의 경우에도 이미 절반 이상에서 신경 및 림프관 침범이 있는 경우로 나타난다. 또 다른 이유로 수술 후 항암요법을 사용하게 되는데 췌장암은 암의 내부에 암을 보호하는 세포외 기질이 다량 존재해 암 세포를 항암제로부터 보호하는 특성을 지니고 있다. 따라서 수술 후 항암치료의 효과가 잘 전달되지 못하며 항암제에 잘 듣지 않는 저항성이 나타나기도 한다. 또한 췌장은 근처에 인체에 매우 중요한 혈관 구조물과 장운동 등을 조절하는 신경 등과 매우 가까이 위치하고 있어 이런 구조물들을 수술로 제거하기가 어렵거나 과도한 절제 시 심한 설사나 식욕 상실 등으로 심한 영양실조 등이 나타나 면역력 저하나 체력의 저하로 충분한 항암치료를 받지 못하는 경우가 많다. 따라서 수술 시 광범위하게 적절한 절제를 하기 어려워 수술 후 높은 재발의 한 원인이 되기도 한다.

2) 췌장암 수술의 종류

전술한 바와 같이 수술 목적에 따라 췌장암의 수술적 치료는 크게 두 가지로 나뉘는데 첫째는 췌장암이 전이 없이 국소적으로 발견되었을 때 근치적 목적으로 시행하는 것이며 둘째는 췌장암으로 인해 담도나 음식물의 통로인 위나 십이지장 또는 소장이 막힌 경우 이를 해결하기 위해 우회술을 하는 경우이다.

췌장암 수술의 종류와 방법은 암의 위치와 침윤 정도 등에 따라 크게 다르다. 자세한 수술적 방법은 다시 기술되겠으나 일반적으로 췌장 두부와 췌장 체부 및 미부에 따라 다르고 다발성인 경우나 암이 췌장을 따라 광범위하게 퍼져있는 경우는 췌장 전체를 절제해야 하는 경우도 있다. 또한 주요 혈관이나 주변 장기의 침범 여부에 따라 혈관이나 장기를 합병 절제하는 경우도 있다.

수술 방법은 환자에게 주는 손상 정도에 따라 복강경이나 로봇을 이용하여 환자에게 최소한의 상처와 손상을 목적으로 하는 최소 침습수술 또는 복강경 수술(Minimal invasive surgery, laparoscopic surgery)과 전통적인 복부 절개를 이용한 개복 수술(Open surgery)로 구분할 수 있다. 일반적으로 복강경 수술은 개복수술에 비해 상처의 크기가 작고(그림 9-2-2) 수술 후 환자의 빠른 회복으로 인한 일상생활로의 빠른 복귀 및 향상된 항암치료에 대한 순응 등을 꼽을 수 있다. 췌장은 복잡한 해부학적 구조와 수술의 중한 합병증의 위험으로 인해 최소 침습수술이 대장이나 위 등 다른 장기에 비해 늦게 임상에 적용되기 시작하였다.[3, 4] 최근 많은 임상 경험과 과학적 연구가 축적되면서 췌장의 미부나 췌부에 위치한 종양에 대하여는 표준적 치료로 자리잡아가고 있다. 췌장 두부에 자리한 종양에 대하여는 아직 일반적인 적용은 어려우나 경험이 축적된 외과의사에 한해 전문적으로 실시되고 있으며 기술의 향상에 따라 점차 범위를 넓혀가고 있는 상태이다. 어느 수술적 방법을 택하는가는 병변의 정도와 환자의 상태 및 외과의사의 경험에 따라 달라질 수 있다. 일반적으로 췌장에 국한된 췌미부 암의 경우 대부분 최소 침습수술의 대상이 되며 췌두부 암의 경우 역시 췌장에 국한된 비교적 크기가 작은 암에 대해 선택적으로 적응 대상이 되고 있다.

---

3 Song KB, KimSC,HwangDW,LeeJH,LeeDJ,LeeJW,ParkK,LeeY. Matched Case-Control Analysis Comparing Laparoscopic and Open Pylorus-Preserving Pancreaticoduodenectomy in Patients With Periampullary Tumors. Ann Surg. Volume 262(1), July 2015, p.146-155

4 Shin sang Hyun, Kim SC, Song KB, Hwang DW, Lee JH, Lee D, Lee JW, Jun E, Park K-M, Lee Y-J, A comparative study of laparoscopic versus open distal pancreatectomy for leftsided ductal adenocarcinoma: A propensity score-matched analysis. J Am Coll Surg. 2015; 220:1775.

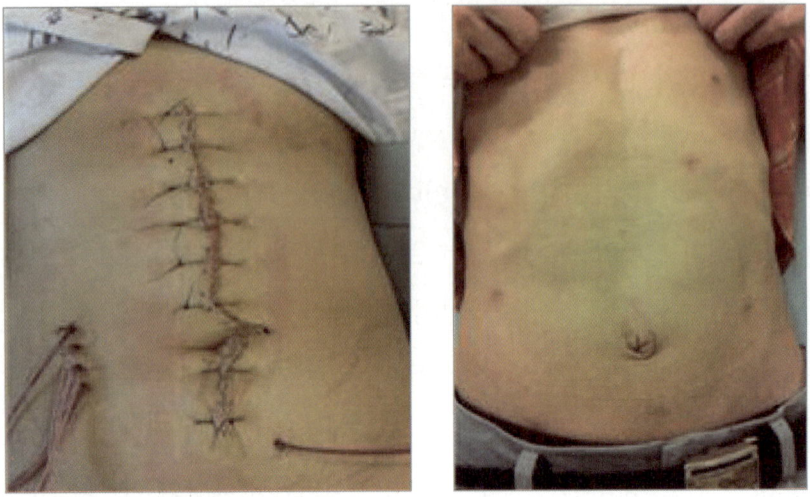

개복 수술　　　　　　　　　　　　복강경 수술

그림 9-2-2 개복 수술과 복강경 수술의 절개창

췌장암의 위치에 따른 수술 방법은 크게 두가지로 나뉜다. 췌장 병변이 췌체부나 미부에 위치한 경우 양성 췌장 종양의 수술과 달리 췌장암의 경우 일반적으로 암조직으로부터 안전한 거리를 확보하기 위해 췌장의 간문맥 좌측 부위의 췌체부와 미부를 같이 제거하는 수술을 하는 경우가 대부분이다(그림 9-2-3). 또한 암의 확대 경로가 되는 주위 연부 조직의 일부와 림프절을 동반 절제한다. 이 경우 췌장의 끝에 위치한 비장도 효과적인 림프절 절제를 위해 같이 절제하는 것이 일반적이다. 최근 양성 질환과 달리 췌관 선암은 암의 침투 범위가 넓을 수 있어 보다 광범위로 췌장 주변 조직을 절제하는 근치적 선행 모듈식 췌비장 절제술(radical antegrade modular pancreaticosplenectomy, RAMPS) 수술을 하는 경우가 많으며 암의 침범 정도에 따라 좌측 부신을 남기거나(전방 RAMPS)

또는 좌측 부신을 제거하는(후방 RAMPS) 수술을 하기도 한다.[5] 췌미부 및 비장 절제술은 췌장 절제 후 소장이나 췌장 등의 연결 과정이 없어 췌두부 절제술보다 심각한 합병증은 적으나 췌장을 절단한 단면에서 췌장액의 누출이 발생할 수 있다.

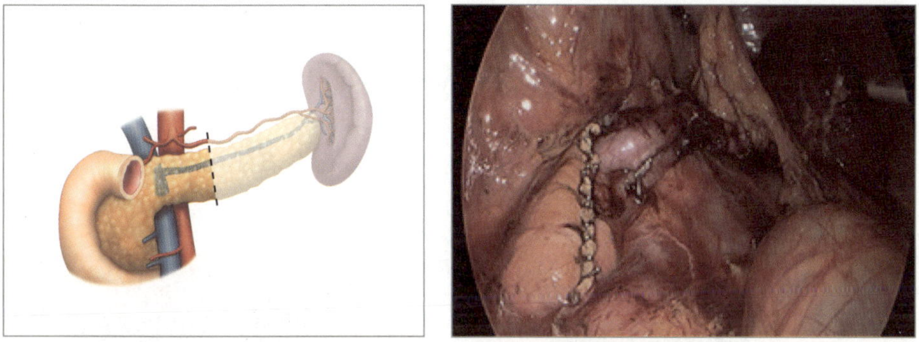

그림 9-2-3 췌원위부, 비장절제술 및 절제 후 사진

췌장 두부암에 대한 수술을 이해하기 위해서는 췌두부의 장기와 혈관에 대한 해부학적 구조 및 생리학적 기능을 이해하는 일이 필요하다. 췌장 주변에는 위쪽으로는 위와 십이지장 시작부가 위치하고 십이지장은 매우 작은 혈관들로 췌장 두부와 매우 밀접하게 붙어있어 쉽게 분리가 어렵다(그림 9-2-1). 또한 췌장 두부에서 담즙을 운반하는 담도와 췌액을 분비하는 췌관이 합류하여 십이지장의 팽대부(Ampulla of Vater)로 개구하게 된다. 따라서 췌두부에 위치한 췌장암이나 기타 원위부 담도암이나 십이지장암, 팽대부 암의 경우 위의 끝부

5 Strasberg SM, Drebin JA, Linehan D. Radical antegrade modular pancreatosplenectomy. Surgery 2003; 133: 521-7

분 또는 십이지장 부위, 원위부 담도, 췌두부의 절제가 필요하며 대부분의 경우 담낭을 같이 제거한다. 췌두부 주위에는 간 문맥이나 상장간막 정맥 및 동맥, 간동맥 등의 비교적 큰 혈관이 존재하는데 병변이 이러한 혈관을 침범한 경우 이러한 혈관을 같이 절제하고 다시 재건하기도 한다. 혈관의 재건에는 길이가 충분한 경우 겸상(wedge)으로 절제하거나 일정길이를 절제 후 바로 연결이 가능한 경우가 많으나(그림 9-2-4) 절제 길이가 긴 경우 인공 혈관 또는 뇌사자 공여자 혈관이나 다른 부위의 자가 혈관을 이용하기도 한다. 주로 신장 정맥, 장골 정맥, 경정맥 등을 이용한다.

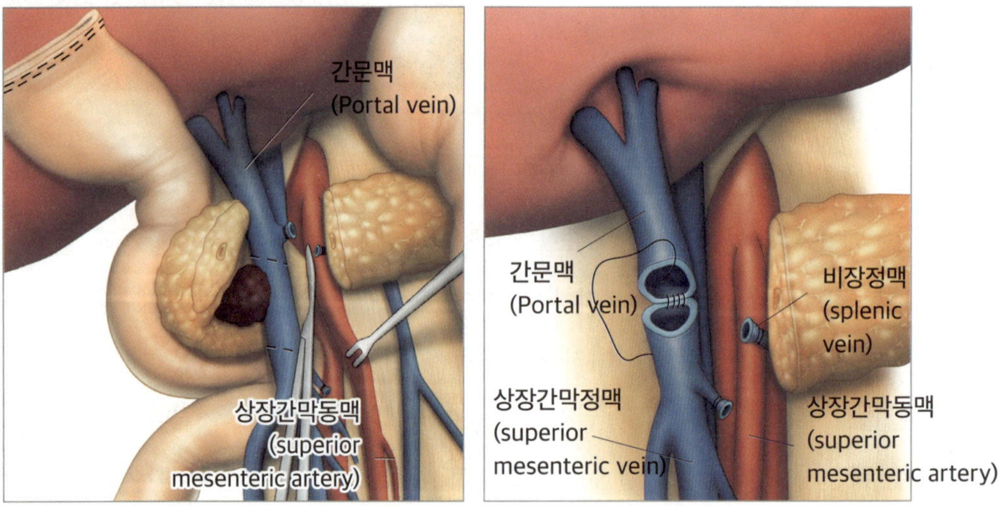

그림 9-2-4 간 문맥 침범 췌장암의 절제 및 직접 문합

췌두부암은 수술로 절제되는 범위에 따라 통상 수술을 처음 고안한 Whipple 교수의 이름을 붙여 쓰는 휘플씨 수술로 불리는 표준적인 췌두부

십이지장 절제술(pancreaticoduodenectomy, PD)[6]과(그림 9-2-5) 위의 유문(pylorus)과 십이지장의 1-2 cm 정도를 남기는 유문 보존 절제 췌두부 십이지장 절제술(pylorus preserving pancreaticoduodenectomy, PPPD)이 있다(그림 9-2-5). 최근에는 유문부를 절제하되 위의 대부분을 보존하는 유문절제 췌두부 십이지장 절제술(pylorus resecting pancreaticoduodenectomy, PRPD)을 시행하는 경우도 있다. 일반적으로 유문을 보존할 경우 장기적으로 영양상태가 양호하여 보존하는 경우가 많으나 병변이 유문 가까이 있는 경우 림프선의 충분한 절제를 위해 유문을 절제하는 경우가 있고 유문 근처의 혈액 순환이 좋지 않은 경우에도 유문을 절제하는 경우가 있어 수술 중 소견에 따라 수술의 종류가 결정된다. 절제 후 기능의 복원을 위해서는 췌장 절단면과 담도의 절단면, 십이지장 또는 위의 절단면과 소장을 연결해 기능을 복원시켜 주어야 한다. 수술 방법에 따라 약간의 차이는 있으나 대개 췌장-소장 문합, 담도-소장 문합, 십이지장 또는 위-소장 문합의 순으로 진행한다(그림 9-2-6). 경우에 따라 소장-소장 문합술(Braun anstomosis)을 추가로 하기도 한다. 이 술식은 위 지연 배출을 줄이는 효과가 있다고 알려져 있다. 췌장암은 다발성으로 발생하기도 하고 때론 한 가지 췌장암이라 할지라도 범위가 커 췌장을 광범위하게 침범하기도 한다. 이러한 경우 췌장 전체를 절제해야 하는 경우도 있다. 때론 췌두부나 췌장 췌부에 발생한 것처럼 보였으나 췌장암세포가 췌장관을 따라 전이가 되는 경우가 있는데 이를 확인하기 위해 수술 중 췌장 절제면에서 동결 절편 조직검사(frozen biosy)를 시행하게 된다. 췌장 절단면에서 암세포의 존재가 발견되면 추가 췌장 절제를 하게 되는데 계속 절제면에서 암세포가 발견되면 결국 췌장 전젤제를 시행해야 하는 경우가 있

6 Whipple AO, Pasons WB, Mullins CR. Treatment of cancer of the ampulla of Vater. Am Surg 1935; 102: 763-79.

다. 췌장 전 절제는 앞서 기술한 췌두부 십이지장 절제술과 췌미부 절제술을 합한 수술로 생각하면 된다. 췌장 전 절제술을 하면 췌장과 소장의 문합이 필요없게 되어(그림 9-2-7) 췌장액의 누출로 인한 합병증의 위험은 없게 되나 췌장의 기능이 전체 소실되기 때문에 수술 후 소화기능의 장애와 인슐린 주사를 필요로 하는 당뇨가 필연적으로 동반된다.

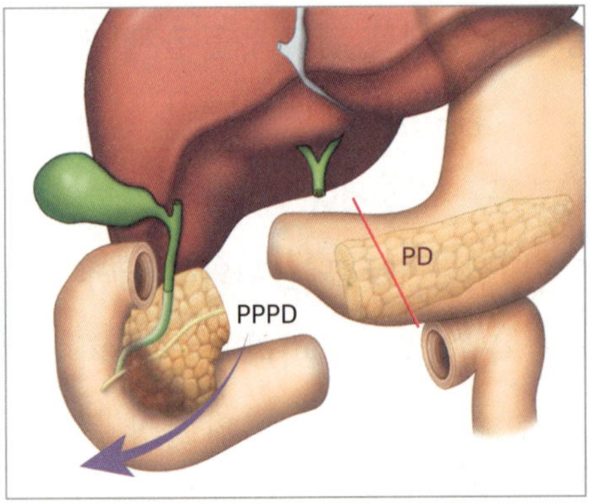

그림 9-2-5 췌두부암의 절제 범위
PPPD: 유문부 보존 췌두부 십이지장 절제술
PD: 전통적 췌두부 십이지장 절제술
(휘플씨 수술)

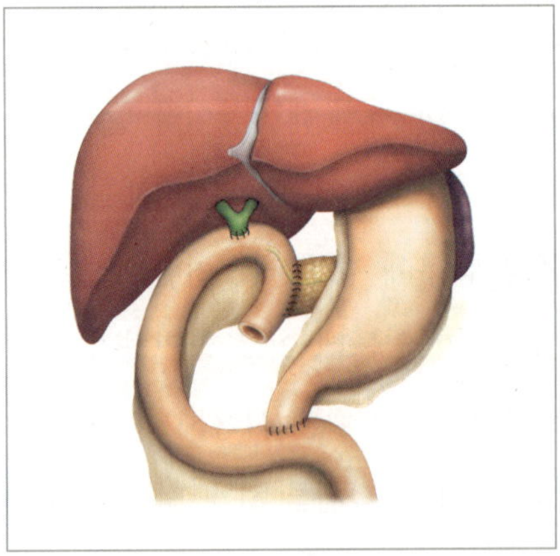

1A 유문보존 췌십이지장절제술 후의 재건모습

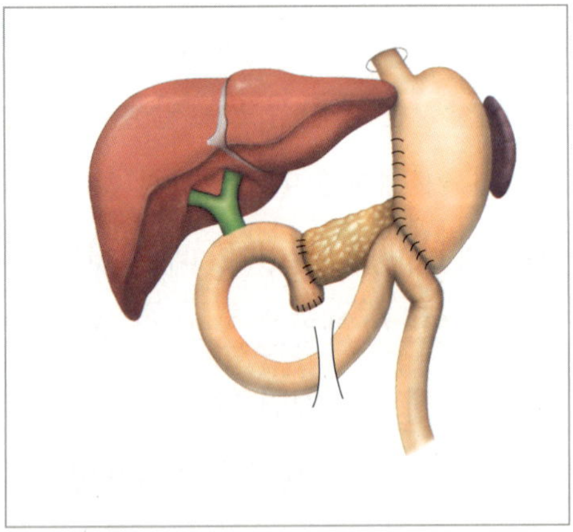

1B 전통적인 췌십이지장 절제술(휘플씨 수술) 후의 재건모습

그림 9-2-6 췌두부암에서 절제술 후의 재건 모습

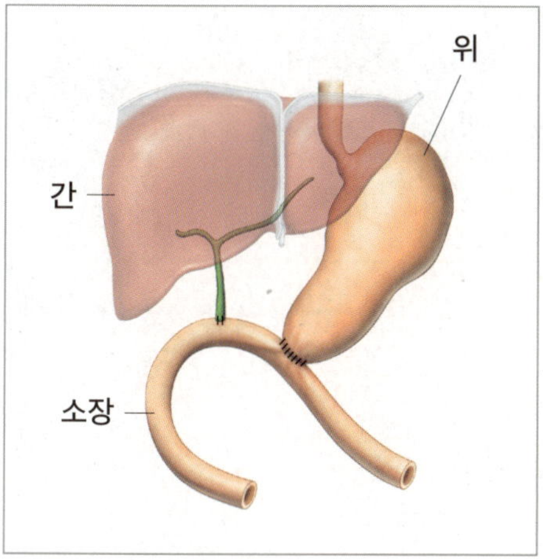

그림 9-2-7 췌 전절제술후의 재건 모습

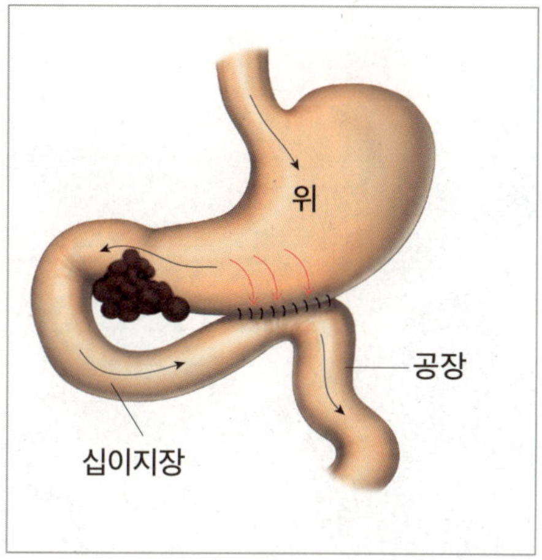

그림 9-2-8 보조적 우회술 : 위 공장 문합술

췌장 두부암의 경우 해부학적 구조상 병변이 자라남에 따라 주위 장기나 담도 또는 췌관 등 배액관을 압박하여 막히는 경우가 있다. 이 경우 이를 완화하지 않으면 생명을 유지할 수가 없는 상황에 처하게 된다. 경우에 따라 이러한 증상이 있는 많은 환자에서 병변을 근치적으로 제거할 수 없는 환자가 다수 포함되어 있다. 이들 환자는 최근 여러 방법이 개발되기 전까지는 수술적 방법을 통해 이러한 폐색 부분을 우회하여 음식이나 담즙이 지나가게 하는 우회술이 시행 되었다. 막힌 위치에 따라 위-공장 문합술(그림 9-2-8), 담도-공장 문합술 또는 이 두가지 술식을 동시에 실시하는 경우가 있었다. 최근에는 여러 내시경적 또는 영상의학적 방법과 스텐트 기술의 발달로 이러한 수술은 거의 줄었으며 간혹 근치적 절제술을 목적으로 개복한 후 전이 등이 발견되어 절제술을 할 수 없는 경우 폐색 부위에 따라 선택적으로 시행하고 있다. 이 경우도 요즈음은 내시경적이나 경피적 담도 스텐트 수술이 매우 발달하여 위-공장 우회술만 시행하는 경우가 대부분이다.

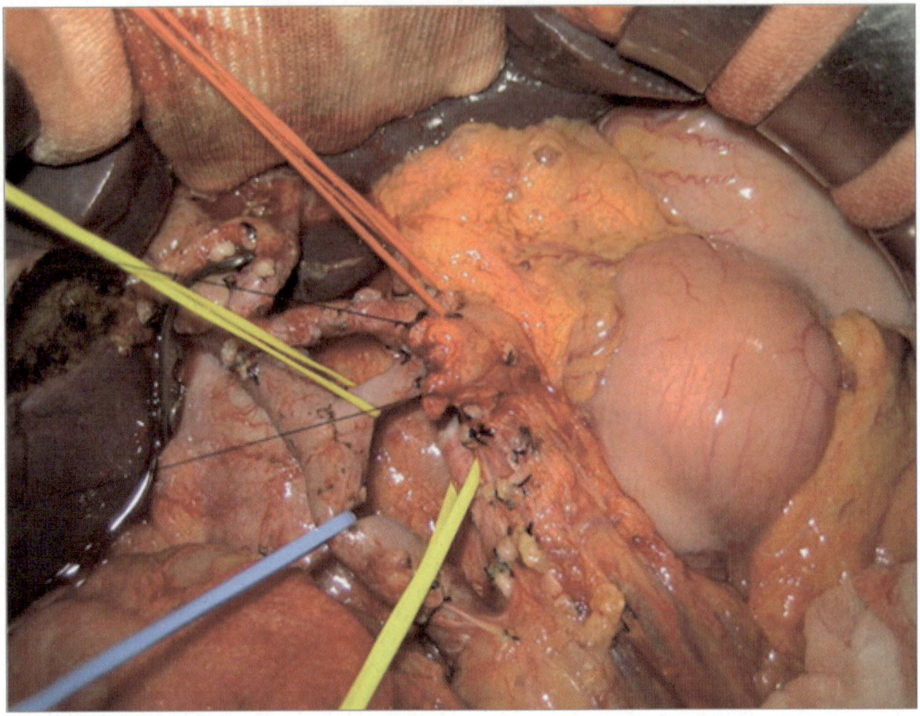

그림 9-2-9 췌십이지장 절제술 후의 모습

03

수술 후의 합병증

황대욱(서울아산병원 간담도췌외과)

작지 않은, 그리고 짧지 않은 수술이 끝나면 의료진은 환자의 경과를 주의 깊게 관찰하면서 예상되는 합병증을 최소화하고, 발생한 합병증을 조기에 치료하려고 노력한다. 이러한 합병증은 수술 전부터 수술자체의 결정을 주저하게 할 만큼 크게 생각되기도 한다. 하지만, 췌장암의 경우 수술을 제외하고는 완치를 기대할 수 있는 치료법이 없는 현실을 고려할 때 합병증에 대한 과도한 걱정은 오히려 합리적인 의사결정에 장애가 될 수 기억해야 하겠다. 일반적으로 전신마취하 개복수술에 발생하는 합병증과 췌장절제술에 한하여 발생하는 합병증으로 나누어 볼 수 있고, 아래에서는 각각을 기술하고자 한다.

1) 전신마취하 개복수술후 발생할 수 있는 합병증

(1) 출혈

수술은 말 그대로 인체의 조직, 장기를 잘라내거나(절제) 조작하여 병을 고치는 일을 말한다. 따라서 모든 수술은 출혈의 위험을 하게 되지만, 이를 미연에 방지하기위해 수술 과정에서 항상 철저히 지혈을 시행하며, 수술의 마지막 단계에서 다시 한번 더 확인하는 과정을 거친다. 수술 후 발생하는 출혈은 그 정도에 따라 처치가 달라질 수 있다.

작은 양의 출혈인 경우는 수혈 및 지혈제의 사용등의 보존적 치료로 호전되지만, 출혈량이 많은 경우에는 중재적 방사선 시술을 통해 출혈이 발생한 혈관을 막거나 수술을 통해 지혈하게 되는 경우도 있다.

(2) 감염

가장 단순한 형태로 창상, 즉 수술부위의 감염에서 복강내 농양(고름집), 가장 심한 형태인 패혈증까지 매우 다양하게 나타난다. 항생제의 발달, 내시경 및 중재적 방사선 시술의 발전 등을 통해 과거에 비해 발생빈도 및 심각성이 감소하는 양상으로 보이지만, 반면에 흔히 슈퍼박테리아로 불리는 다재내성균의 등장 등으로 인해 여전히 수술 후 회복과정에서 항상 주의해야하는 문제이다.

(3) 심부정맥혈전증

혈전증이란 혈관내에서 액체상태로 흘러야될 혈액이 혈전(피떡)으로 굳어지며 혈관을 막는 질환을 이야기한다. 혈전증은 특히 움직이지 못하고 누워있는 경우(외상, 수술 등), 암, 임신 등등에서 빈번히 발생하는 것으로 알려져 있는데, 췌장암 수술을 포함한 소화기계 암수술의 경우 특히 발생위험이 높다. 이를 예방하기 위해 국제 진료지침에 따라 수술 전후 항혈전제의 투약, 수술 직후부터 조기에 운동을 시작하고 있다.

(4) 호흡기계 합병증

수술 직후 가장 빈번히 발생하는 합병증인 무기폐를 포함하여, 폐렴, 폐색전증 등이 발생할 수 있다. 무기폐는 수술 후 심호흡 및 기침을 통한 객담(가래) 배출을 통해 대부분 호전되지만, 경우에 따라서는 폐렴으로 진행하기도 한다. 특히 흡연을 하는 경우 이러한 호흡기계 합병증의 발생률이 높아지고, 경과가 좋지 않은 만큼, 수술 전 금연은 필수이다.

(5) 심혈관계 합병증

췌장암으로 수술적 절제를 받는 대부분의 환자가 고령으로, 고혈압, 부정맥 등의 기저질환을 가지고 있는 경우가 많다. 또한 이전에 미처 알지 못하였으나, 수술 준비과정에서 진단되는 경우도 흔하다. 이에 더불어, 수술 후 부정맥, 허혈성 심장질환 등이 새로이 발생하는 경우가 있고, 이 경우 이에 대한 별도의 투약, 처치가 필요하다.

(6) 요로계 합병증

고령환자에서 빈번히 발생하는 또 다른 합병증으로 요로계 합병증이 있다. 단순한 배뇨장애부터 요로계 감염, 신경성 방광, 방광무력증 등 다양한 형태로 나타날 수 있으며, 특히 수술 시 거치하는 도뇨관을 유지하는 기간이 요로계 합병증의 발생에 영향을 준다고 알려져 최근에는 수술 후 2일경에 도뇨관을 제거하고 있다.

(7) 장유착 및 장폐색

장과 장, 장과 복막 또는 장간막이 서로 분리되어 있지 못하고, 들러붙어버리게 되는 현상을 장유착이라고 부른다. 쉽게 설명하자면 복강

내의 수술한 자리 주변으로 흉터가 생기는 것으로 이해할 수 있겠고, 복부수술을 하는 경우 대부분의 환자에서 장유착이 발생하지만 그 증상정도는 매우 다양하다. 특별히 증상, 징후없이 음식의 섭취, 소화, 배설에 아무런 문제가 없는 경우부터, 들러붙은 부분으로 장이 한바퀴 이상 회전하여 꼬이거나(염전), 흉터가 장을 둘러싸며 목을 조르는 것과 같은 형상으로 나타나기도 한다. 증상이 심하지 않은 경우 금식 및 보존적 치료로 대부분 호전되지만, 꼬이거나 목졸려 장의 괴사가 진행되거나 진행될 것이 예상되는 경우에는 응급수술이 필요할 수 있다.

2) 췌장절제술 후 합병증

(1) 췌액누출(췌장루)

췌장이 만들어내는 소화효소는 매우 다양하며, 가장 중요한 세가지 영양소인 지방, 단백질, 탄수화물을 소화시키는 효소를 모두 분비한다. 이러한 췌장효소를 함유한 췌액(췌장액)이 정상 상태에서는 장내의 음식물을 소화시키는데 사용이 되지만, 췌장절제술을 시행한 후에는 복강내로 일부가 스며나오게 된다. 사람의 신체를 구성하는 성분도 지방/단백질/탄수화물 이므로, 췌액의 누출로 인해 주변 장기, 조직이 손상되고 뒤이어 감염, 출혈 등이 발생하게 된다. 따라서 췌액누출은 췌장절제술 후 발생하는 합병증 중 가장 중요한 합병증으로, 이의 예방을 위해 다양한 시도가 이루어지고 있으며, 발생한 췌액누출에 대해서는 항생제 사용을 포함한 보존적 치료, 내시경적 배액, 중재적 방사선 시술을 통한 배액, 수술적 배액 등 경우에 맞추어 가장 적절한 방법으로 치료한다.

(2) 위배출지연

췌두부에 발생한 췌장암의 수술적 치료법 중 하나인 유문보존 췌십이지장절제술 후 일시적으로 나타나는 음식물의 위배출의 지연상태를 말하며, 유문이 보존됨으로 인해 발생하는 것으로 이해하였으나, 전통적인 췌십이지장절제술인 휘플씨수술 및 최근 시도되고 있는 유문절제 췌십이지장절제술 등에서도 나타난다. 일시적으로 금식 및 정맥을 통한 영양공급을 하기도 하며 대부분은 적응기간을 거치면서 특별한 치료없이 회복된다. 하지만, 장유착 등이 함께 있는 경우 수술적 치료가 필요한 경우도 있다.

(3) 췌장전제술 후 출혈

일반적으로 통용되는 복부수술 후 출혈과 비교할 때, 췌장절제술 후 출혈은 췌액누출 등으로 인해 다른 양상을 보이는 경우가 많다. 이에 췌장절제술 후 발생하는 출혈을 따로 췌장절제술 후 출혈(postpancreatectomy hemorrhage, PPH)로 정의하며, 수술 후 출혈발생시기, 위치와 원인, 심한 정도에 따라 나누어 구분하고 있다. 일반적인 복부수술 후 출혈과 그 치료는 대동소이하지만, 특히 수술 직후를 지나 퇴원시점 혹은 퇴원 후에도 췌액누출과 연관되어 출혈이 발생할 수 있는 점에 초점을 둔 합병증 분류라 하겠다. 출혈의 중증도에 따라 중재적 방사선 시술로 치료가 되기도 하지만, 치명적인 출혈의 경우 적절한 치료를 시도조차 해 볼 수 없는 경우도 있다.

(4) A-loop syndrome (Afferent loop syndrome, 들창자 증후군)

췌십이지장절제술 후 췌장액, 담즙, 음식물이 지나갈 경로를 다시 재건하기 위해 소장을 이용하여 췌장, 담관, 위(혹은 십이지장)와 문합을 해주게 되는데, 이를 위해 위치가 변경된 소장 주변으로 다른 부분의 소장이 미끄러져 들어가면서 장이 꼬이고, 심한 경우 괴사에 이르는 현상을 말한다. 때로는 장이 미끄러져 들어가는 것 없이, 췌장, 담관, 위를 연결한 소장의 말단부위에 유착이 생김으로 인해 발생하는 경우도 있다. 장의 괴사가 진행되는 경우 해당 부위를 절제하는 등의 응급수술이 필히 요구되며, 장의 괴사가 없는 경우라 하더라도 담즙의 배출이 되지 않음으로 인해 심한 급성담관염이 발생해 중증 패혈증으로 진행하기도 한다. 담관염의 해결을 위해 담관(담도) 배액술을 시행할 수도 있고, 응급수술을 통해 치료해야 하는 경우도 있다.

(5) 상행성담관염 및 간농양

앞서 기술한 A-loop syndrome이 아니더라도, 췌십이지장절제술을 시행한 경우에 반복되는 담관염이 발생하기도 한다. 대부분 수술 직후가 아닌, 수술 후 급성기가 지난 시점에서 발생하며 정확한 원인은 아직 알려져 있지 않다. 일반적으로 금식 및 항생제 치료로 호전되지만, 적절한 치료가 제때에 이루어지지 않는 경우 간농양으로 진행하여 농양배액술, 장기간의 항생제치료 등을 요하기도 한다.

(6) 당뇨

수술 전, 수술 후를 통틀어 가장 많은 질문을 받는 합병증 항목이다. 우리 몸에서 혈당을 조절하는 인슐린을 분비하는 유일한 장기가 췌장이다보니, 췌장절제 후 당뇨의 발생을 걱정하는 것은 어찌보면 당연하다. 하지만, 췌장을 절제할 수 밖에 없는 원인질환을 생각한다면, 수술 후 당뇨의 발생이 아니라 필연적으로 발생할 당뇨의 관리와 치료에 더 초점을 맞추는 것이 적절한 대처일 것으로 생각된다. 췌체부 및 췌미부암에서 시행하는 원위췌절제술과는 달리, 췌두부암에서 시행하는 췌십이지장절제술의 경우에는 비록 췌장이 절제되었음에도 불구하고 십이지장이 함께 절제된 효과로 인해 수술 전의 과체중(혹은 비만)이 수술 후에 사라지면서 기존에 있던 당뇨가 자연히 없어지는 경우도 보고되고 있다.

(7) 문맥협착

췌장암에 대해 시행하는 대부분의 췌장절제술 후에는 정상상태에서 췌장에 둘러싸여 있던 간문맥이 복강내로 노출되게 된다. 수술 후 발생하는 췌액누출, 감염, 유착을 비롯한 육아조직의 형성(흉터) 등으로 인해 장에서 간으로 혈액이 이동하는 통로인 문맥이 좁아지거나 막히는 일이 발생할 수 있다. 심하지 않은 경우에는 경과관찰로 충분하지만, 피가 다른 혈관을 통해 돌아가는 것이 CT 등의 영상검사에서 확인되거나, 관련 증상이 발생하는 경우 중재적 방사선 시술 등을 이용하여 혈관내 스텐트 삽입술을 시행하고, 항혈전제를 복용하는 등의 치료가 필요할 수 있다. 때에 따라 문맥폐쇄가 진행되고 이로 인해 수술부위 주변으로 정맥류가 형성되는 경우에는 심각한 장내출혈이 반복되어 치료가 매우 어려운 경우가 발생하기도 한다.

(8) 체중감소 및 근감소증

사람이 섭취하는 음식물의 소화와 흡수에 가장 중요한 십이지장이 절제되는 췌십이지장절제술은 필연적으로 수술 후 체중감소를 동반한다. 그 정도는 매우 다양하지만, 심한 경우 수술전 체중의 20%에 육박하는 체중감소가 나타나기도 하며, 식욕부진, 피로, 빈혈, 부종, 영양소 흡수부전 등을 동반하게 된다. 췌장절제술 후 일반적으로 나타나는 체중감소, 영양불량은 탄수화물, 지방, 단백질 성분이 공통적으로 감소하게 되는데, 주로 골격근의 단백질 성분 감소를 주로하는 근감소증이 췌장절제술 후 빈번히 발생하는 것으로 알려지고 있다. 특히 근감소증은 췌장암의 장단기 생존과도 밀접하게 연관되어 있다는 보고들이 나오고 있어, 이의 예방 혹은 치료가 필요하지만 아직까지는 명확한 방법이 제시되고 있지는 않은 상태이다.

(9) 설사, 지방변, 방귀, 복명(창자가스소리)

췌장절제술 후 발생하는 소화장애에 있어서 가장 큰 원인으로 생각되는 것은 지방의 소화이다. 탄수화물이나 단백질과는 달리 지방을 분해하는 리파아제는 대부분이 췌장에서 분비되므로, 지방성분의 소화장애가 단백질이나 탄수화물보다 더 심하고 빠른 시기에 나타난다. 대표적인 증상으로는 체중감소, 설사, 지방변, 잦은 방귀, 복명(부글부글 끓는 소리), 복부팽만감 등이 있으며, 이러한 증상과 더불어 지용성 비타민의 결핍도 동반될 수 있다. 이에 대한 치료로는 췌장효소투여를 투여하여 리파아제의 부족을 해결하는 방법이 있으며, 췌장효소투여후 과민반응을 보이는 경우를 제외하고는 효과적으로 해결될 수 있다.

이 장에서는 췌장절제술 후에 상대적으로 자주 접하는 합병증을 위주로 기술하였다. 실제 췌장절제술 후 발생하는 합병증은 앞서 소개한 것 이외에도 매우 다양하고, 그 경중 역시 다양하다. 수술이 복잡하고 어려운 만큼 발생할 수 있는 합병증의 심한 정도도 상대적으로 우려스러운 것이 사실이지만, 서두에서도 이야기하였듯 장기생존이라는 최종목표를 위해 절대적으로 필요한 것은 췌장암의 수술적 절제라는 것을 잊지 말아야겠다.

동의서 작성 시 수술 후 발생할 수 있는 합병증을 설명한 후 제일 많이 받는 질문이 "여러 합병증의 발생 비율을 모두 합하면 100%가 넘는데, 그래도 이 수술을 해야 하나요?"이다. 각 합병증들의 비율을 단순히 더하는 것으로 계산할 수 있는 것은 아니지만, 그만큼 환자와 가족의 걱정이 크다는 것을 누구보다도 의료진이 잘 알고 있다. 그렇기에 우리 의료진이 밤낮없이 수술 전후 진료에 불철주야 매달리는 것이고, 한박자라도 빠르게 선제 조치를 하려고 애쓰고 있는 것이다. 우리 속담 중에 '구더기 무서워 장 못 담근다'라는 말도 있지만, 구더기 걱정은 의료진에 맡기고, 장 담그는 일에 집중하는 것이 진정으로 환자를 위하는 길이라 생각한다.

04

수술 후의 회복

송기병(서울아산병원 간담도췌외과) · 이우형(서울아산병원 간담도췌외과)

전신마취를 동반한 모든 수술이 마찬가지이겠지만, 수술 후 1-2일 정도에는 통증이 뒤따르게 마련이다. 수술 직후부터 일정량의 진통제가 지속되는 자가통증 조절제가 투여되고, 필요에 따라서 추가적인 진통제가 추가된다. 개별적으로 통증을 조절할 수 있는 장점이 있으며, 경우에 따라서는 오심이나 구토 등의 부작용이 있을 수 있다(19장 참조). 수술 후 첫 날에는 보통 소량의 물 섭취가 가능하다. 지병으로 약을 복용하는 환자의 경우에는 의사의 판단에 따라 복용하는 것도 가능하다. 장시간 수술 후에 폐를 다시 펴기 위한 호흡 보조기구가 제공되고 수술 후 1-3일까지는 호흡 운동을 하는 것이 장려된다. 물론 수술 후 통증으로 쉽지는 않으나 수술 후 무기폐, 폐렴을 예방하기 위해서 보호자의 격려와 환자의 적극적인 노력이 필요하다. 올바른 폐 운동은 아래의 내용을 참조한다.

1) 심호흡 및 기침

상체를 올리는 반좌위 자세를 취하고, 수술 절개 부위를 양손으로 지지한다. 코를 통해 서서히 숨을 들이마시고 입을 통해 숨을 내쉰다. 심호흡을 2회 반복한 후 3번째 흡기시에는 3초 동안 숨을 참고 강한 기침을 1-2회 시행하여 객담을 뱉어낸다.

2) 호흡보조기구

똑바로 앉거나 반좌위를 취하고, 정상적인 숨을 내쉰 후 마우스피스를 물고 숨을 최대한 내쉰 후에 힘껏 들여 마신다. 매시간 시행하며, 한번 시행시 4-5회 반복한다. 가능한 수술 전부터 연습하고 사용 후 마우스피스는 청결하게 보관한다. 식후에는 오심이 있을 수 있어서 사용을 피하고, 연속으로 시행을 반복하면 어지러움, 두통이 있을 수 있으니 유의한다.

비위관, 흔히 말하는 콧줄은 코를 통해 식도, 위까지 들어가 있는 긴 실리콘 재질의 줄이다. 최근에는 수술 후 바로 제거되는 경우가 대부분이며, 필요 시에는 수일 동안 거치하면서 경과를 지켜볼 수도 있다. 고정 위치가 바뀌지 않도록 유지하는 것이 중요하고, 고정에 사용된 테이프가 떼어져 있거나 비위관이 나와 있을 경우 의료진의 도움을 요청한다.

합병증 예방 및 빠른 회복을 위해서 걷는 운동을 할 것을 권유 받을 것이며, 보행이 가능할 경우 소속된 병동 내에서 운동을 해볼 수 있다. 보호자가 있을 경우 보호자의 부축 하에 시작할 수 있으며, 병동에 따라 보행을 보조하는 기구를 사용하는 것도 가능하다. 퇴원 이후에도 적절한 운동이 권장된다. 가볍게 걷는 정도의 운동을 시작으로 다양한 유산소 및 근력운동을 병행하여야 한다. 적절한 운동은 식욕을 촉진하며 효율적인 혈당 조절에 도움이 된다.

소변줄은 수술 시 방광을 비우고 수술 후 소변 배설량의 정확한 측정과 양상을 관찰하기 위해 삽입한다. 소변 주머니 위치는 방광보다 아래 위치할 수 있게 유지한다. 전립선 비대증 등의 배뇨에 문제가 없는 경우 보행 후에는 소변줄을 제거할 것이다. 제거 후 처음 소변을 볼 때에는 뻐근함과 쓰라림이 있거나 소변 배출이 힘들 수 있다. 또한 제거 후 배뇨장애가 있을 경우에는 수차례 도뇨관을 삽입하거나 소변줄을 다시 삽입할 수도 있다.

수술 후에는 창상 부위 혹은 복강에 저류되는 혈액, 삼출액, 농, 괴사조직 등을 배출하기 위해 실리콘 재질의 주머니를 달고 나오게 된다. 배액 주머니는 복대나 환의에 고정을 하고 침상난간 등에 걸려서 빠지지 않게 주의한다. 배액관의 제거는 합병증이 일어나기 쉬운 시기가 지나고 배액되는 양상이 혈액이나 소화액이 섞여 있지 않은 장액성으로 변하게 되면 일반적으로 제거하게 된다. 배액관을 제거한 자리는 시간이 지나면 아물게 되며, 배액관 제거 부위로 분비물이 지속적으로 흐르게 되면 의료진에게 알리도록 한다.

수술 후 상태를 면밀히 살펴보기 위해서 엑스레이, 혈액검사 등이 수일에 걸쳐 시행되며, 이상이 있을 경우 진료 의사의 설명이 뒤따르며 추가 검사를 시행할 수도 있다. 수술 부위의 이상 유무를 살펴보기 위해 원위부 췌장절제술의 경우 3-5일째, 췌십이지장절제술의 경우 5-7일째 CT를 시행하며, 경우에 따라서는 저류된 체액, 농 등을 배액하기 위해 내시경 혹은 경피적으로 배액관을 삽입할 수도 있다. 상처는 복강경 혹은 개복 수술이냐에 따라서 크기가 달라지며, 수술 부위 상처관리는 상태에 따라 하루나 이틀에 한번씩 상처 부위를 관찰하며 소독한다. 상처부위 실을 제거하는 시기는 보통 7일 이후에 이루어지며, 상처가 늦게 아물거나 문제가 있을 경우에는 자주 소독한 이후에 재봉합을 할 수도 있으며, 퇴원 이후 외래에서 실을 제거할 수도 있다.

식이진행은 보통 수술 후 1일부터 물을 섭취하는 것이 가능하며 이후 환자의 상태에 따라서 미음, 죽, 진밥이 제공된다. 보통 입원 시에는 하루 3끼 식사와 3회의 간식이 제공된다. 식사양은 입원 시에는 제공된 양의 보통 1/3

- 1/2 정도를 섭취하게 되며 퇴원 이후에 식사량이 천천히 늘게 된다. 되도록 부드러운 음식으로 소량씩 씹어서 섭취하고, 일회 섭취량이 부족할 경우에는 4-6회 나누어 섭취하고 간식으로 보충한다(17장 참조). 췌장 수술 후에는 소화 장애가 일어날 수 있으며 이로 인한 가장 흔한 증상은 지방변이다. 지방변 소견은 다음과 같다. 냄새가 심한 방귀가 자주 나오고, 변의 양이 많다. 기름진 변이 물에 뜬다. 무른 변 양상으로 나온다. 이는 지방이 잘 분해되지 않고 우리 몸에서 원활히 흡수되지 못해서 생기는 현상으로 지방의 분해와 흡수를 도와줄 수 있는 고용량 췌장효소제가 증상 완화에 도움이 되며, 수술 이후에 약물이 지속적으로 처방된다. 이로 인해 췌장 수술 후에는 소화 효소 배출이 저하되어 소화 흡수가 원활하지 못하게 되어 영양 실조 및 체중 감소가 나타날 수 있다. 또한. 췌장 수술 후에는 혈당 조절 호르몬인 인슐린 분비가 현저하게 줄어 들므로 당뇨가 생길 수 있다. 혈당이 조절되지 않으면 여러 가지 합병증을 일으킬 수 있으므로 정기적인 혈당 체크와 함께 적절한 혈당 조절이 매우 중요하다. 경우에 따라서는 혈당강하제 복용 및 인슐린 투여가 필요하다(18장 참조).

췌장 수술 후에는 소화장애 및 혈당조절 장애가 생길 수 있으므로 이에 대한 이해와 적절한 치료가 필요하며, 균형 잡힌 영양 섭취가 권장된다. 또한, 몸에 무리가 가지 않는 적당한 운동을 병행하는 것이 췌장 수술 후 빠른 회복 및 삶의 질 유지에 필수적이다.

05

진료전담의사의 역할

정민영(서울아산병원 간담도췌외과)

아산병원 간담췌 외과에서 환자가 입원하여 치료 받는 병동 중, 125병동은 입원전담전문의 제도로 운영되고 있다. 입원전담전문의란 무엇이고, 환자들에게 어떤 점이 좋은지, 또 어떤 방식으로 운영되고 있는지 간략히 설명하겠다.

먼저 이 제도는 22년 전 미국에서 hospitalist라는 명칭으로 시작되었다. 미국에서는 이 제도를 통하여 재원 기간의 감소, 재입원율 감소, 의료 비용 감소와 환자 만족도 향상이라는 효과를 얻게 되었다. 한국형 입원전담전문의는 2015년 8월 대산의사협회, 대한내과학회, 대한외과학회 공동으로 '한국형 호스피탈리스트 시범사업 운영, 평가 협의체' 구축 및 시범 사업을 통하여 처음 시작되었고, 현재 한국의 big5 병원인 서울대학교병원, 삼성서울병원, 서울아산병원, 연세대학교 세브란스 병원, 카톨릭대 병원 모두에서 입원 전담전문의 제도가 시행되고 있다. 현재 서울아산병원 간담췌외과에서는 4명이 팀을 이루어, 오전 7시부터 오후 7시까지 125 병동에 입원 해 있는, 수술 전후 환자들을 돌보고 있다. 4명의 팀원이 각각 두 주씩 주간 일을 담당하고, 두 주는 쉬는 형태로 이루어져, 입원 기간이 주말은 지나고 한 주가 넘어가는 환자는, 담당 입원전담전문의가 교대를 하게 되어, 두 분의 입원 전담의를 만나게 된다. 입원전담전문의는 수술을 하지 않는 대신, 병동에서 입원 환자를 전문적으로 보는

데, 필자가 전공의 시절이었던 10년 전만 하더라도, 거의 모든 외과 스탭과 전공의들이 낮 동안에는 수술방에 있어야 했으므로, 응급 상황이 생기거나, 바로 해결을 요하는 문제들이 발생하였을 때, 수술 전 혹은 수술 후 환자들은 낮 동안 방치 되어있거나, 혹은 환자의 전후 상태를 잘 파악 하지 못하고 병동 당직 콜을 받는 전공의의 지침 하에 진료가 이루어졌다. 또한 수술 전후 필요한 검사 등이 생겼거나 수술 전 설명을 듣기 위해서는, 전공의가 수술장에서 나오는 밤까지 기다렸다가 겨우, 비몽사몽간에 수술 설명을 듣는 경우도 허다하였다. 더욱이 외과 중에서도 간담췌 외과 본과에서 주로 실시하고 있는 간담췌 수술은, 특히나 수술 전후 응급상황이나 합병증 등이 많이 발생할 수 있는 상황이 빈번하다. 간염바이러스 혹은 알코올성 간경화 등의 지병이 있는 상태에서의 간담도계 수술, 본질적으로 초기 발견이 어려워 상당히 진행한 췌담도암에 따른, 전신적 영양 상태 불균형, 수술 전 담도성 패혈증, 고령 환자 증가 및, 긴 수술 시간으로 인한, 심혈관계 또는 호흡기계 합병증이 타과에 비하여 필연적으로 높은 확률로 나타나는 수술이기 때문에 전문성 있는 의료인의 실시간 상태 확인 및, 즉각적인 대처가 더욱 요구되는 상황이다.

특히 외과 학회에 따르면, 외과 전문의는 2009년 322명에서 2019년 177명으로 10년 만에 전문의 배출이 거의 반으로 감소하였다. 그에 반해 환자들의 수술 건수는 늘어나고, 특히나 수술은 큰 병원으로 집중되고 있는 현상으로 인해서, 결국 환자들을 돌볼 수 있는 질은 숫자적으로 볼 때 떨어질 수밖에 없는 상황이다. 이런 상황을 감안할 때, 입원전담전문의 제도는 환자들 가까이에 수술 과정과 전후 상황을 잘 파악하고 있는 의료진이 병동에 상주함으로써, 그 전에는 어려웠던 담당의사와의 면담, 회진시간의 엄수, 합병증 발생 시 즉각적인 대처 등이 가능해 전반적인 의료 만족도를 높일 수 있는 좋은 방안이 될 수 있는 제도이다.

물론, 환자의 문제를 해결할 때, 환자의 상태 변화에 큰 변화를 줄 수 있는 사안에 대한 결정들은 모두 수술 집도의와 충분한 상의를 거쳐 방안을 결정하게 되므로, 환자의 입장에서 혹시나 나를 수술한 담당 집도의와 의견이 다르거나, 내 수술을 집도한 집도의가 이제 나를 신경 쓰지 않는 것은 아닌가 하고 걱정할 필요는 없을 것이다.

수술 전후 환자가 회복되는 과정에서 환자의 문제 해결을 위하여 즉각적인 처치 외에 또 하나 중요한 것이 환자 및 환자 가족과 의료진과의 의사소통이다. 모든 수술에 적용 되는 급성 합병증인 출혈, 감염, 심부정맥혈전증, 호흡기계/심혈관계/요로계 합병증, 장유착 또는 장폐색은 물론이고, 특히나 본과에서 주로 다수 시행되는 췌장 절제 후 발생되는, 췌액루, 위배출지연, 상행성 담관염, 당뇨, 간문맥 협착 등의 합병증은 그 치료 과정에서 긴 시간이 필요한 경우, 혹은 상당한 금액이 부가적으로 필요하게 되는 경우 등이 발생하게 되므로, 환자 및, 보호자가 충분한 설명을 듣고 환자의 상황에 대한 이해를 필요로 해야 하는 과정들이 요구 된다. 환자와 보호자가 현재의 상태에 대한 이해는 없는 상태에서 지속적 검사 혹은 시술이 계속될 경우 병원과 의료진에 대한 불신이 높아질 수도 있게 될 것이다. 본 병동에서는 각 수술 집도의들은 회진 시간 및 입원전담의 각자의 회진 시간이 있고, 수술 후 창상 관리 등의 직접 환자와의 대면을 요하는 치료 시간을 통하여 의료진과의 만남을 통하여 더 많은 의료진과의 의사소통 시간이 주어지게 되며, 필요하다고 판단 될 경우 환자 보호자의 요구에 따라 병동에서의 면담도 더 쉽게 이루어 질 수 있다. 이를 통하여 환자 보호자가 이해하기 어려운 병원 시스템이나, 수술 전후 상황에 대한 설명이 이루어지고, 의료진 역시 현재 환자의 질환적인 상황뿐만 아니라, 전반적인 환자의 상황에 대한 이해도가 높아지게 되어, 더 나은 의료 서비스 제공에 도움을 줄 수 있게 될 것이다.

현재 6개월째 시행되고 있는 입원전담전문의 제도를 통하여, 통계적으로 유의하게 발전해 가고 있는 부분들이 점차 증가하는 추세이고, 또한 조사 결과 환자 만족도가 약 10% 가량 증가한 수치를 보였다. 이에 만족하지 않고, 더 성실히 환자 가까이에서 환자를 돌보며, 수술 집도의, 병동 간호사 모두와 협력하며 환자를 돌보는 입원전담의 팀이 되기 위해서 우리 팀원 모두 노력을 그치지 않을 것이다.

10장

췌장암의 항암화학요법

유창훈(서울아산병원 종양내과)

1. 선행 항암화학요법(Neoadjuvant Chemotherapy)

1) 선행 항암화학요법 대상

선행 항암화학요법은 수술적 절제 전에 항암화학치료를 통하여 완전절제율을 높이며, 미세전이를 줄여서 장기생존율을 높이고자 하는 치료법이다. 십수년 전부터 많은 연구들이 되어 왔음에도 불구하고 치료 성적의 진전을 보이지 못하였으나, 최근 전이성 췌장암 항암화학요법의 개발을 통하여 이에 대한 연구가 많이 되고 있다.

현재 췌장암 환자에서의 선행 항암화학요법은 다음의 요건을 가지고 있는 환자들에게 주로 적용된다: 1) 원격 전이가 없는 국소 췌장암 2) 췌장 주위 혈관 침범이 있는 경계 절제성 췌장암 혹은 국소진행성 절제 불가능 췌장암.

경계 절제성 및 국소 진행성 절제 불가능 췌장암을 구분하는 데에는 여러 기준이 존재하나, 주로 많이 사용되는 기준은 상장간막정맥(superior mesenteric vein), 간문맥(portal vein), 상장간막동맥(superior mesenteric artery) 및 복강동맥(celiac axis)의 침범에 따라 이를 구분한 미국의 National Comprehensive Cancer Network(NCCN)에서 제시된 기준을 많이 이용하나, 이러한 기준이 절대적인 것은 아니며, 기관 및 담당 외과 의사의 경험에 따라 조금씩 다르게 적용될 수 있다. 췌장암의 혈관 침범의 단계는 아래의 그림과 같이 구분하는데, A의 경우와 달리, B와 C의 경우와 같이 종양이 혈관의 180도 이상 침범을 하거나, 혈관 변형이 관찰될 때 종양의 혈관 침범의 가능성이 매우 높다고 판단한다.

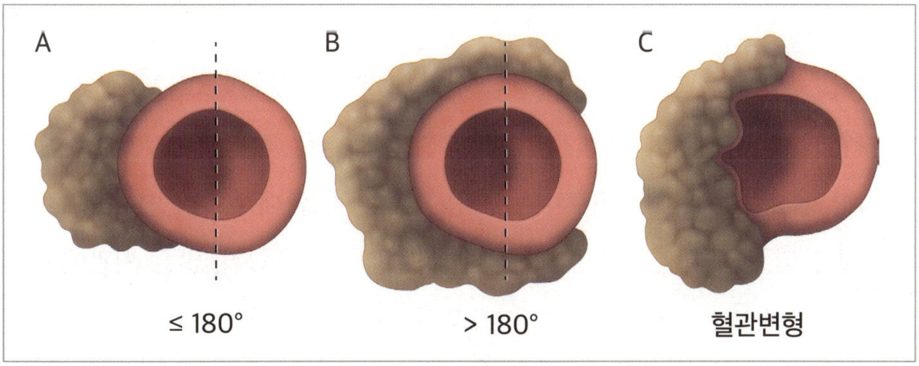

그림 10-1

혈관 침범이 없는 절제가능한 췌장암에서의 선행 항암화학요법의 효과는 현재 대규모 임상연구를 통하여 증명되어 있지는 않으나, 경계 절제성 및 절제 불가능 췌장암에서의 선행 항암화학요법을 고려할 때 그 연구가치가 많을 것으로 생각되며, 현재는 전신상태가 수술을 시행하기에 어려운 경우 혹은 병기 검사상 원격 전이를 배제하기 어려워 당장 수술적 절제를 시행하기에 적절하지 않은 경우에 주로 시행된다.

2) 선행 항암화학요법의 종류

선행 항암화학요법으로는 전통적으로 전이성 췌장암에서 효과가 좋았던 항암화학요법을 이용해 왔다. 전이성 췌장암에서 효과가 좋았던 폴피리녹스(FOLFIRINOX) 및 젬시타빈/아브락산 병합요법을 선행 항암화학요법으로 고려를 해볼 수 있으나, 비교적 높은 반응률(종양의 지름을 30% 이상 감소시키는 비율) 및 그동안의 많은 임상 경험 축적을 고려할 때 폴피리녹스 요법이 국소 췌장암에서의 선행 항암화학요법으로 많이 권고된다. 폴피리녹스 요법은 2주 간격으로 플루로우라실, 옥살리플라틴 및 이리노테칸 약제를 투여하는 것으로 서울아산병원에서는 2013년부터 전이성 췌장암 환자 치료에 적용하였고, 2016년부터 국소 췌장암 환자에서의 선행 항암화학요법으로 적극 적용하고 있다. 기존 폴피리녹스 요법(original FOLFIRINOX)은 프랑스 환자들을 대상으로 연구된 요법으로, 설사 및 호중구 감소증과 같은 부작용이 있을 수 있어, 많은 기관에서 일부 약제의 용량을 감량한 버전을 사용하고 있으며, 서울아산병원에서도 플루로우라실 및 이리노테칸의 용량을 감량한 변경된 폴피리녹스 요법(modified FOLFIRINOX)을 이용하고 있다. 매우 고령이라든지(예를 들면 80세 이상) 심장 및 신장 기능이 좋지 않아서 폴피리녹스 요법에 의한 위험이 높다고 판단되는 경우에는 비교적 부작용의 위험 부담이 적은 젬시타빈 기반 요법을 시행할 수 있다.

3) 선행 화학요법의 치료 과정 및 치료 성적

선행 항암화학요법을 시행하는 경우 특별한 이상 징후 혹은 증상이 없는 경우에는 6주 혹은 8주 간격으로 CT 등의 영상검사 등을 통하여 반응 평가를 시행한다. 초기에 항암제에 반응이 좋은 경우에도 적어도 3-4개월간은 항암제를 더 투여하여 암이 지속적으로 항암제에 잘 반응하는지에 대한 경과 관찰 후 수술 여부를 결정하는 것이 수술 후 장기 생존기간 확률을 높이기 위하여 추천된다. 수술 가능 결정은 외과, 영상의학과, 소화기 내과 및 종양내과 의사들이 참여하는 다학제 진료에서되는 것이 적절하나, 가장 중요한 것은 외과의사의 완전 절제 가능성에 대한 판단이다. 항암화학치료에 대한 반응이 좋아, 종양의 크기가 상당 부분 줄어든 경우에도 수술적 절제가 어려운 경우가 있는데, 이는 종양의 크기는 줄었으나, 혈관 침범이 해결되지 않아 불완전 절제가 예상되는 경우이다. 완전 절제가 이루어지지 않는 경우에는 수술 후 재발의 가능성이 높아서 나쁜 예후가 예상된다.

췌장암 선행 화학요법으로 가장 많이 사용되는 폴피리녹스의 경우 문헌에 따라 성적에 차이가 있기는 하나, 경계 절제성 췌장암의 경우 수술 시행에 50-70%, 국소 진행성 절제 불가능 췌장암의 경우 10-25%까지의 수술 시행 성공률을 보여주고 있다. 서울아산병원에서 경계 절제성 및 국소 진행성 췌장암으로 폴피리녹스로 치료받은 환자 199명을 분석하였을 때, 경계 절제성 췌장암으로 폴피리녹스를 받았던 환자의 52%에서 수술을 시행하였으며, 국소 진행성 절제 불가능 췌장암으로 이를 시행하였던 환자는 19%에서 수술을 시행하였다.

선행 화학요법으로 종양의 크기를 축소시켜 수술을 시행하였다고 하더라도 그 치료 성적이 과연 어느 정도 될 것인가에 대하여서는 많은 논란이 있어왔다. 최근 서울아산병원에서 경계절제성/국소 진행성 절제 불가능 췌장암으로 선행 화학요법을 시행 후 수술적 절제를 시행한 환자들의 치료 성적을 발표하였다. 아래 그림과 같이 수술 후 중앙 생존 기간 25개월, 4년 생존율 31%를 보여주어, 처음부터 절제성 췌장암으로 진단되어 선행 화학요법 없이 수술을 시행한 환자들과 견줄만한 치료 성적을 보여주었다. 선행 화학요법 및 수술에 대한 경험이 축적되며 향후 치료 성적이 더 개선될 것이 기대된다.

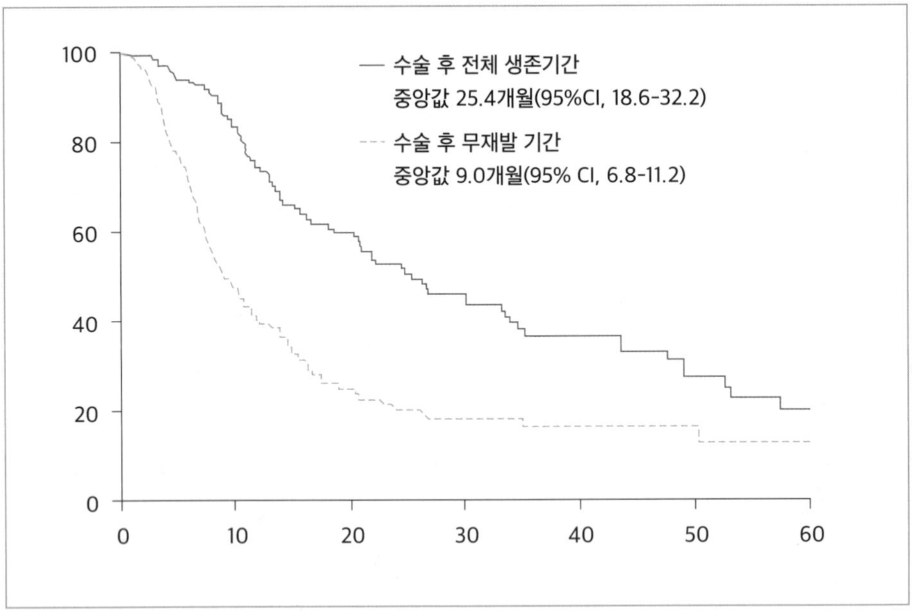

그림 10-2

선행 화학요법으로 가장 많이 사용되는 폴피리녹스 요법의 주요 심각 부작용(미국 국립암연구소 부작용 [National Cancer Institute-Common Terminology Criteria for Adverse

Events] 등급 3-4)은 호중구 감소증(46%), 혈소판 감소증(9%), 일상생활이 어려울 정도의 피곤감(24%), 수액치료가 필요한 구토(15%) 및 설사(13%)가 있으며, 치료가 장기화되는 경우 일상생활에 지장이 있는 손 및 발의 신경통증(9%)이 있다. 대부분의 부작용은 보존적인 치료 및 약제 투약 일정 조정/용량 감량 등을 통하여 해결할 수 있다. 간혹 부작용을 의사에게 숨기는 환자들이 있는데, 부작용을 적극적으로 담당 의사에게 호소하여 이를 적극적으로 해결하는 것이 효과적인 항암화학치료의 지름길이다.

선행 화학요법 후에도 수술적 절제가 어려운 경우에는 항암화학치료를 계속 유지하거나, 방사선요법과 같은 치료를 시행하는 방법이 있으며, 이의 선택은 환자의 종양 상태 및 항암제에 대한 부작용에 따라 다양할 수 있기 때문에 담당 의사와 상의하여 결정하는 것이 필요하다.

2. 수술 후 보조항암화학요법

여기에서 기술된 수술 후 보조항암화학요법에 대한 설명은 처음 진단 시 절제성 췌장암으로 진단되어 선행 항암화학치료 없이 바로 수술을 시행한 경우를 기준으로 기술이 되어 있다.

1) 수술 후 보조 항암화학요법의 목적

수술 후 보조 항암화학요법의 근본적인 목적은 육안적으로 완전히 절제되었음에도 체내에 남아서 추후 재발이 될 수 있는 미세 전이를 줄여서 장기생존율, 즉 완치율을 높이고자 하는 것이다.

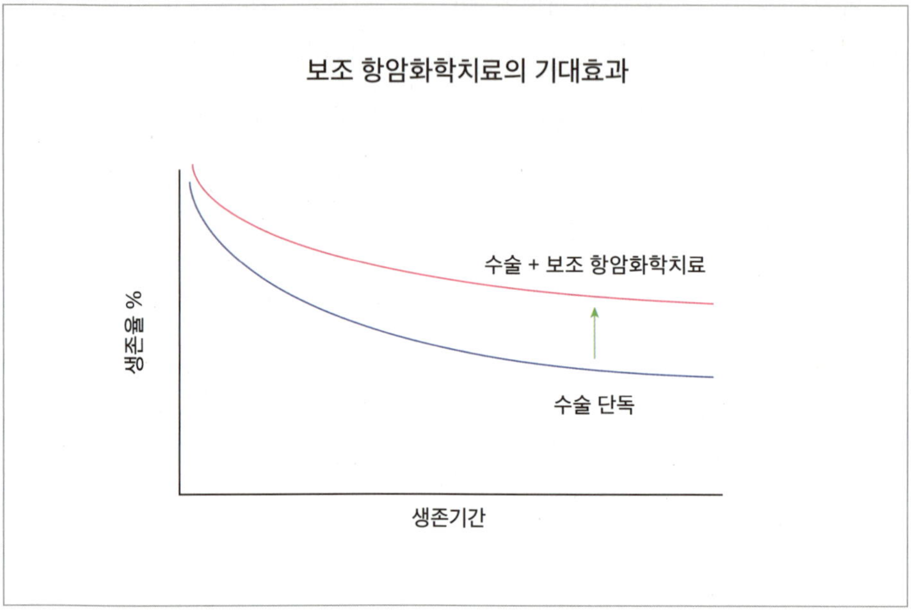

그림 10-3 보조항암치료의 기대효과

2) 수술 후 보조 항암화학요법의 시기

절제성 췌장암으로 수술 후 보조 항암화학요법은 다른 암종에서의 연구 등을 고려할 때 수술 후 3개월 이전에 시행하는 것이 적절하며, 6개월간의 항암화학요법을 추천된다. 다른 암종과 달리 췌장암의 경우 수술 후 전신상태 회복이 개인 간 차이가 상당하기 때문에 보조 항암화학요법의 시기를 획일적으로 규정하기는 쉽지 않다. 수술 후 전신상태 및 식사량의 회복이 빠르다면, 최대한 빠른 시간에 수술 후 보조 항암화학요법을 시행하는 것이 좋지만, 너무 무리하게 이의 시기를 앞당기는 것은 추천되지 않는다. 영국에서 시행된 연구 결과에 따르면 보조 항암화학요법을 수술 후 8주 이내에 시행하는 것보다는 6개월의 항암치료 완료 여부를 완료하는 것이 생존률 향상과 관련이 있었다. 따라서 충분히 전신상태가 회복되어 6개월의 항암치료를 완료할 수 있다고 판단되는 시점에 항암치료를 시작하는 것이 적절하다. 물론 전신상태 회복이 빠른 경우 빠른 보조 항암화학치료의 시작이 적절하며, 일반적인 회복 속도를 보이는 경우 수술 후 2개월 이내의 시작을 추천한다.

3) 수술 후 보조 항암화학요법의 종류

수술 후 보조항암화학요법의 발전은 수십 년간 되어왔다. 젬시타빈 및 플루로우라실 단독 요법이 오랫동안 표준치료로서 자리 잡아 왔으나, 최근 젬시타빈-캡시타빈 요법 및 폴피리녹스 요법이 수술 후 췌장암 환자들의 장기생존율을 높일 수 있다는 보고가 되고 있어 이에 대한 기대가 높아지고 있으며, 서울아산병원에서는 모두 사용되고 있다.

아래의 표는 각 보조 항암화학요법이 연구된 3상 연구의 치료 성적을 요약한 것이다. 물론 연구마다 포함된 환자들의 특성이 달라서 이를 절대적으로 비교하기는 어려우나, 환우들을 대상으로 한 본 안내서의 특성을 고려하여 비교적 중요 항목만 요약하여 표기하였다.

표 10-1

연구이름	보조항암화학요법 종류	중앙 생존기간	5년 생존율
CONKO-1	경과 관찰	22개월	10%
CONKO-1	젬시타빈 단독요법	23개월	21%
ESPAC-4	젬시타빈-캡시타빈 병합요법	28개월	29%
PRODIGE	폴피리녹스 요법	54개월	3년 생존율 64%*

***폴피리녹스 요법의 경우 5년 생존율이 아직 보고가 되지 않음.**

독일에서 시행된 CONKO-1 요법은 경과 관찰과 젬시타빈 단독요법을 비교한 3상 임상 연구로서, 보조항암화학요법을 시행하지 않을 경우 5년 생존률이 10%에 불과하여 수술 후 췌장암 환자에 있어 보조항암화학요법의 중요성을 보여주었다. 최근 발표된 ESPAC-4 연구를 통하여 젬시타빈 요법에 캡시타빈을 추가하여 복용하였을 때 중앙 생존 기간 및 5년 생존율이 향상될 수 있음을 보여주었으며, 부작용이 젬시타빈 단독요법에 비하여 증가하기는 하나, 대부분 조절이 가능하였다. 가장 최근 발표된 프랑스 및 캐나다에서 시행된 PRODIGE 3상 연구에서는 폴피리녹스 요법이 기존에 사용되던 치료 요법에 비하여 사망 위험률을 40%가량 낮출 수 있음을 보고하였으며, 본 연구에서 보고된 중앙 생존기간 54개월은 현재까지 보고된 성적 중에서 가장 좋은 것이다. 국소 진행성 췌장암 및 전이성 췌장암에서의 폴피리녹스 요법의 성적을 고려할 때 본 결과는 어느 정도 예상이 되었던 것이다. 다만 위의 선행 항암화학요법에서 다루었던 것처럼 기존의 젬시타빈 단독요법 및 젬시타빈-캡시타빈 요법에 비하여 부작용의 발생 비율이 높기 때문에 비교적 수술 후 전신상태 회복이 좋은 환자가 우선적으로 본 요법의 치료 대상이 된다.

아래의 표는 보조 항암화학요법의 투약 스케줄 및 부작용/효과에 대한 기대치에 대해서 간략히 요약한 것이다. 이는 환우들을 대상으로 한 것이기 때문에 전문의료인이 참고하기에는 제한이 있다.

표 10-2

항암요법 종류	투약 스케줄	기대 효과 정도	기대 부작용 정도
젬시타빈 단독요법	3주간 1주일 간격으로 투여, 1주 휴약	낮음	낮음
젬시타빈-캡시타빈 병용요법	젬시타빈-위와 동일 캡시타빈-3주간 투약, 1주 휴약	중간	중간(혈액학적 부작용, 수족 증후군)
폴피리녹스 요법	2주 간격으로 46시간 투여	높음	높음(혈액학적 부작용, 설사, 구토 및 신경통)

3. 췌장암에서의 표적치료제/면역항암제의 역할

현재 진행성 암의 치료에 있어서, 표적치료제 및 면역 항암제의 발전이 눈부시게 이루어져 왔으며, 이를 통하여 유방암 및 폐암 등의 성적은 매우 상승하였다. 따라서 췌장암 진료 현장에서도 많은 환자 및 보호자들의 문의가 많은 부분이기도 하다. 아쉽게도 췌장암에서의 표적치료제 및 면역항암제의 개발은 쉽지 않은데, 그 이유는 다음과 같다. 80% 이상의 췌장암 환자에서 발견되는 종양 유전자 돌연변이는 KRAS인데, 이 종양 유전자 돌연변이는 아직까지 표적치료제 개발이 되지 않고 있다. 그리고 췌장암은 아주 두꺼운 염증 혹은 섬유화 조직으로 둘러싸여 있어서 다른 암종에서 효과적인 표적치료제 및 면역항암제를 투약하더라도 그 약제의 효과를 충분히 볼 수 없는 것으로 알려져 있다. 현재 서울아산병원을 포함한 전세계 유수의 병원에서 표적항암제 및 면역항암제의 임상연구가 활발히 진행되고 있기 때문에 담당의사에게 이의 문의가 필요하다. 하지만, 현재 시점에서 3상연구를 통하여 효과가 확실하게 증명된 표적치료제/면역항암제는 아래 기술할 PARP 억제제를 제외하면 없다.

췌장암 환자들의 일부는 유전적으로 그 소인을 가지고 있는 경우가 있다. BRCA 1 및 2 유전자 돌연변이는 유방암 및 난소암의 위험을 높이는 것으로 잘 알려져 있으나, 췌장암의 발생 빈도도 높이는 것으로 알려져 있다. 최근 발표된 POLO 3상 임상연구 결과에 따르면, BRCA 1 혹은 2의 유전자 돌연변이를 가지고 있는 진행성 췌장암환자들에게 올라파립(Olaparib)이라는 약제를 투약하였을 때 위약을 투약하였을 때보다 더 나은 무진행 생존 기간을 보여주어, 췌장암에서 효과를 증명한 최초의 표적치료제가 되었다. 다만 본 연구는 BRCA라는 유전적 소인 이외에 이전에 플라티늄 기반 항암요법(즉, 폴피리녹스 등)에의 4개월 이상 종양이 진행하지 않은 환자들만 포함하였기 때문에 모든 췌장암 환자들에게 본 약제를 적용하기는 어렵다. 그리고, 유대인에서는 본 돌연변이가 흔하나, 한국 및 일본과 같은 동아시아의 췌장암 환자들에서의 BRCA 돌연변이 발생 비율은 5% 미만으로 예상이 되어, 극히 일부의 췌장암 환자들에게만 도움이 될 것으로 생각된다. 저자들의 의견은 유방암 및 난소암의 가족력 혹은 본인의 병력이 있다면, 담당의사에게 BRCA 관련 검사를 요청하여, 본 약제의 적용 가능 여부를 확인해볼 필요가 있다고 생각된다(다만, 글을 작성하고 있는 현 시점에서 올라파립은 한국에서 췌장암 치료로서의 허가는 되어있지 않은 상태이다).

4. 임상연구에 대한 이해

임상연구는 포괄적으로 인간을 대상으로 시행되는 연구 모두를 지칭하는 개념이다. 임상연구는 다음과 같은 경우에 주로 시행이 된다: 1) 아직 식약처의 허가가 되지 않은 새로운 약제 혹은 수술 기기 등의 효과 및 부작용 판정, 2) 기존에 확립된 치료 요법의 다른 임상상황에서의 적용(예, 전이성 췌장암에서 효과가 있어 승인된 약제를 절제 가능 췌장암 수술 후 보조 요법으로 연구), 3) 기존에 확립된 치료 요법의 실제 치료성적 확인(전향적 코호트 연구) 및 4) 치료 예측인자 발견 연구(바이오마커 연구). 연구 종류에 따라서 환자의 치료 성적 향상을 통하여 직접적으로 참여하는 환자가 이득을 받을 수 있는 연구도 있으며, 표준치료 이외의 추가적인 치료는 제공되지 않아 연구참여로서는 직접적인 이득을 받지 못할 수 있다.

임상연구는 인간을 대상으로 진행되는 연구이기 때문에 아주 조심스럽게 계획되며, 규제 기관의 허가가 반드시 필요하다. 연구자와 독립적으로 운용되는 연구 윤리 위원회에서 연구계획서를 검토 후 윤리적으로 문제가 없으면 승인을 하며, 연구 중간 검토 및 종료 검토 역시 시행한다. 환자에게 새로운 약제 투여 및 기기 사용을 하는 임상연구의 경우에는 연구 윤리 위원회뿐만 아니라, 식약처의 검토 및 허가가 필요하며, 이것이 완료가 되어야지만 임상연구의 시행이 가능하다.

새로운 진단 혹은 치료법이 임상연구를 통해 증명이 된다고 하더라도 그것이 실제 환자 진료에 적용되기에는 시간이 필요하기 때문에, 임상연구의 참여는 본인의 치료 성적을 높일 수 있는 가장 빠른 방법일 수 있다. 따라서, 기회가 되면 적극적으로 담당의사에게 문의하여 참여하는 것이 필요하다. 다만, 임상연구의 디자인 및 성격에 따라 적용되는 환자의 특성이 다를 수 있기 때문에, 모든 임상연구가 환자들에게 도움이 되지 않을 수도 있다. 현재 진행이 되고 있는 임상연구 및 환자 본인이 그에 참여하여 받을 수 있는 효과 및 발생 가능한 부작용에 대해서 충분히 담당의사와 상의 후 그 참여를 결정하여야 한다.

11장

췌장암의 방사선치료

박진홍(서울아산병원 방사선종양학과)

1. 방사선치료의 적응증

현대 의학에서 최상의 치료 효과를 얻기 위해서는 어느 한 가지의 절대적 치료요법에 의존하기보다는 검증된 여러 치료요법을 조합하여 환자 개개인의 임상 상황에 가장 적합한 치료를 시행하는 것이 중요하며, 특히 암치료에 있어 이러한 다학제진료의 중요성은 이미 잘 알려져 있다. 방사선치료는 외과적 절제술 및 항암화학요법과 더불어 암의 3대 치료요법 중 하나이며 암치료의 다학제적 접근에서 중요한 부분을 차지하고 있다.

일반적으로 방사선치료는 공간을 통해 전자기파나 입자의 형태로 고에너지를 전달하여 암세포를 사멸하는 치료를 지칭한다. 방사선치료는 종양 및 정상 세포 모두에 영향을 미치지만 정상세포보다 종양세포에 보다 큰 생물학적 영향을 미쳐 결국 종양세포는 사멸하고 정상 세포는 회복하는 생물학적 원리를 이용한다. 특히 최신 물리 과학의 발전으로 방사선치료 기술은 나날이 발전하여 과거에 비해 방사선치료 관련 부작용은 현저히 낮아지고 그 치료 효과는 매우 높아지고 있다.

방사선종양학과 의사는 환자의 질환 및 전신 상태를 고려하여 각각의 임상적 상황에 따라 방사선치료 여부 및 방법, 치료기간 등을 결정하게 되는데 일반적으로 췌장암에서 시행되는 방사선치료의 목적은 다음과 같이 분류할 수 있다.

- 외과적 절제가 불가능한 경우 외과적 수술 대신 국소치료 요법으로서 방사선치료
- 외과적 치료의 효과를 높이기 위해 수술 전 혹은 수술 후에 시행하는 보조적 방사선치료
- 통증이나 출혈과 같이 국소 병변으로 발생한 증상을 완화시키기 위하여 시행하는 고식적 방사선치료

2. 방사선치료의 방법

방사선치료는 전신 항암화학요법과는 달리 국소적 치료요법으로서 목표로 하는 부위에만 방사선을 조사하여 치료한다. 예를 들어 국소진행성 췌장암에 대한 방사선치료는 전신이 아닌 상복부의 일부 영역이 치료 대상 부위가 되는 것과 같다. 방사선치료의 방법은 질환의 상태, 치료의 목적 및 환자의 특성

등에 따라 결정되는데 크게 외부방사선치료(external beam radiation therapy)와 근접치료(brachytherapy)로 나눌 수 있다. 외부방사선치료는 방사선치료의 가장 일반적인 방법으로서 환자의 신체 외부에서 방사선을 발생시켜 환자의 특정 부위에 조사하는 방법이며, 근접치료는 밀봉된 방사성선원(radioactive source)을 사용하여 선원을 병변 가까이 위치시킨 후 직접 방사선을 조사하는 방법이다. 췌장은 신체의 심부에 위치하며 외부에서 접근이 제한되므로 일부 관내근접치료(intraluminal brachytherapy)를 제외하고는 대부분 외부방사선치료가 시행된다.

외부방사선치료 중 췌장암에서 기본적으로 적용되었던 방사선치료 방법은 삼차원입체조영방사선치료(three-dimensional conformal radiation therapy)이며 최근에는 보다 정밀한 세기조절방사선치료(intensity modulated radiation therapy), 체적조절호형방사선치료(volumetric modulated arc therapy), 호흡연동방사선치료(respiratory gated radiation therapy) 및 영상유도방사선치료(image guided radiation therapy) 등의 최신 방사선치료 기법도 활발히 적용되고 있다. 또한 이러한 기술들을 사용하여 통상적인 분할선량(fraction size)보다 더 높은 방사선량을 수회에 걸쳐 단기간에 조사하는 정위체부방사선치료(stereotactic body radiation therapy)도 췌장암의 치료에 적용되고 있다.

3. 방사선치료의 진행 과정

1) 임상적 평가

방사선치료의 과정은 방사선종양학과를 방문하여 진료를 받는 것으로 시작한다. 방사선종양학과 의사는 환자의 질환 및 환자 상태 등을 종합적으로 고려하여 방사선치료의 시행 여부 및 상세한 방사선치료의 방법을 결정한다. 일단 방사선치료 시행이 결정되면 방사선종양학과 의사는 환자에게 방사선치료의 목적, 방사선치료의 준비 과정, 방사선치료의 방법 및 일정, 그리고 방사선치료와 관련된 발생 가능한 부작용 및 주의사항 등을 상세히 설명한다. 진료 후 방사선치료 진행 여부가 결정되었다고 바로 치료를 시작할 수는 없는데, 방사선치료를 위하여는 이에 대한 설계 및 준비 작업이 필요하기 때문이다.

2) 모의치료(Simulation) 및 전산화치료계획(Computer planning)

건축을 시작하기 전에 이에 대한 설계가 필요한 것처럼 방사선치료 역시 고도의 기술을 이용한 치료 설계 과정이 필요하다. 방사선치료를 위하여는 전산화단층촬영모의치료기(computed tomography (CT) simulator, 그림 11-1)를 사용하여 영상을 획득하는 모의치료 작업이 필요하다. 모의치료를 시행할 때 치료 부위의 방사선치료에 가장 적합한 자세를 결정하여 진행하며 움직임 방지 및 적절한 자세 유지를 위하여 고정기구를 사용하기도 한다. CT를 이용한 모의치료는 신체의 내부 구조에 대한 정확한 정보를 얻을 수 있어 과거 단순촬영 영상을 이용한 모의치료에 비해 보다 정확하고 정밀한 치료계획의 수립이 가능하다. CT 촬영이 종료되면 추후 방사선치료 진행을 위하여 치료 부위에 해당하는 신체 영역에 특수 잉크로 위치를 표시한다. 일부 환자에서는 영상유도방사선치료를 통한 종양의 위치 추적을 위하여 모의치료 전 췌장에 표식자(fiducial marker)를 삽입하는 시술을 하며, 모의치료 시 호흡에 따른 장기의 움직임에 대한 정보를 얻기 위하여 4D CT(Four-dimensional CT)를 시행하기도 한다.

모의치료가 종료되면 CT에서 획득한 영상을 이용하여 방사선치료를 시행할 표적체적 및 정상 장기를 설정하고 이를 바탕으로 전산화치료계획장치(computerized treatment planning system)를 사용하여 방사선치료계획을 수립한다(그림 11-2, 그림 11-3). 전산화치료계획에서는 방사선치료의 부위, 조사영역의 방향과 개수, 그리고 방사선의 종류나 세기 등을 설정하고 이를 조합하여 가급적 정상 장기는 보호하면서 목표로 하는 표적에만 방사선량분포가 집중되도록 최적화된 치료계획을 수립한다(그림 11-3). 이러한 삼체원입체조형치료 계획 이외에도 좀더 정밀한 치료를 위하여 세기조절방사선치료계획 혹은 호흡에 따른 움직임을 반영한 사차원치료계획(four-dimensional treatment planning)이 시행되기도 한다.

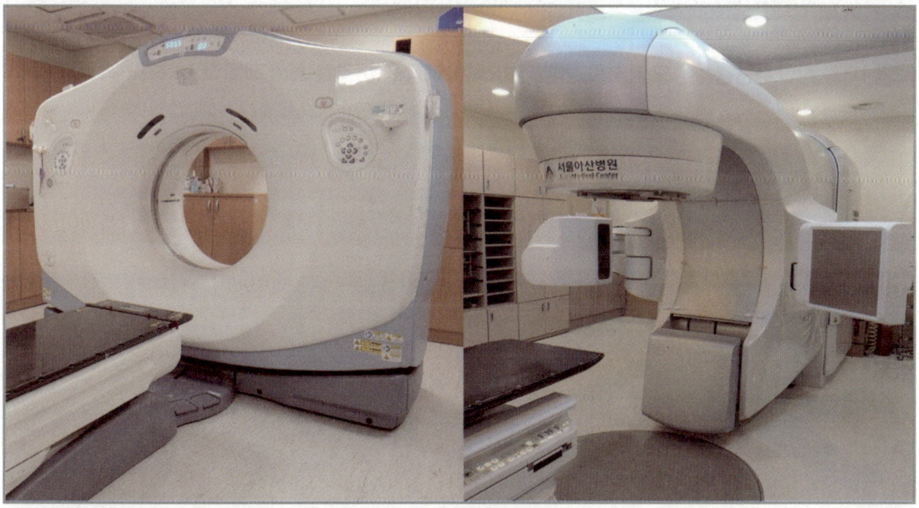

그림 11-1. 전산화단층촬영모의치료기(좌) 및 방사선치료기(선형가속기) (우)

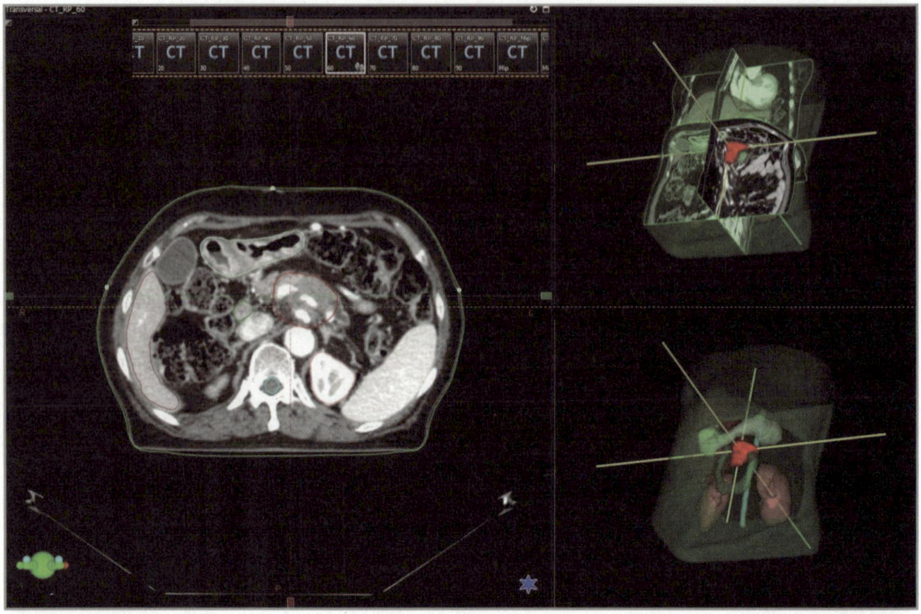

그림 11-2. 전산화단층촬영모의치료기에서 획득한 영상을 이용하여 표적체적 및 정상 장기를 설정하는 과정

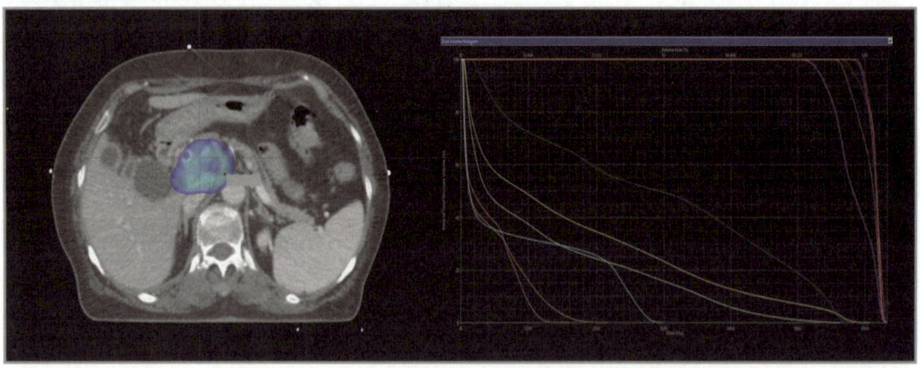

그림 11-3. 세기조절방사선치료계획의 방사선량분포 및 선량체적히스토그람

3) 방사선치료 시행

전산화치료계획이 완료되면 이를 바탕으로 방사선치료기를 이용하여 실제 치료가 진행된다(그림 11-1). 일부 특수 치료를 제외하고 통상적인 방사선치료는 주중 1일 1회(주당 5회)의 치료가 시행되며 매회 치료에는 약 10-20분이 소요된다. 췌장암의 방사선치료에서 전체 치료 기간은 치료 목적에 따라 차이가 있을 수 있으나 통상 약 5-6주가 소요되며 이러한 경우 방사선치료의 효과를 증진시키기 위하여 항암화학요법이 동시에 시행된다. 정위체부방사선치료 혹은 소분할방사선치료(hypofractionated radiation therapy)와 같이 1회 조사선량이 높은 치료 혹은 국소 증상 호전을 위한 고식적 방사선치료의 경우에는 전체 치료기간이 이보다 단축된다.

방사선치료 진행 시에는 모의치료 시와 동일한 자세를 취하고 치료계획에서 설정된 정확한 위치에 치료 부위를 정렬한 후 방사선이 조사된다. 최근에는 발달된 영상장비를 이용하여 종양의 위치나 움직임에 따른 변화를 감지하여 보다 정밀하고 정확히 치료할 수 있는 영상유도방사선치료 및 호흡연동방사선치료도 적용되고 있다 (그림 11-4). 방사선치료가 진행되는 기간 동안 방사선종양학과 의사는 정기적인 진찰과 검사를 통하여 치료 진행 사항을 점검하고 부작용 발생 유무의 관찰 및 이에 대한 적절한 처치를 시행함으로써 방사선치료가 성공적으로 완료될 수 있도록 지속적인 관리를 한다.

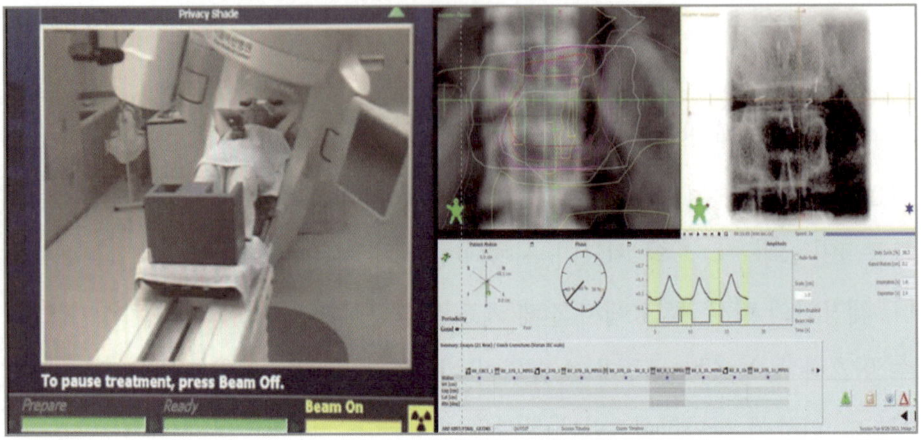

그림 11-4. 영상유도방사선치료 및 호흡연동방사선치료를 이용한 췌장암의 방사선치료 진행 모습

4) 방사선치료 후 추적 진료

방사선치료에 의한 효과는 골전이에 의한 통증 완화와 같이 치료 시작 후 짧은 시간 이내에도 나타날 수 있으나 대개의 경우 수개월 이상에 걸쳐서 나타난다. 따라서 방사선치료 기간이 종료되었다고 해서 더 이상 치료 효과가 없는 것이 아니므로 치료의 효과를 판정하기 위하여는 이후 상당 기간 동안 경과 관찰이 필요하다. 아울러 정기적인 추적 진료를 통하여 급성부작용의 회복 및 만성부작용의 발생에 대하여 진료를 시행한다.

4. 방사선치료의 부작용 및 주의사항

1) 급성부작용 및 만성부작용

방사선의 생물학적 효과는 정상세포보다는 종양세포에서 높아 적정한 선량의 방사선이 조사될 경우 시간이 경과함에 따라 종양세포는 사멸하고 정상세포는 다시 회복하게 된다. 방사선치료는 이러한 차이를 이용하여 우리 신체의 정상기관을 유지하며 악성종양을 치료하나, 방사선치료 영역에 포함되어 있는 정상적인 세포 역시 방사선의 영향을 받음으로 방사선치료에 의한 다양한 급만성부작용의 발생이 가능하다. 그러나 방사선치료는 조사되는 부위에만 영향을 미치고 각 장기 별로 방사선에 대한 정상조직의 견딤 선량(tolerance dose)을 알고 있으므로 적절한 방사선량이 조사될 경우 통상 심각한 정도의 부작용 발생은 흔하지 않다. 더욱이 최근 방사선치료 기술의 발전으로 인하여 가급적 정상조직의 방사선조사는 줄이고 종양 부위에만 주로 방사선치료를 시행하게 됨으로써 과거에 비하여 급만성 부작용의 위험은 현저히 감소하고 있다.

일반적으로 방사선치료를 시행 받는 순간에는 방사선에 의한 통증이나 열감은 발생하지 않으나 방사선치료가 진행되면서 급성 부작용이 발생할 수 있다. 일반적으로는 췌장암의 방사선치료와 관련된 급성부작용은 그 정도가 심하지 않고 통상 투약 등으로 조절이 가능하며 심각한 부작용은 드물다. 따라서 관련 증상이 발생할 경우 너무 우려하지 말고 담당 의료진과 상의하여 적절한 조치를 받도록 한다. 방사선치료 시 항암화학요법을 동시에 시행할 경우 이로 인한 급성 부작용도 발생하므로 이와는 구별이 필요하며, 통상적인 방사선치료 단독에 의한 급성부작용은 경미한 편이다. 췌장 부위에 대한 방사선치료

시 발생할 수 있는 급성 부작용에는 피로감, 방사선 조사 영역 피부 반응, 식욕부진, 소화불량, 오심 및 구토, 속쓰림, 복통, 설사 등이 있으며 일반적으로는 증상이 발생하더라도 방사선치료가 종료되면 수주에 걸쳐 호전된다. 방사선치료 종료 후 발생하는 만성부작용도 가능하나 역시 심각한 정도로 발생하는 경우는 흔하지 않다. 췌장 부위 방사선치료 시 발생 가능한 만성부작용은 대표적으로 치료 영역에 포함되었던 위장관의 궤양 혹은 궤양 출혈 등이 있고, 이와 같은 증상이 발생할 경우에는 각각의 부작용에 따른 검사 혹은 치료를 진행하게 된다.

2) 방사선치료 시 주의사항

① 방사선치료에 의한 급성부작용이 없을 경우 일반적으로 일상 생활을 제한하지는 않으나 개개인 혹은 치료 진행에 따라서 변동이 있을 수 있으므로 각각의 상태에 따른 고려가 필요하며, 방사선치료 기간 동안에는 충분한 휴식 및 안정을 취한다.

② 방사선치료 부위의 피부는 방사선치료에 의해 약해질 수 있으므로 고온(뜨거운 물, 찜질, 고온의 매트 등) 및 물리적(피부를 긁거나 문지르는 등) 자극을 피하고 피부를 압박하지 않는 편안한 복장을 입는다.

③ 소화가 잘되는 일반적인 식단을 유지하되 충분한 단백질과 영양 및 수분을 섭취하여 체력 및 적정한 체중을 유지한다.

④ 위장관에 영향을 줄 수 있는 매운 것과 같은 자극적인 음식이나 설사 및 변비 등을 유발할 수 있는 음식은 피한다. 식욕저하 혹은 구역 등으로 식사가 어려울 경우 조금씩 자주 섭취하는 것이 도움이 될 수 있

으며 설사 등 위장관계의 이상 증상이 발생할 경우 담당 의사와 상의한다.

⑤ 검증되지 않은 건강식품 및 민간요법 등은 피하는 것이 좋으며 반드시 담당 의사와 상의 후 결정한다.

12장

췌장암의 병기 및 생존율

유창훈(서울아산병원 종양내과) · 이우형(서울아산병원 간담도췌외과)

1. 병기(Stage)란?

암환자의 치료에 있어, 병기 설정은 매우 중요한데, 그 이유는 치료 방침을 결정하거나, 치료 효과를 예측하는데 필수적인 요소이기 때문이다. 병기는 악성 종양의 범위를 분류하기 위하여 만들어졌으며, 미국암협회(American Joint Committee on Cancer: AJCC)에서 발행하는 AJCC 병기 시스템이 전세계적으로 보편적으로 이용되고 있다. 이 병기 시스템은 종양의 범위(T 병기), 림프절 전이의 범위(N 병기) 및 원격 전이 여부(M 병기)를 개별적으로 평가 후 하나의 병기로 종합하여 일반인에게도 익숙한 1, 2, 3 및 4기로 분류하며, 하나의 기수에 2A 및 2B와 같이 추가적으로 분류를 하기도 한다.

암환자의 진단 및 치료 기술이 점차적으로 발전하여 치료 성적에 변화가 있기 때문에 병기 시스템은 주기적으로 업데이트가 된다. 현재 사용하고 있는 AJCC 병기 시스템은 8차 개정판이다.

2. 췌장암의 병기

췌장암에서의 병기 분류 기준은 아래의 표와 같다. 환자들을 위하여 단순화하여 표기한 것임을 참고 바란다.

T 병기		N 병기		M 병기	
T1	종양의 지름 2 cm 이하	N0	국소 림프절 전이가 없음	M0	원격 전이가 없음
T2	종양의 지름 2 cm-4 cm	N1	1-3개의 국소 림프절 전이	M1	원격 전이가 있음
T3	종양의 지름이 4 cm를 넘는 경우	N2	국소림프절 전이가 4개 이상		
T4	종양의 크기에 관계없이 복강동맥(Celiac axis) 혹은 상장간막 동맥(superior mesenteric artery) 혹은 간동맥(common hepatic artery)의 침윤이 있는 종양				

표 12-1 미국암학회 8판에 따른 췌장암의 병기

T 병기	N 병기	M 병기	전체 병기
T1	N0	M0	IA
T2	N0	M0	IB
T3	N0	M0	IIA
T1-3	N1	M0	IIB
T1-3	N2	M0	III
T4	Any N	M0	
Any T	Any N	M1	IV

3. 병기에 따른 수술 성적

췌장암은 후복막에 위치하며 발견 당시에도 절제가 가능한 경우가 30% 정도이며, 절제 이후에도 재발이나 전이가 흔하기 때문에 현재까지는 다른 고형암에 비해서는 치료성적이 좋은 편은 아니며, 최근 수년간의 전국 췌장암 환자 데이터를 살펴보더라도 치료 성적의 향상이 더딘 편이다. 하지만, 이전에 비해서는 시간이 흐를수록 치료 성적은 향상이 되고 있다. 서울아산병원에서 2000년부터 2016년까지 췌장암으로 수술을 받은 2029명의 환자의 치료 성적을 분석하여 최근 발표하였다. 수술 후 5년까지 생존할 수 있는 확률이 80년대에는 0-10%에 머물렀지만, 80년대 이후에는 10-24%로 늘어났음이 보고되었다. 서울아산병원의 췌장암 환자를 분석하였을 때에도 2000-2009년의 시기에 비해서 2010-2016년까지의 시기에 췌장암으로 수술을 시행받은 환자에서 5년 동안 환자가 생존할 확률은 22.3%에서 27.6%로 늘어났음을 알 수 있었다 (그림 12-1, 신상현 등, Surgery 2018, 432-442).

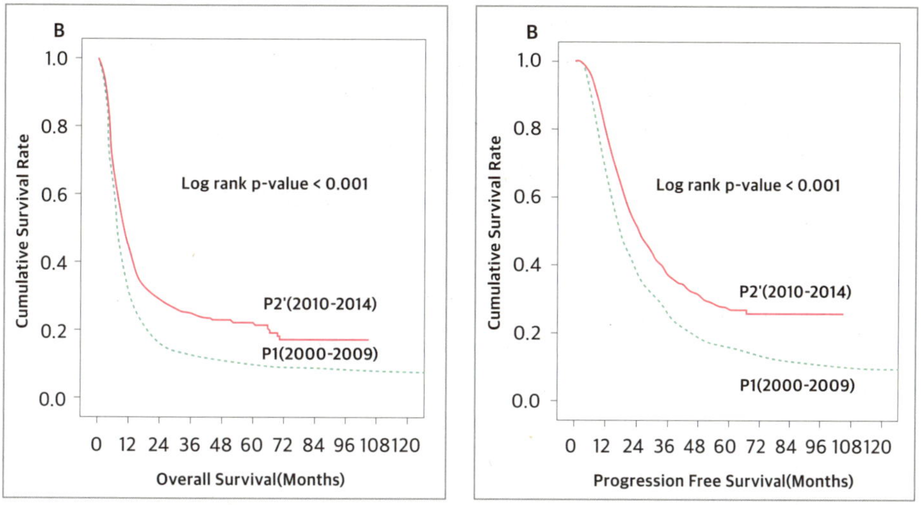

그림 12-1 2000년대와 2010년대의 췌장암 환자의 생존율과 재발률을 비교하였을 때 최근의 췌장암 치료 성적이 향상되었음을 알 수 있다.

최근 개정된 미국암학회 8판 췌장암 병기에 따른 환자들의 전체 생존 기간은 위의 그래프와 같았으며, 중앙 생존기간(50%의 대상자가 가지는 치료성적)은 IA, 44.4 개월; IB, 31.5 개월; IIA, 22.3 개월; IIB, 18.9개월; III, 15.9개월, IV, 13.1 개월이었다(그림 12-2, 박민영 등, Ann Hepatobiliary Pancreat Surg 2019;23:46-55).

병기는 수술 후 예후를 예측할 수 있는 좋은 수단이기는 하나, 위의 그래프에서 보이는 것처럼, 같은 병기를 가지고 있는 환자들에서도 그 치료 성적은 매우 다양하며, 이에는 병기에는 포함되지 않는 다른 예후 인자들(조직학적 특징, 분화도, 완전 절제여부 등등)의 영향이 있다.

물론 시대에 발전함에 따라 췌장암의 특성이 변화가 된 것은 아니다. 종양의 크기, 좋지 않은 분화도, 림프절 전이, 특정 유전자 변이 등은 여전히 췌장암에서 좋지 않은 성적과 연관이 되어 있다. 오히려 그 이외의 변화가 췌장암의 향상된 생존율과 관계가 있었다.

췌장암의 좋은 생존율과 관계된 요인들을 살펴보면 수술 전 선행항암요법의 시행, 수술 후 합병증의 감소와 최소침습수술의 적용으로 인한 빠른 회복, 수술 술기의 표준화 등이 좋은 영향을 미쳤음을 알 수 있었다. 현재에도 한 명의 환자를 위해 내과, 외과, 방사선종양학과, 영상의학과 등의 여러 과에서 거듭 고민하며 이러한 노력의 결과로 환자에게 더 나은 치료를 제시하려고 노력하고 있다.

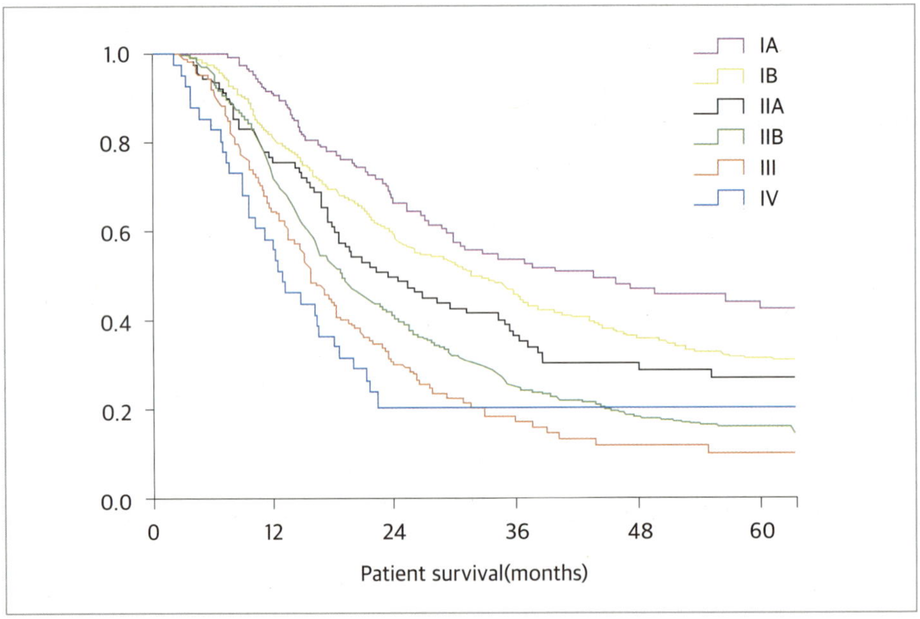

그림 12-2 병기에 따른 생존기간

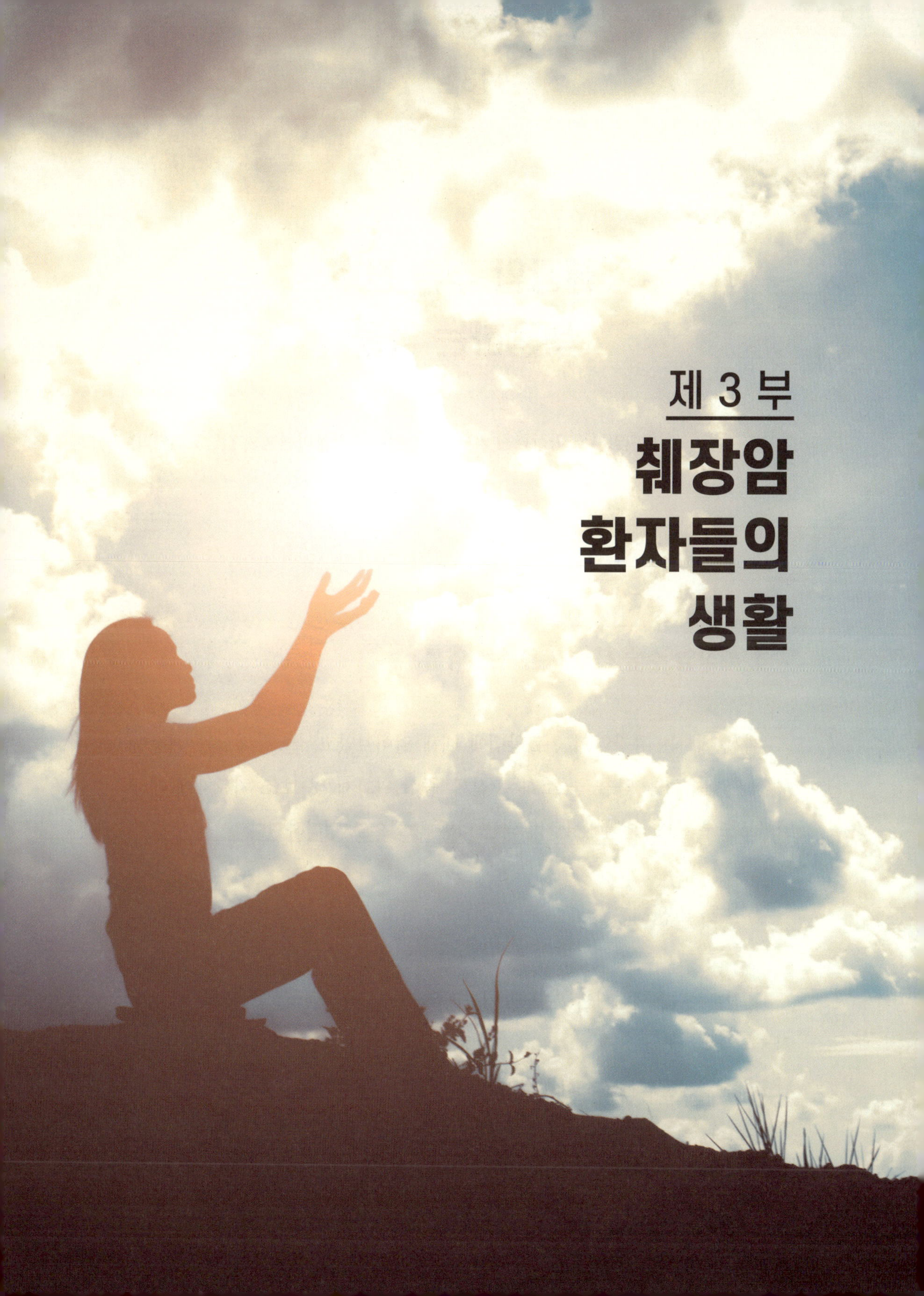

제 3 부

췌장암 환자들의 생활

13장

췌장암 수술 전후 복용하는 약물

최지영(서울아산병원 약제팀) · 이우형(서울아산병원 간담도췌외과)

1. 췌장암 수술 전후 복용하는 약물

제2부에서는 췌장암의 치료방법에 대해 알아보았고, 본 장에서는 췌장암 수술 후 복용하는 약물 중 소화 촉진제, 증상 완화제 및 보조 치료제에 대해 알아보도록 한다. 본원에서 처방되는 약물 중심으로 정리하였다.

1) 소화 촉진제

췌장은 우리 체내에서 외분비 기능(소화액을 분비하여 소화를 돕는 역할)과 내분비 기능(인슐린을 분비하여 체내 당 조절을 돕는 역할)을 담당한다. 췌장에서 지방, 단백질, 탄수화물을 분해하는 소화효소가 만들어진다. 췌장암에 의해서 혹은 수술에 의해서 췌장의 일부가 절제되는 경우에는 외분비 기능이 떨어지는 경우가 있다. 보통 췌장 두부를 절제하는 췌십이지장절제술의 경우 40-50%의 췌장이 절제되며, 췌장 미부를 절제하는 췌미부 절제술의 경우에는 50-60%의 췌장이 절제되게 된다. 췌장외분비기능이 10% 미만으로 떨어져야만 증상이 일어나는 것으로 알려져 있으나 여러가지 원인들로 인하여 수술 전에 췌장의 외분비 기능장애를 가진 경우도 있다. 특히 췌십이지장절제술을 받기 이전에는 44% 정도의 환자가, 췌미부절제술을 받기 전의 20% 정도의 환자가 췌장의 외분비 기능장애를 가진 것으로 알려져 있으며, 특히 췌장암에서는 췌관이 막히고 췌실질이 위축된 경우가 많아서 수술 전 25-50%의 환자가 췌장의 외분비 기능장애를 가진 경우가 보고되고 있다. 주요 증상으로는 소화 흡수가 잘 되지 않아 설사, 지방변, 체중감소, 식후 불편감 등을 보이게 된다. 하지만 이러한 증상이 없어도 검사에서는 외분비 기능장애를 보이는 경우도 많이 있다. 수술 후 6개월 정도 후에는 췌십이지장절제술을 받은 환자의 74%가 췌장의 외분비기능장애를 보이는 것으로 보고 되었으며, 췌미부 절제술의 환자에서는 67-80% 정도의 환자가 췌장의 외분비 기능장애를 보이는 것으로 알려져 있다. 췌장절제범위도 중요하지만, 췌십이지장 절제술처럼 복합적인 문합이 이루어지는 경우에는 정상적인 소화과정이 바뀌기 때문에 외분비장애가 동반될 수 있다. 그렇다면, 췌장 수술 이후에 췌장 효소제를 복용하는 것이 외분비 기능장애에 도움이 될까? 현재까지 보고된 여러 연구에서는 췌장에서 분비되는 소화효소를 복용하는 것이 환자들의 지방변, 체중 감소를 줄이는데 도움이 된다고 보고하고 있다. 또한 증상이 없는 외분비장애 환자 역시 소화효소를 복용하는 것이 도움이 된다고 보고 하고 있다. 또한 췌장암 환자에서는 수술 이후 충분한 영양섭취와 함께 소화효소제를 함께 복용하는 것이 전신상태의 빠른 회복에 도움이 되며, 이는 수술 이후 항암치료를 시작하는 것과도 연관이 되어 있기 때문에 소화효소제 사용이 추천된다.

(1) 소화 효소제

소화효소제의 주된 성분은 판크레아틴(pancreatin)이다. 국내에서 판매되고 있는 소화효소제의 판크레아틴은 돼지의 췌장 추출물로부터 만들어지기 때문에 돼지 단백에 과민성 있는 환자는 투여를 피해야 한다. 돼지 단백에 과민성이 있는 환자는 의사와 상담하도록 한다.

소화효소제는 식사와 같이 혹은 식후에 복용한다. 간단한 과일 혹은 야채 간식을 먹는 경우 필요하지 않으나 우유, 치즈, 아보카도 같은 단백질, 지방 함유 간식이나 다량의 탄수화물을 포함하는 간식(고구마, 바나나 등)을 먹는 경우 소화효소제를 복용하는 것이 도움이 된다.[1]

환자에게 필요한 소화효소제의 용량은 환자의 식사 형태에 따라 달라질 수 있다. 식사량이 많거나 지방이 많이 포함된 식사를 하는 환자는 보다 더 많은 양의 소화효소제를 필요로 하기도 한다.

1 대한종양내과학회. 췌장암 바로알기. 2018

표 13-1-1 소화효소제의 소화력(Enzyme activity)[2,3]

약모양	상품명	주성분 및 함량	소화효소 활성도 (USP unit)			제형 특징, 복용방법
			Lipase	Protease	Amylase	
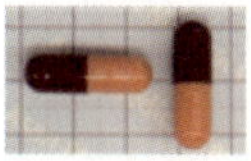	노자임 4000 캡슐	pancreatin 440 mg	40,000	93,750	103,750	미립형 장용제피 캡슐(enteric-coated microsphere capsule), 캡슐 열더라도 씹지 않고 복용하도록 함
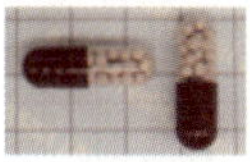	노자임 캡슐	pancreatin 457.7 mg	25,000	78,125	93,375	
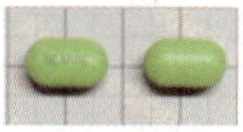	베아제 정	pancreatin 78.6 mg lipase 15 mg	24,000	4,200	36,000	장용제피 과립 정제(enteric-coated granule)
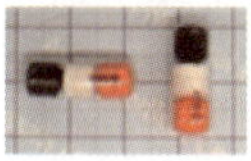	다제스 캡슐	pancreatin 50 mg, pancrelipase 13 mg	14,500	4,000	6,500	3가지 필름코팅 정제 함유 캡슐제
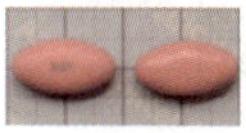	베스자임 정	pancreatin 400 mg, bromelain 30 mg	10,000	33,000	31,000	장용성 내층을 포함하는 이중제피정, 분쇄하거나 씹지 말고 복용함
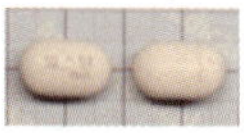	훼스탈 플러스 정	pancreatin 315 mg	9,660	25,000	31,000	장용제피 당의정
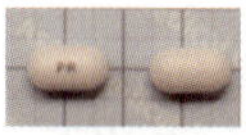	판크론 정	pancreatin 175 mg	5,367	14,000	17,430	장용제피 당의정
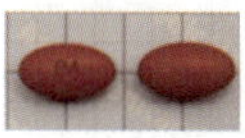	파자임 95mg 이중정	pancreatin 40 mg	480	6,000	4,000	이중제피정

2 식품의약품안전처 허가사항online (https://nedrug.mfds.go.kr)

3 Ho Gak Kim. Pancreatic Enzymes. Korean J Pancreas Biliary Tract 2001;6(2):111-117.

(2) 위장관 운동 촉진제

위장관 운동 촉진제는 소화관 운동을 촉진하여 음식물 배출을 돕는 약제로 식전에 복용한다. 위장관 운동자극이 유해한 환자(위장관 출혈, 기계적 막힘 또는 천공이 있는 경우)에서는 금기이므로 의사 상담 후 필요한 경우 처방을 받을 수 있다.

표 13-1-2 위장관 운동 촉진제[2]

약모양	상품명	성분명 및 함량	복용방법	주의사항
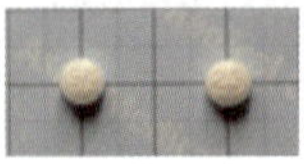	레보프라이드 정	레보설피리드 levosulpiride 25 mg	1회 25 mg, 1일 3회 식전에 복용함	추체외로 부작용 (경련, 떨림 증상) 및 유즙분비과다(프로락틴 분비 이상) 부작용 주의해야 함
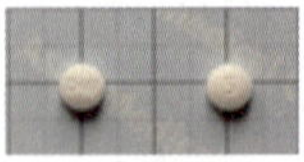	맥페란 정	메토클로프라미드 metoclopramide hcl 5 mg	1일 10-30 mg, 1일 2-3회 분할하여 식전에 복용함 (1일 최대용량 : 30 mg)	적어도 6시간 이상 간격을 두고 복용함 장기 복용하지 않도록 권고함 파킨슨병환자 금기, 추체외로 부작용(경련, 떨림 증상) 주의해야 함
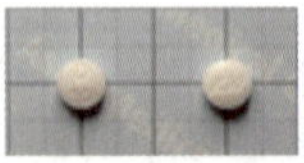 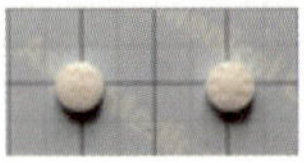	돔페리돈 정 모티리움엠 정	돔페리돈 domperidone 10 mg	1회 10 mg (레보도파 투여 시 5 mg), 1일 3회 식전에 복용함 (1일 최대용량 : 30 mg)	장기 복용하지 않도록 권고함 심장 기저 질환자, 약물상호작용 발생 위험성이 있으므로 주의해야 함
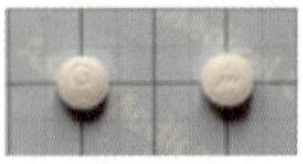	가나칸 정	이토프리드 itopride hcl 50 mg	1회 50 mg, 1일 3회 식전에 복용함	추체외로 부작용 (경련, 떨림 증상) 및 유즙분비과다 (프로락틴 분비 이상) 부작용 주의해야 함
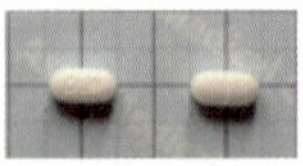	가스모틴 정	모사프리드 mosapride 5 mg	1회 5 mg, 1일 3회 식전 또는 식후에 복용함	식사와 관계없이 복용 가능함

2) 위산도 조절제

췌장 기능 부전의 경우, 췌장액 내 중탄산염(bicarbonate) 분비가 줄어서 십이지장의 산도(pH)가 산성이 되기 쉬운데, 산성 환경에서는 투여된 췌장 소화 효소가 활성을 잃게 된다. 소화 효소제를 복용하는데도 충분히 효과를 보지 못하는 경우, 위산에 의한 췌장 효소 파괴를 막기 위해 위산도 조절제를 사용해 볼 수 있다.

또한 췌장 두부에 발생한 췌장암에 대해서는 췌십이지장절제술 혹은 유문보존 췌십이지장절제술을 시행하게 된다. 이때, 췌장 두부, 십이지장, 담도를 절제하게 되고, 췌장과 공장, 담관과 공장, 위 또는 십이지장과 공장을 잇게 되는 복합적인 문합을 시행하게 된다. 특히 위 또는 십이지장과 공장을 잇게 되는 문합부위에는 장기적으로 살펴보았을 때 변연부 궤양이 발생할 수 있다. 공복에 속쓰림 증상을 호소하게 되고, 협착, 출혈, 천공 등의 합병증이 발생할 수 있다. 대개는 1-2년 이내에 나타나는 것으로 보여지나 길게는 수년 후에도 발생할 수 있다. 서울아산병원의 1,300여명의 환자를 살펴본 결과 5.4%의 환자에서 변연부 궤양이 발생하였으며, 66%의 환자들이 수술 후 16개월 이내로 변연부 궤양이 발생한 것으로 보고되었다. 위산도 조절제를 어느 기간 만큼 복용해야 되는지 정확하게 밝혀진 바는 없다. 최근 연구에서는 위산도 조절제를 단기 복용한 환자에게서 변연부 궤양이 높았음이 보고되었고, 예방적으로 위산도 조절제를 복용하는 경우 변연부 궤양의 발생을 막는 데 도움이 된다고 알려져 있다.

위산도 조절제는 작용 기전에 따라 히스타민 수용체 길항제(Histamine-2 receptor antagonist) 계열 약물과 프로톤펌프 차단제(proton pump inhibitors, PPI) 계열 약물이 대표적이다. 히스타민 수용체 길항제나 프로톤펌프 차단제 복용 시 나타날 수 있는 부작용에는 두통, 설사, 피부발진 등이 있고, 장기 복용 시 위산분비 억제로 인한 감염 위험성, 철분·칼슘· 비타민 B_{12} 흡수 저하 등의 부작용이 발생할 수 있다.[4] 또한 프로톤펌프 차단제는 혈중 마그네슘을 낮출 수 있어 혈액검사를 통해 마그네슘 수치 모니터링이 필요하다. 약물상호작용 가능성이 있으므로 다른 약물을 복용 중인 경우 의사나 약사와 상의하여 복용하도록 한다.

(1) 히스타민 수용제 길항제(Histamine-2 receptor antagonist)

히스타민 수용체 길항제는 주로 신장으로 배설되기 때문에 신기능 장애 환자의 경우 1일 용량 조절 후 적정량을 복용하도록 한다.[5]

4 Hwoon-Young Jung. Pharmacological treatment for reflux esophagitis. J Korean Med Assoc 2011 January; 54(1):88-91

5 Sang Yong Seol. Mechanism of Actions and Clinical Application of Proton Pump Inhibitiors. The Korean J Gastroenterology 2006;48:4-8

표 13-2-1 히스타민 수용체 길항제[2]

약모양	상품명	성분명 및 함량	복용방법	주의사항
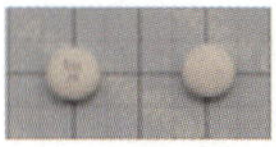	가스터 정	파모티딘 famotidine 20 mg	1회 20 mg씩 1일 2회 복용 또는 1회 40 mg씩 1일 1회 취침 전 복용함	유당, 갈락토오스 불내성 환자에게 금기임
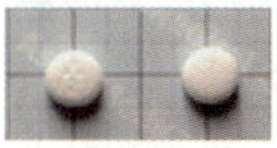	가스터디 정			구강붕해정: 혀 위에 놓고 타액으로 녹여 복용함. 페닐케톤뇨증 환자에게 금기임
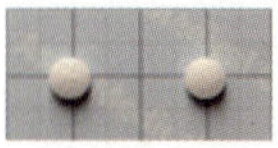	스토가 정	라푸티딘 lafutidine 10 mg	1회 10 mg, 1일 2회 오전 및 취침 전 복용함	
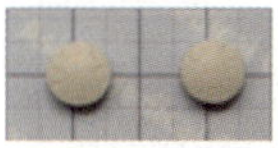 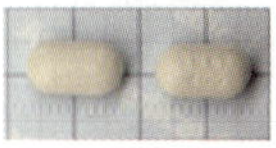	타가메트 정	시메티딘 cimetidine 200 mg, 400 mg	1회 400 mg씩 1일 2회 복용 또는 1회 800 mg씩 1일 1회 복용함	여성형 유방 부작용 및 약물상호작용 발생 위험성 주의해야 함

(2) 프로톤펌프 차단제(Proton pump inhibitors, PPI)

프로톤펌프 차단제는 주로 간에서 대사되므로 신장애의 영향은 적으나 간 대사효소인 싸이토크롬P450(CYP450)에 의해 대사되는 다른 약물과의 상호작용을 주의해야 한다.[5]

표 13-2-2 프로톤펌프 차단제[2]

약모양	상품명	성분명 및 함량	복용방법*	주의사항
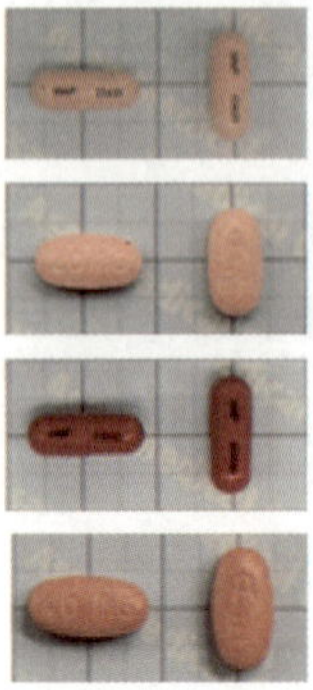	에소메졸 캡슐 넥시움 정	에스오메프라졸 esomeprazole 20 mg, 40 mg	1회 20 mg 또는 40 mg, 1일 1회 식전 복용함	분쇄하거나 씹지 말고 복용함. 삼키기 어려운 경우, 비탄산수(물, 오렌지주스, 사과주스) 반 컵에 붕해시켜 복용 가능함
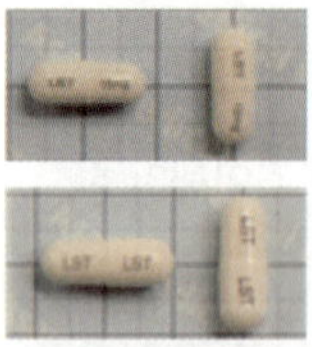	란스톤 캡슐	란소프라졸 lansoprazole 15 mg, 30 mg	1회 15 mg 또는 30 mg, 1일 1회 식전 복용함	삼키기 어려운 경우, 소량(30 mL)의 오렌지주스, 토마토 주스에 섞은 후 즉시 복용함
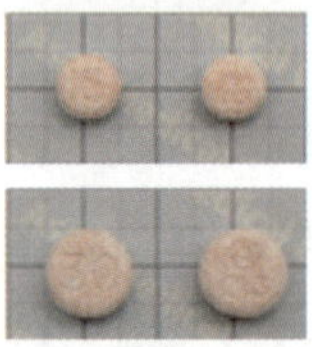	란스톤 엘에프디티			구강붕해정의 경우, 혀 위에 놓고 타액으로 녹여 복용함. 물과 함께 복용도 가능함
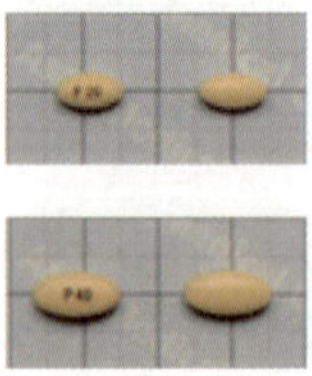	판토록 정	판토프라졸 pantoprazole 20mg, 40 mg	1회 20 mg 또는 40 mg, 1일 1회 식전 복용함	장용정, 분쇄하거나 씹지 말고 복용함
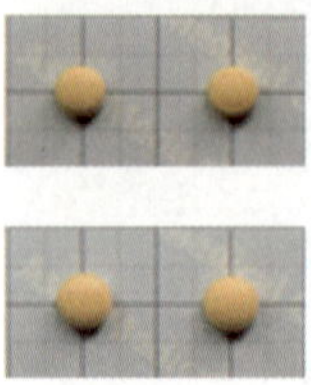	파리에트 정	라베프라졸 rabeprazole 10 mg, 20 mg	1회 10 mg 또는 20 mg, 1일 1회 복용함	장용정, 분쇄하거나 씹지 말고 복용함 식사와 관계없이 복용 가능함

* 프로톤펌프 차단제의 적응증 중 위식도 역류질환 기준으로 용량 표시함

3) 설사/변비약

췌장암 환자들이 호소하는 식이 관련 증상에 설사 및 흰색 혹은 황색의 기름기가 있는 변(지방변)이 있다. 설사를 다량으로, 혹은 1일 4회 이상 하는 경우, 탈진 등 환자의 전신상태가 떨어질 수 있으므로 필요시 설사약을 처방 받는다. 이와 함께 항암치료 및 적은 식사량 등으로 인해 변비가 지속되는 경우 변비약을 처방 받을 수 있으며, 본원에서 주로 사용하는 약물은 다음과 같다.

표 13-3-1. 대표적인 변비약[2]

성상	상품명	성분명 및 함량	복용방법	주의사항
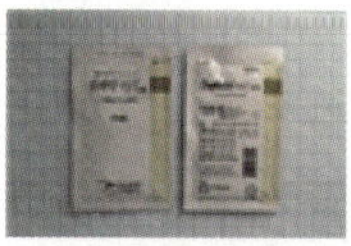	듀파락-이지 시럽팩	락툴로오스 lactulose 15 mL/ 1팩	2-3일간 1일 15-30 mL, 그 후, 10-15 mL를 복용함. 심한 경우 1일 45 mL 까지 복용함	갈락토스혈증 환자, 유당 및 갈락토오스 불내성 환자에게 금기임
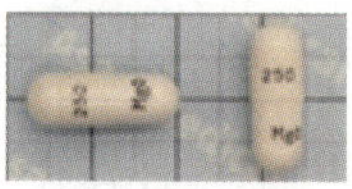 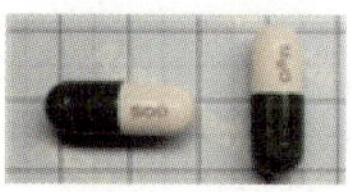	마그오 캡슐	산화마그네슘 magnesium oxide 250 mg, 500 mg	1일 2 g을 1-2회 분할 복용함	신장애 환자에서 혈중 마그네슘 상승 위험 있음 대량의 우유, 칼슘 제제와 병용 시 milk-alkali syndrome 주의해야 함 테트라사이클린계 항생제의 흡수 저해함

표 13-3-2. 대표적인 설사약(지사제)[2]

약모양	상품명	성분명 및 함량	복용방법	주의사항
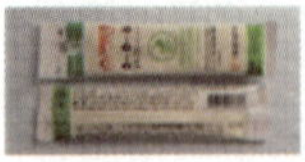	스멕타 현탁액	디옥타헤드랄 스멕타이트 dioctahedral smectite 3g/ 1팩	1회 3g (20 mL/ 팩), 1일 3회 복용함 급성 설사의 초기 치료에는 1일 용량을 2배로 증량함	흡착성이 있어 다른 약물 복용 시 시간 간격을 두고 복용해야 함
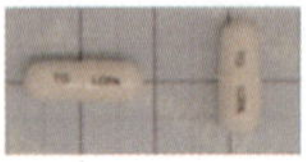	로파인 캡슐	로페라미드염산염 loperamide hcl 2mg	초기용량 4 mg, 증상 지속시 2 mg 씩 복용함 만성 설사 시 1일 1~2회 나누어 복용함 (1일 최대용량: 16 mg)	세균성 설사 환자에 단독 사용 금기임 피로, 어지러움, 졸음이 나타날 수 있으므로 주의해야 함

4) 식욕촉진제

항암치료를 병행하는 환자의 경우 약물치료에 의해 식욕이 감소하여 식사하기 어려울 때 식욕촉진제가 도움이 될 수 있다. 아래 표의 식욕촉진제는 현탁액으로 복용 전 잘 흔들어 복용하도록 한다. 혈당 상승, 혈전·색전 위험성이 있는 환자의 경우 의사 상담 후 신중하게 복용해야 한다.

표 13-4-1 식욕촉진제[2]

약모양	상품명	성분명 및 함량	복용방법	주의사항
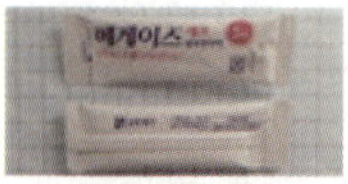	메게이스에프 내복현탁액 5mL	메게스트롤 아세테이트 megestrol acetate 5 mL/팩 5.2 mL/팩 10 mL/팩 20 mL/팩	1일 1팩을 잘 흔들어 복용함	혈전색전환자, 당뇨병환자 경우 신중 투여 요함 제품마다 용량이 다르므로 주의해야 함
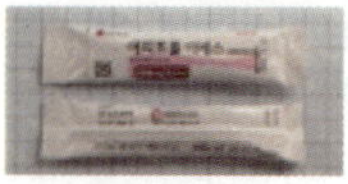	애피트롤이에스 내복현탁액 5.2mL			
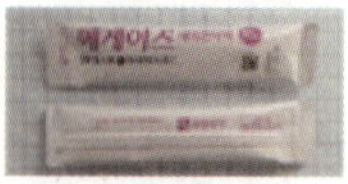 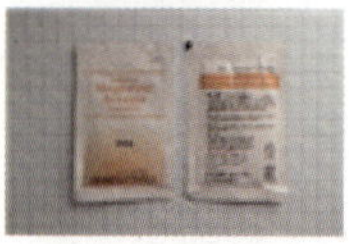	메게이스 내복현탁액 10mL 초산메게스트롤 현탁액 10mL			
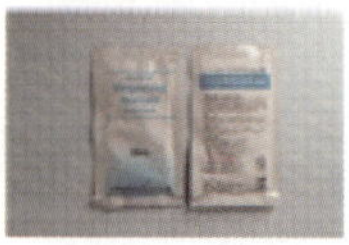	초산메게스트롤 현탁액 20mL			

5) 영양 보조제(열량 보충제)

암 질환 자체가 소모성 질환이므로 소화 흡수에 어려움이 있는 경우, 영양 공급이 충분치 않다고 여겨지는 경우, 이유 없는 체중 감소를 보이는 경우 열량 보충제를 추가로 복용하여 부족한 영양을 채울 수 있다.

표 13-5-1. 열량 보충제(enteral nutrition)[2]

<table>
<tr><th>약모양</th><th>상품명 및 함량</th><th>복용방법</th><th>주의사항</th></tr>
<tr><td>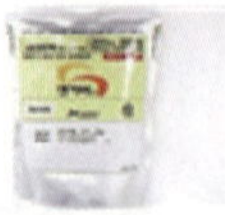</td><td>엔커버 액
(바닐라/ 옥수수/
커피 향)
200 mL, 400 mL/ 1팩</td><td rowspan="2">입으로 먹을 수 있는 경우 1일 1회 또는 수회로 나누어 복용함
입으로 먹기 어려운 경우 지속적 또는 1일 수회에 나누어 경관 영양으로 보급함</td><td rowspan="2">열량: 1 kcal /ml
우유에 과민 혹은 알레르기 환자에게 금기임</td></tr>
<tr><td>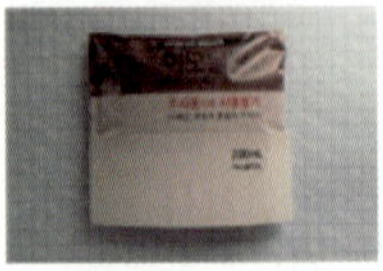</td><td>하모닐란 액
(바닐라/ 커피 향)
200 mL, 500 mL/ 1팩</td></tr>
</table>

6) 비타민, 무기질 보조제

환자가 음식물을 제대로 소화시키지 못하면 비타민, 무기질 섭취도 부족하게 된다. 보조적으로 비타민, 무기질 보조제를 복용하는 것이 필요한지 의사, 약사와 상담하도록 한다.

7) 진통제

췌장암에 의해 혹은 치료 과정 중 통증이 발생할 수 있다. 자세한 설명은 19장 통증 조절 편을 참고하고, 본 장에서는 먹는 진통제 위주로 간단히 소개하도록 한다.

통증 치료에 가장 중요한 대 명제는 '통증은 적극적으로 조절할 수 있다'는 것이다. 환자분들 중에는 통증이 심해질 경우를 대비해 진통제를 아껴 두어야 한다는 잘못된 생각으로 통증을 억지로 참는 경우도 있는데, 통증이 심할 때를 기다리면 더 많은 용량의 진통제가 필요하게 된다. 그러므로 적절한 진통제를 규칙적으로 복용하는 것이 효과적인 통증관리와 환자 전신상태 호전 및 치료에 도움이 된다.[6]

진통제는 일반적으로 약국에서 구입할 수 있는 진통제부터 마약성분이 들어있는 진통제까지 다양한 강도의 진통제가 있다. 또한 주사제, 먹는 약, 붙이는 패취 등 다양한 형태의 진통제가 있으며, 환자 분이 느끼는 통증 정도에 따라 단계적으로 투여하게 된다.

(1) 소염진통제

비스테로이드성 소염진통제(Non-Steroidal Anti-Inflammatory Drugs, NSAIDs)는 장기간 복용 시 속쓰림과 같은 위장관계 부작용이 있을 수 있다. 부작용이 심한 경우 의사, 약사와 상의하도록 한다.

표 13-7-1 소염진통제[2]

약모양	상품명	성분명 및 함량	복용방법	주의사항
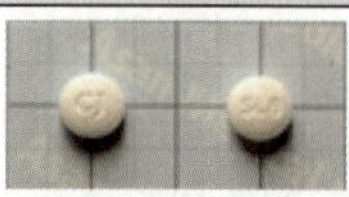	솔레톤 정	잘토프로펜 zaltoprofen 80 mg	1회 80 mg, 1일 3회 복용함	
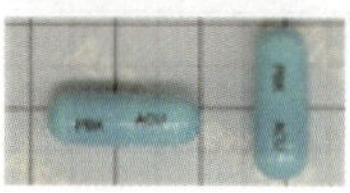	올페인 캡슐	네포팜염산염 nefopam hcl 30 mg	1회 60 mg, 1일 3회 복용함 증상에 따라 1회량을 증감함	모노아민 산화효소 억제제 (MAO 억제제) 투여 환자에게 금기임

6 서울아산병원 암병원. 암환자를 위한 통증관리. 2018

(2) 트라마돌(Tramadol) 성분 제제

복용 초기에 메스꺼움, 어지러움, 졸음 등의 부작용이 있을 수 있으며, 필요시에는 의사와 상의하여 용량을 조절할 수 있다. '트라마돌과 아세트아미노펜 복합제(tramadol, acetaminophen 복합제)'와 다른 소염진통제를 병용하는 경우 주의를 요한다. 아세트아미노펜 성분의 경우 1일 4g 초과 시 간 손상 위험이 증가하므로 복용 중인 약물이 있는 경우 의사, 약사에게 알리도록 한다.

트라마돌은 모노아민 산화효소 억제제(MonoAmine Oxidase Inhibitors, MAOIs) 또는 선택적 세로토닌 재흡수 억제제(Selective Serotonin Reuptake Inhibitors, SSRIs), 카르바마제핀(carbamazepine)과 병용 시 약물상호작용에 의해 부작용이 증가될 수 있으므로 복용 중인 약물이 있는 경우 의사나 약사에게 알리도록 한다.

표 13-7-2 트라마돌 성분 제제[2]

약모양	상품명	성분명 및 함량	복용방법	주의사항
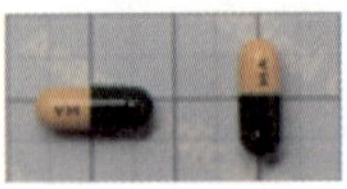	트리돌 캡슐	트라마돌 tramadol hcl 50 mg	1회 50 mg 복용, 증상에 따라 증감 함(1일 최대용량: 400 mg)	속방정(速放錠)
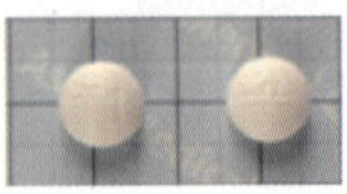	트리돌 서방정	트라마돌 tramadol hcl 100 mg	1회 100 mg, 1일 2회 복용함 증상에 따라 증감 함(1일 최대용량: 400 mg)	서방정(徐放錠) 분쇄하거나 씹지 말고 복용함 6시간 이내 재복용하지 않도록 함

약모양	상품명	성분명 및 함량	복용방법	주의사항
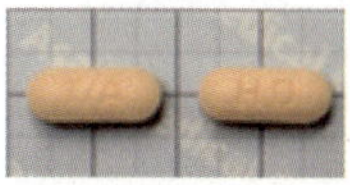	엑스페인 정	트라마돌/ 아세트아미노펜 복합제 tramadol hcl 37.5 mg / acetaminophen 325 mg	1회 1정, 최소 6시간 간격으로 복용함 증상에 따라 증감 함(1일 최대용량: 8정)	속방정(速放錠) 아세트아미노펜 1일 4g 초과시 간 손상 위험
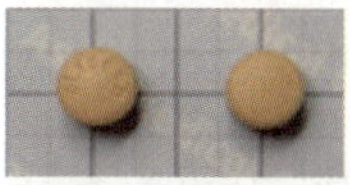	울트라셋 이알세미 정		1회 2정, 최소 12시간 간격으로 복용함 증상에 따라 증감 함 (1일 최대용량: 8정)	서방정(徐放錠) 분쇄하거나 씹지 말고 복용함 12시간 이내 재복용하지 않도록 함
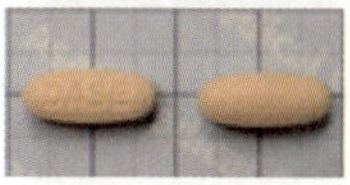	파라미셋 이알세미 정			
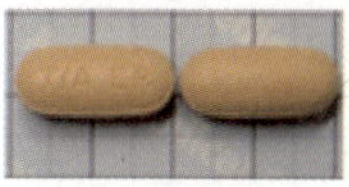	울트라셋 이알 정	트라마돌/ 아세트아미노펜 복합제 tramadol hcl 75 mg / acetaminophen 650 mg	1회 1정, 최소 12시간 간격으로 복용함 증상에 따라 증감 함(1일 최대용량: 4정)	
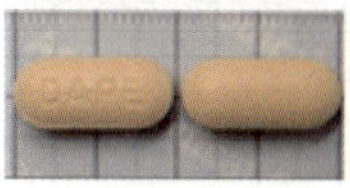	파라미셋 이알 정			

(3) 마약성 진통제

중등도 이상의 심한 통증을 조절하기 위해 마약성 진통제를 사용한다. 마약성 진통제는 정해진 용량을 처방받은 대로 복용하는 경우 중독 위험성이 매우 낮으므로 적극적인 통증 조절을 하는 것이 필요하다.

돌발성 통증이 있는 경우 속효성(速效性) 진통제를 사용하면 복용 후 15분 이내에 빠른 효과를 볼 수 있으나 지속시간은 4~5시간으로 짧다. 1일 4회 이상 돌발성 통증이 나타나는 경우, 장시간 약효가 유지되는 서방형(徐放形) 진통제를 투여하여 통증이 시작되기 전에 조절하는 것이 효과적이고 환자의 삶의 질 향상에도 도움이 된다. 환자분이 느끼는 통증이 심해지는 정도에 따라 용량을 증량하거나 단계적으로 강한 진통제로 변경하여 투여한다. 투여 목적에 따라 먹는 알약 외에도 설하정(혀 밑에 녹여 먹는 약), 구강정(뺨 안쪽에 문질러 구강 내에서 흡수하는 약), 비강 스프레이(코에 뿌리는 약), 피부에 붙이는 패취 제제 등 다양한 제형의 약제가 사용된다.

마약성 진통제의 일반적인 이상반응에는 변비, 구역질, 구토, 졸림, 두통 등이 있다. 얕은 호흡, 호흡 횟수가 느려지는 일, 정신 혼미, 불면 등 이상반응이 심하게 나타나는 경우 의사와 상의 한다. 신경안정제, 수면제, 알코올 병용 시 깊은 진정, 호흡 억제, 혼수 및 사망을 초래할 수 있으므로 병용 약물이 있는 경우 의사에게 알리고, 음주는 피해야 한다.

표 12-7-3 마약성 진통제[2]

약모양	상품명	성분명 및 함량	복용/적용방법	주의사항
약한 마약성 진통제				
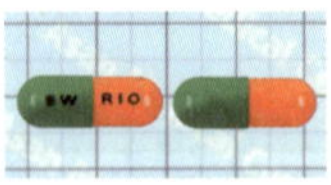	마이폴 캡슐	아세트아미노펜/코데인/이부프로펜 복합제 acetaminophen 250 mg/ codeine phosphate hydrate 10 mg/ ibuprofen 200 mg	1회 1~2캡슐을 6~8시간 간격으로 복용함 (1일 최대용량: 12캡슐)	아세트아미노펜: 1일 4g 초과시 간 손상 위험 이부프로펜: 비스테로이드성 소염제, 위장관계 부작용(궤양, 출혈) 주의

약모양	상품명	성분명 및 함량	복용/적용방법	주의사항
속효성 진통제 (효과가 빠르게 나타나는 약제)				
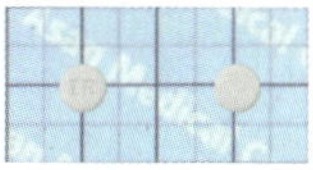 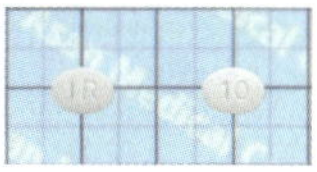	아이알코돈 정	옥시코돈 oxycodone hcl 5 mg 10 mg	4~6 시간 간격으로 복용함	초기용량: 이전 진통제 투여경험, 통증정도, 환자반응 등에 따라 결정 용량조절: 환자 상태에 따라 점진적 증량, 속효성 진통제 사용횟수가 1일 3~4회 이상 되면 서방형 진통제 용량을 늘려야 함
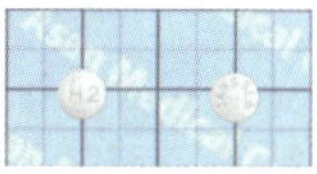	저니스타 아이알 정	히드로모르폰 hydromorphone hcl 2 mg		
서방형 진통제 (효과가 장시간 지속되는 약제)				
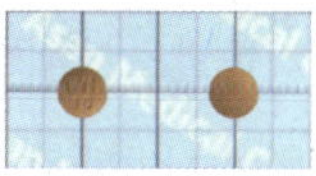 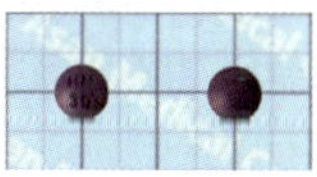	엠에스알 서방정	모르핀 morphine sulfate 10 mg 30 mg	1일 2회 12시간 간격으로 복용 씹거나 부수지 않고 그대로 삼켜서 복용함	이전 진통제 투여 경험, 통증정도, 환자반응 등에 따라 용량 조정함

<table>
<tr><th>약모양</th><th>상품명</th><th>성분명 및 함량</th><th>복용/적용방법</th><th>주의사항</th></tr>
<tr><td colspan="5">서방형 진통제 (효과가 장시간 지속되는 약제)</td></tr>
<tr><td>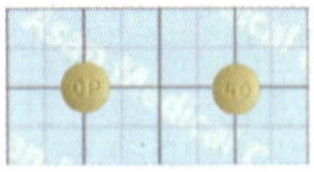
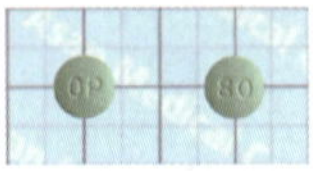</td><td>옥시콘틴
서방정</td><td>옥시코돈
oxycodone hcl
40 mg
80 mg</td><td rowspan="2">1일 2회 12시간 간격으로 복용
씹거나 부수지 않고 그대로 삼켜서 복용함
(옥시코돈/날록손복합제: 1일 최대용량 160/80mg)</td><td rowspan="2">이전 진통제 투여 경험, 통증정도, 환자반응 등에 따라 용량 조정함

날록손: 마약성 진통제 의한 변비를 감소시킴

대변에 서방정 같이 생긴 것이 보일 수 있으나 이것은 약물이 방출되고 남은 껍질임</td></tr>
<tr><td>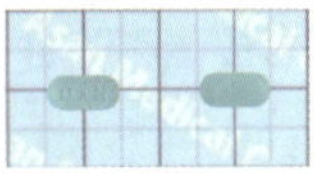
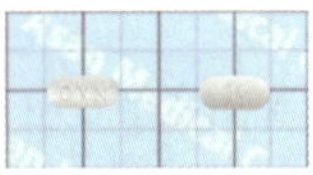
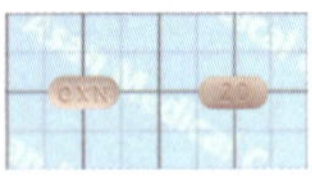
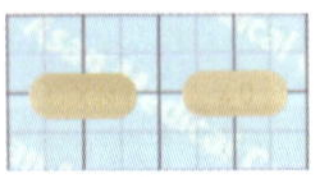
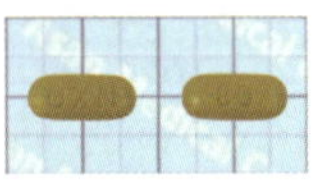</td><td>타진
서방정</td><td>옥시코돈/
날록손 복합제
oxycodone hcl/
naloxone hcl
5/2.5 mg
10/5 mg
20/10 mg
40/20 mg
80/40 mg</td></tr>
</table>

<table>
<tr><th>약모양</th><th>상품명</th><th>성분명 및 함량</th><th>복용/적용방법</th><th>주의사항</th></tr>
<tr><td colspan="5">피부에 붙이는 지속성 제제 (효과가 장시간 지속되는 약제)</td></tr>
<tr><td>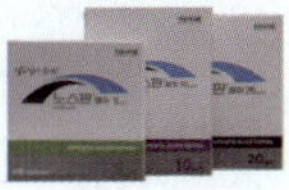</td><td>노스판
패취</td><td>부프레노르핀
buprenorphine
5 mcg/시간
10 mcg/시간
20 mcg/시간</td><td rowspan="3">투여 주기에 맞춰 팔, 등, 가슴 위부분의 손상되지 않은 피부에 패취를 놓고 약 30초간 손바닥으로 눌러 단단히 부착함

처음 패취를 사용하는 경우, 약이 피부로 흡수되어 충분히 진통효과를 얻기까지 시간이 걸리므로 필요시 단시간형 진통제를 투여하도록 함

패취 교체 시 동일한 부위에 반복하여 부착하지 않도록 함</td><td>효과가 7일간 지속되므로 7일마다 패취를 교체함</td></tr>
<tr><td>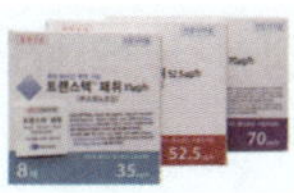</td><td>트랜스텍
패취</td><td>부프레노르핀
buprenorphine
35 mcg/시간
52.5 mcg/시간
70 mcg/시간</td><td>효과가 최대 96시간 (4일) 지속되며, 사용 시 편의를 위하여 1주일에 2 번 간격으로 패취를 교체함</td></tr>
<tr><td>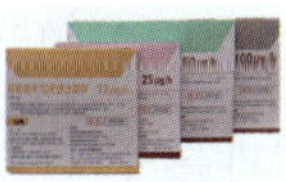</td><td>듀로제식
디트랜스
패취</td><td>펜타닐
fentanyl
12 mcg/시간
25 mcg/시간
50 mcg/시간
100 mcg/시간</td><td>효과가 72시간 지속되므로 3일마다 패취를 교체함</td></tr>
</table>

14장

췌장암 환자의 정신적 신체적 변화와 적응

정석훈(서울아산병원 정신건강의학과)

암 진단을 받게 되면 무척 당혹스럽고 두려운 마음이 들게 된다. 암이 의심되어 정확한 진단을 위해 검사를 하고 결과를 기다리고 그 결과를 듣는 과정에서 환자들은 극심한 스트레스를 겪게 되며, 그로 인해 우울감과 불안감, 불면증 등의 증상을 경험하게 된다. 진단 과정뿐 아니라 수술 후 외양이 변하고 신체 기능이 저하 되며 항암치료로 인해 탈모, 피로, 인지기능장애, 구역과 구토, 식욕저하, 말초 신경병증 등이 발생하고, 방사선치료 후 구역, 피로, 통증, 식욕저하 등이 발생하게 되는데, 이러한 암 치료 과정에서 발생하는 다양한 상황들 또한 환자의 삶의 질을 저하시키는 원인이 될 수 있다. 또한 사회기능과 직업 기능이 저하되어 치료 후 일상으로 복귀하는 데에도 지장이 있으며, 가족 내 지지 정도 및 갈등 상황, 경제적 어려움, 이와 더불어 앞으로 남은 인생에 대한 고민, 영적, 종교적 고민까지 복합적으로 따라오게 된다. 이렇듯 암 환자가 암 진단을 받고 치료하는 과정, 그리고 생존기에 겪는 다양한 정신적인 고통을 통칭하여 디스트레스(distress)라 부른다.

췌장암은 병의 경과가 빠르고 예후가 좋지 않은 점, 그리고 극심한 통증이 동반된다는 점에서 불안감과 우울감을 유발하는 암종이다. 그러나 정신건강의학과와 정신과적 약물에 대한 편견과 정보 부족으로 인하여 환자의 정신과적 증상이 제때 적절하게 치료되지 않는 경우도 많으며, 이러한 증상들을 당연하게 여기고 간과하는 경우도 흔하다. 또한 암이 낫지 않는데 우울증이 해결 되겠냐며 비관적인 생각을 하기도 한다. 정신과적 증상이 극심한 경우 환자의 삶의 질이 저하되고 치료 순응도도 낮아져 결과적으로 환자의 생존율에 영향을 미치기 때문에, 그저 당연하게 생각하고 지나치기 보다는 증상들을 제내로 평가하고 적절한 치료를 받는 것이 중요하다.

1) 암 환자들이 흔히 겪게 되는 정신과적 질환

(1) 적응장애(Adjustment disorder)

적응장애는 스트레스성 사건을 겪은 후 부적응적 반응을 나타내는 경우를 말한다. 암 진단 및 치료 과정에서 우울, 불안, 불면, 식욕저하, 집중력 저하 등의 증상이 발생하는데, 대부분 약 1-2 주 내로 회복되지만 일부에서는 증상이 장기간 지속되면서 직업, 대인관계, 일상 생활 등에서 어려움을 겪기도 한다. 증상이 가벼운 경우에는 심리상담이나 복식호흡과 같은 이완훈련 등을 통해 호전되기도 하지만, 심한 경우에는 항우울제나 항불안제를 사용하는 적극적 치료를 요할 때도 있다.

(2) 우울증(Depressive disorder)

적응장애 상태에서 정신적 스트레스가 심해지면 우울증으로 발전하기도 한다. 우울감이 일시적으로 나타났다 호전되는 경우도 있지만, '우울한 기분', '흥미나 즐거움의 감소'와 같은 증상이 있으면서 식욕저하, 불면증, 초조감, 무기력감, 의욕저하, 집중력 감소, 자살 생각 등의 증상이 2주 이상 지속되는 경우가 있는데, 이때에는 주요우울장애로 진단한다. 가벼운 우울증은 명상, 이완요법, 웃음치료, 미술치료, 정서적 지지 등의 비약물적 치료로 호전될 수도 있지만, 중등도 이상의 우울증에서는 항우울제를 포함한 약물 치료와 상담 요법이 병행되어야 한다. 특히 주요우울장애는 삶의 질을 떨어뜨리고 암 치료를 포기하게 만들어 치료 순응도를 낮추고 결과적으로 생존율을 저하시킬 수도 있기 때문에 우울증을 적절히 치료하는 것은 환자 생존율 향상에 매우 중요한 부분이라 할 수 있다.[1]

(3) 불안장애(Anxiety disorder)

암을 치료하는 과정은 불확실성과의 싸움이기 때문에 환자들은 늘 근심이 많고 불안할 수밖에 없다. 작은 신체 증상 변화에도 재발에 대한 두려움으로 연결되어 늘 불안해하고 초조감을 느끼게 되며 경우에 따라 극심한 공황 증상을 경험하게 되기도 한다. 항상 긴장감을 느끼면서 지내고, 예민하고 짜증이 나며 가슴이 답답하고 두근거리기도 한다. 매사에 걱정이 많고 늘 불안해 하는 '범불안장애', 숨이 막히고 심장이 멈추는 것 같고 당장이라도 죽을 것 같은 증상을 경험하는 '공황장애', 병과 내 몸에 대해 지나치게 걱정하

1 Parker G, Brotchie H. Pancreatic cancer and depression: a narrative review. J Nerv Ment Dis 2017;205:487-490

는 '건강염려증' 등이 있다. 증상 조절을 위해 심리상담, 인지행동치료, 이완요법, 명상 등과 같은 비약물적 치료도 도움이 되지만, 심한 경우 항불안제를 사용하여 조절하기도 한다.

(4) 불면증(Insomnia)

암 진단 및 치료 과정에서 환자들은 잠을 잘 자지 못하거나 자다가 자주 깨는 경우가 흔하다. 암 자체로 인한 통증이나 치료 부작용, 호흡곤란, 기침, 오심, 또는 소양감과 같은 신체 증상들은 숙면을 방해하는 요인으로 작용한다.[2] 또한 우울증 및 불안증 등 정신과적 증상도 불면증을 유발하고, 항암 치료 후 극심한 피로감 때문에 낮에 누워 지내는 행위도 야간의 숙면을 방해한다. 불면증은 잠을 잘 들지 못하거나, 중간에 자주 깨거나, 아침에 일찍 깨는 등의 증상이 있을 수 있는데, 적절하게 잘 대처하지 못하면 안 좋은 수면 습관이 생기면서 만성 불면증으로 이어지기도 한다. 또한 암 환자들은 잠을 잘 못 자면 면역력이 저하되고 암이 재발한다는 생각들을 많이 하게 되는데,[3] 이러한 생각들이 오히려 몸을 긴장하게 만들어 불면증을 더욱 심하게 만들기도 한다. 불면증 인지행동치료, 이완요법 등의 비약물치료가 매우 효과적이며,[4] 증상이 심할 경우 수면제 등 약물치료를 시행하는 것이 도움이 된다.

2 Savard J, Morin CM. Insomnia in the context of cancer: a review of a neglected problem. J Clin Oncol 2001;19:895-908.

3 Chung S, Youn S, Choi B. Assessment of cancer-related dysfunctional beliefs about sleep for evaluating sleep disturbance in cancer patients. Sleep Med Res 2017;8:98-101

4 윤소영, 최병일, 이기경 외. 암 환자를 위한 불면증 인지행동치료. 한국정신종양학회지 2017;3:1-10

(5) 섬망(Delirium)

섬망은 신체 기능의 약화나 뇌 기능 저하로 인하여 급성으로 의식의 변화가 생기는 경우를 말한다. 시간과 장소, 사람을 잘 알아보지 못하는 등 지남력에 장애가 생기고, 환각과 망상과 같은 정신과적 증상을 동반한다. 수술 후 일시적으로 발생하기도 하지만 암이 뇌로 전이되는 경우나, 마약성 진통제 사용, 암 치료 과정에서 발생하는 탈수, 간이나 신장 기능 저하 등과 같은 신체적 문제들 때문에 발생하기도 한다. 조기에 발견하여 적절한 조치를 취하면 호전되나, 원인 발견이 어렵거나 원인이 교정이 잘 안 되는 경우에는 항정신병약물을 장기간 사용해야 할 수도 있다. 일반적으로 환자가 주위를 잘 인식할 수 있도록 밤낮 구분을 잘하게 해 주고, 시간을 잘 알 수 있게 달력이나 시계를 비치하며, 가족이나 친숙한 의료진들이 환자와 자주 접촉하여 안심시키는 것이 도움이 된다.

(6) 통증

통증은 암 치료 과정에서 가장 고통스러운 증상이다. 증상 관리 및 삶의 질 향상에 있어서 통증을 적절히 조절하는 것이 매우 중요하다. 이에 따라 체온, 맥박, 호흡, 혈압의 4대 활력 징후에 더하여 암 환자의 다섯 번째 활력 징후로 간주된다. 치료과정에서 발생하는 일시적인 통증은 진통제의 일시적인 복용으로 조절이 되기도 하지만, 경우에 따라서는 마약성 진통제를 지속적으로 사용하거나 통증에 대한 시술을 시행해야 하는 경우도 잦다. 만성적인 통증은 우울, 불면, 식욕 등에 부정적인 영향을 미치는데, 역으로 환자의 불안이나 우울감이 통증을 악화시키기 때문에 내과, 마취통증의학과, 재활의학과, 정신건강의학과 전문의 등 통증 조절에 대한 다학제적 접근이 도움이 될 수 있다.

(7) 피로

피로는 신체적으로 지치고 처지며 활력이 떨어진 상태를 말한다. 이는 비단 신체적으로만 힘들게 만드는 것이 아니라 우울감과 같은 기분 저하 및 불면증에도 영향을 준다. 피로는 암 자체로 인해 발생할 수도 있지만, 항암화학요법이나 방사선치료 및 기타 약제들에 의해서 2차적으로 발생할 수도 있다. 피로가 심한 경우 활동량이 줄어들고 활력이 저하되어 암 치료에 대한 순응도를 저하시킨다. 적절한 운동을 통하여 활동량을 늘리는 것이 필요하며, 경우에 따라서는 약물치료를 시행해 볼 수도 있다.

2) 정신과적 증상에 대한 치료

(1) 증상에 대한 대처방법

① 우울증 대처법

우울증이 심해지면 하루 종일 집 밖으로 나가기가 싫고 아무것도 안 하고 누워만 있고 싶어진다. 생각이 완고해지고 흑백논리에 휩싸이며 모든 일을 부정적으로 생각하는 경향이 생긴다. 그리고 모든 것을 쉽게 포기하고 중요한 결정을 선부르게 내리기도 한다. 따라서 긍정적인 생각을 갖도록 노력해야 하며 흑백논리에 빠지지 않게 주의해야 한다. 또한 중요한 결정은 우울증이 호전된 이후로 미뤄야 하며 다른 사람들과 어울리기 위해 노력을 하는 것이 좋다. 우울증을 대처하기 위해서는 기본적으로 '우울증이 좋아져야 나가서 활동을 한다'가 아니라 '우울증이 좋아지기 위해서는 나가서 활동을 한다'라는 생각의 전환이 필요하다.

- 우울증이 심하면 전문가의 도움을 받는다.
- 중대한 의사 결정은 우울증이 나은 이후로 연기한다.
- 다른 사람들과 함께 지내도록 노력한다.
- 기분을 좋게 만드는 활동에 참가한다.
- 우울증이 의지가 약해서 생겼다고 생각하지 않는다.
- 자살 생각이 있는 경우 주변의 사람들과 적극적으로 대화한다.

② 불안증 대처법

불안증이 심한 경우에는 항불안제와 같은 약물을 사용하기도 하나, 경미한 경우에는 가족 혹은 친구들과의 대화, 목욕, 마사지, 산책, 음악감상 등과 같은 방법을 통해 스트레스를 주는 일들에 하루 종일 신경 쓰는 행동을 피하고 여유로운 시간을 갖는 것이 도움 된다. 복식호흡을 배워두는 것도 일상에서 쉽게 불안감을 줄일 수 있는 방법 중 하나이다. 현재 불안해 하는 일이 발생할 확률이 실제 얼마나 되는지를 자세하게 따져 보고, 실제로는 그 확률이 높지 않다는 것을 깨닫는 것도 불안을 줄이는 방법 중 하나이다. 불안한 생각에 하루 종일 사로잡혀 있으면서 그 생각을 하지 말아야지 하고 생각하면 오히려 그 생각에 사로잡히게 될 가능성이 높다. 따라서 걱정거리를 생각 안 하려고 애 쓰기 보다는, 다른 생각을 하도록 애쓰는 것이 좋다.

복식호흡은 긴장 완화를 위하여 사용할 수 있는 대표적 이완요법으로, 이산화탄소 배출과 산소흡입이 효과적으로 이뤄지기 때문에 편안하게 이완이 되고 근긴장과 스트레스 완화에 도움이 된다. 다음의 순서대로 실시한다.

A. 편안한 자세로 눕거나 앉아서 두 눈을 감는다.
B. 왼쪽 손은 배 위에, 오른쪽 손은 가슴에 올려 놓는다.
C. 약 5초간 코로 천천히 가능한 한 깊게 숨을 들이 쉬면서 배를 최대한 내민다.
D. 배가 부풀어 오르는 것을 느끼면서 숨을 들이마시되, 가슴이 움직이지 않도록 한다.
E. 숨을 최대한 들이마신 상태에서 1초 정도 숨을 멈춘다.
F. 약 5초간 천천히 숨을 끝까지 내 쉰다.
G. 한 번 시행 시 5분간, 하루 중에 자주 시행한다.

③ 불면증의 대처법

불면증이 발생하면 잠을 못 자는 것에 대해 과도하게 걱정하고, 잘 자기 위해 너무 애쓰고, 자려고 누우면 머리 속에서 생각이 많아진다. 그리고 낮에 피곤해서 누워서 지내는 시간이 늘어난다. 그러나 잠을 자지 않으면서 누워서 지내는 시간이 많아질 수록 야간의 숙면이 방해 받을 수 있다. 따라서 낮 동안에 누워있지 않도록 하고 가볍게 산책을 하거나 운동을 하면서 몸을 계속해서 움직이는 것이 중요하다. 또한 매일 아침 규칙적인 시간에 몸을 일으켜 활동을 시작해야 한다. 잠을 푹 자야만 몸이 회복된다는 믿음에 사로잡히게 되면 잠이 오지 않는 상황에 대해 너무 걱정하게 되고 그러한 불안감이 잠을 더 달아나게 만든다. 따라서 불면증에 대해 걱정하며 밤새도록 누워있는 것 보다는, 침실 밖을 나와서 복식호흡을 하며 마음을 가라앉히는 것이 숙면에 더 효과적이다. 잘 자기 위해서 가져야 하는 습관은 다음과 같다.

- 주말이나 휴일에도 기상 시간과 취침 시간은 매일 일정하게 유지한다.
- 잠을 자지 않고 누워있는 것은 자는 것과 같다. 거동이 불편한 상태가 아니라면 하루 24시간 중 7시간 정도만 침대에 누워있도록 하고 그 외의 시간에는 앉아있거나 활동을 하도록 노력한다.
- 잠이 오지 않을 때 자려고 애쓰기보다는 밝지 않은 조명하에 독서와 같은 조용한 활동을 하다가 다시 졸리면 잠을 청한다.
- 규칙적으로 운동한다. 다만 취침 전에는 과격한 운동이나 흥분을 피하는 것이 좋으며, 명상이나 이완 요법이 도움이 된다.
- 과식은 피하되 너무 배가 고파서 잠이 오지 않는 것 또한 피한다.
- 카페인, 니코틴, 술 등을 피한다.
- 침실 환경을 어둡고, 조용하고, 시원하게 유지한다.
- 피로가 심할 때에는 야간 수면을 방해하지 않을 정도로 30분 정도 이내의 낮잠을 자도록 한다.

3) 약물치료

많은 환자들이 항우울제나 항불안제 등의 정신과적 약물을 복용하는 것에 대해 부정적으로 생각을 하고, 약 부작용을 걱정하거나 약에 중독된다고 오해하는 경우가 많다. 그러나 증상이 심한 경우에는 약물을 적절히 사용하여 제대로 조절하는 것이 효과적이다. 일반적인 편견과는 달리 정신과적 약물을 적절하게 선택하면 큰 부작용 없이 효과적으로 증상을 호전시킬 수 있다.

(1) 항우울제

우울증의 약물치료에는 항우울제를 가장 우선적으로 사용해 볼 수 있는데, 통상적으로 암 환자는 치료와 관련하여 복용하고 있는 약이 많을 수 있으므로, 약물의 부작용을 줄여 순응도를 높인다는 면에서 가급적 소량의 항우울제로 시작하여 조금씩 증량한다. 항우울제의 효과가 나타나기까지 보통 2-3주의 기간이 필요하기 때문에 너무 조급해 하지 말고 차차 나아질 것을 기대하며 경과관찰을 하는 것이 좋다. 항우울제 사용 시 발생 가능한 부작용에 대해서도 의사와 미리 상의를 해 두는 것이 도움이 된다. 항우울제는 의존 남용의 문제는 그다지 높지 않다. 따라서 현재 스트레스 및 우울증이 호전된 이후에는 항우울제를 감량하거나 끊을 수도 있기 때문에 약물 의존을 지나치게 걱정하지 않아도 된다.

과거에는 우울증 치료로 삼환계 항우울제(TCA)가 흔하게 사용되었으나, 최근 더 효과적이고 부작용이 덜한 항우울제들이 개발되면서 삼환계 항우울제는 우울증 약으로 쓰이기 보다는 통증이나 수면 조절 목적으로 사용된다. 변비, 졸음, 체중증가, 구갈 등의 부작용과 과량복용 시 발생할 수 있는 심장독성 문제가 발생할 수 있어 주의를 요한다. 세로토닌 선택적 재흡수 차단제(SSRI)는 현재 가장 널리 사용되는 항우울제이다. 플루옥세틴(fluoxetine)의 경우 불면증을 유발할 수 있으므로 가급적 오전에 복용하는 것이 좋고, 식욕감퇴 및 체중감소가 발생할 수 있어 사용에 주의를 요한다. 파록세틴(paroxetine)은 입마름, 변비 등과 같은 항콜린성부작용과 구역, 울렁거림 등의 위장관계 부작용이 좀 더 흔한 편이다. 설트랄린(Sertraline)은 간기능 저하 환자에게 비교적 안심하고 사용할 수 있다. 에스시탈로프람(Escitalopram)은 다른 SSRI에 비해 다른 내과적 약물과의 상호작용이 덜하고 부작용도 상대적으로 덜한 것으로 알려져 있다.

물론 부작용의 정도는 환자마다 다르게 나타날 수 있으므로 초기 처방 시 부작용에 대해 설명하고 저용량으로 시작하여 부작용을 줄이는 것이 약물 순응도를 높이는 전략이 될 수 있다. 세로토닌-노르에피네프린 재흡수 차단제(SNRI)도 최근 널리 사용되고 있다. 벤라팍신(venlafaxine), 둘록세틴(duloxetine) 등이 있으며 신체통증을 경감시켜주는 효과가 있어 통증 조절 시 보조제로 사용되기도 한다. 위에 열거한 여러 계열의 약물 이외에도 미르타자핀(mirtazapine)도 널리 쓰이며 항우울효과와 함께 수면개선 및 식욕 증진 효과를 갖고 있기 때문에 불면증과 식욕저하가 동반된 우울증에 흔히 쓰인다. 다만 초기 사용 시 심한 졸리움 및 어지럼증이 동반될 수 있어 주의를 요한다. 티아넵틴(tianeptine)은 여러가지 항우울제 중 다른 내과약들과의 상호작용이 가장 적고 부작용이 덜해 비교적 용이하게 사용될 수 있다. 어떤 항우울제를 선택할 것인가는, 환자의 내과적 상태나 현재 복용하고 있는 약물에 따라 다를 수 있다. 따라서 적절한 항우울제 선택을 위해 정신건강의학과 전문의와의 상담을 권한다.[5]

(2) 항불안제

약물을 사용하여 불안을 줄이는 방법은 크게 항불안제를 사용하는 방법과 항우울제를 사용하는 방법이 있다. 항불안제는 효과가 매우 빠르게 나타나기 때문에 공황장애와 같이 급성으로 발생하는 불안증에 도움이 된다. 다만, 항불안제는 의존 및 남용의 위험성이 항우울제보다 높다. 이에 반해 항우울제는 2-3주 동안 꾸준히 복용해야 항불안효과가 나타나므로 범불안장애와 같이 지속적으로 발생하는 불안장애에 사용된다. 효과가 늦게 나타난다는 단점

5 김종훈, 유은승. 암환자를 위한 정신약물요법의 개요. 대한신경정신학회지 2010;49:7-10

이 있으나 의존 및 남용 문제가 발생하지 않는다는 장점이 있다. 항불안제와 항우울제를 같이 사용하는 경우도 흔한데, 항불안제가 의존 및 남용의 위험이 있는 만큼 증상이 호전된 이후에는 항불안제부터 서서히 감량하고 이후에 항우울제를 감량하는 것이 권장된다.

벤조디아제핀 항불안제는 수면 조절에도 도움이 될 수 있고 항암화학요법에 따른 구역감 감소에도 사용될 수 있다. 불안증 조절에는 알프라졸람(alprazolam), 디아제팜(diazepam), 에티졸람(etizolam) 등의 약물이 흔히 사용되고 수면 조절 목적으로는 브로마제팜(bromazepam), 클로나제팜(clonazepam) 등이 사용된다. 로라제팜(lorazepam)과 같은 약물은 암 환자의 구역감 감소를 위해 자주 사용된다. 항불안제는 환자의 증상의 심각도에 따라 약물의 반감기를 잘 고려하여 선택하는 것이 중요하다.

(3) 수면제

수면제는 잠들기가 어려운 증상(수면개시장애)을 개선하는 약물과 중간에 자주 깨는 증상(수면유지장애)을 개선하기 위한 약물로 나뉜다. 수면개시장애에는 벤조디아제핀 계열 약물을 사용하기도 하고 졸피뎀(zolpidem)과 같은 수면제를 사용하기도 한다. 졸피뎀은 부정적인 이미지가 강하지만, 전문의와 상의하여 적절하게 복용하면 안전하게 사용할 수 있는 수면제이다. 수면유지장애에는 보통 트라조돈(trazodone)이나 독세핀(doxepin)과 같은 삼환계 항우울제 기반 개량 수면제를 주로 사용한다. 55세 이상 환자에서는 서카딘이라고 하는 멜라토닌 지속형 방출제를 사용할 수 있다.

수면제의 효과를 높이기 위해서 반드시 선행되어야 하는 일은 취침시간과 기상시간을 정하는 것이다. 성인의 평균 수면시간을 7시간이라고 가정하면, 11

시 경에 잠이 들어 아침 6시 경에 일어나거나, 12시 경에 잠이 들어 아침 7시에 기상하는 것이 올바른 수면습관이다. 따라서 수면제 역시 위 취침시간에 맞추어 복용을 해야 한다. 수면제는 잠을 자고 싶은 시간에 복용한다고 효과가 나타나는 약물이 아니라, 잠이 들 수 있는 시간에 복용해야 효과적인 약물이라고 생각하여야 한다. 따라서 정확한 수면제 복용을 위하여 정신건강의학과 전문의나 수면장애 전문의와의 상의를 권한다.

4) 암을 대하는 자세

암 치료가 끝나고 호전이 되고 나면 병 이전 수준으로 몸이 회복되는 경우도 많다. 그러나 때로는 직업적, 사회적 기능이 저하되면서 이전과 많이 달리진 삶에 적응이 어려울 때도 있고, 불확실한 미래에 대한 불안감이나 재발 및 죽음에 대한 공포감으로 힘들어하는 경우도 있다. 암이 진행하거나 전이가 되거나, 재발하거나, 혹은 더 이상 치료가 어렵다는 얘기를 듣게 될 때 환자의 괴로움은 극에 달하게 된다. 특히 불안이나 우울 증상이 심한 경우 치료에 대한 의지가 약해지고 더 이상 살 가치가 없다는 마음으로 자포자기하게 된다. 이러한 부정적인 감정이 반복되면서 치료를 포기하거나 치료 시기를 놓치기도 한다. 뿐만 아니라 일상적 삶이나 가족에 대한 걱정, 경제적인 문제와 미래에 대한 걱정을 하게 되고, 그러다 보면 지금 처해 있는 상황을 감당할 자신이 없어진다. 다음의 지침들은 이를 극복하기 위한 방법으로, 힘든 상황을 헤쳐나가는데 도움이 될 수 있다.

- 현재 감정에 대해 가족이나 친구 등 자신을 지지해주는 사람들과 이야기해 본다.

- 기분이 좋아지게 하는 활동을 찾아서 한다.
- 긍정적인 생각과 행동을 하도록 노력하되, 잘 안 되더라도 자책하지 않는다.
- 모든 문제를 한번에 해결하려고 하지 않는다. 우선순위를 정하고 당장 해야 할 것만 해내도 충분하다고 생각한다.
- 지나간 과거나 아직 오지 않은 미래를 지나치게 오래 생각하지 않는다.
- 종교적, 영적 믿음을 돌이켜보고 실천해본다.

5) 가족들의 도움, 그리고 가족들의 스트레스

환자는 암 진단을 받을 때 무척 당혹스러워하고 우울감이나 불안감을 겪게 된다. 그러나 이는 매우 당연한 반응이다. 다만 주위의 적절한 지지가 있다면 시간이 흐르면서 대부분 현재의 상황을 긍정적으로 받아들이기 시작한다. 따라서 가족들이 환자의 곁에 있어주면서 환자의 고통을 인정해주고 공감해주기만 해도 큰 힘이 된다. 예상치 못한 상황이 언제든 발생할 수 있기 때문에 환자가 편안한 마음으로 오늘에 충실할 수 있게 돕는 것이 필요하다.

이를 위해 중요한 것 중 하나는 사랑하는 가족에게 진실을 알려주는 것이다. 이는 분명히 쉽지 않다. 그러나 매우 현실적이고 중요한 문제이다. 실제로 환자가 자신의 상태에 대해 정확하게 설명을 듣지 못하는 경우가 흔하다. 가족들은 환자가 자신의 상태를 알고 난 뒤 자포자기하거나 불안해 할까 우려하여 환자에게 자세한 얘기를 하지 않도록 의사에게 부탁하기도 한다. 그러나 이런 우려와 달리, 대부분의 환자들은 자신에게 남은 시간이 얼마 정도 되는지 알기를 원한다. 생각을 해보자. 만약 내가 암이 걸렸다면 가족들이 그 사실을 알려주기를 바라는가? 아니면 숨기기를 바라는가? 물론 경우에 따라 다를 수 있지만, 대부분의 환자들은 자신의 생이 얼마 남지 않았다는 사실을 알게 되면 오히려 죽음을 현실적으로 받아들일 수 있게 된다. 또한 그 사실을 알아야만 현재 상태에서 치료에 대한 최선의 결정을 내리고, 남은 삶을 정리하고 슬기롭게 마무리할 수 있는 시간을 가질 수가 있다. 환자들은 인생을 포기하기 위해서가 아니라, 남은 삶을 훌륭하게 마무리하기 위해 진실을 알고 싶어한다. 물론 이는 매우 당혹스러운 일이기 때문에 환자는 우울해하거나 화를 낼 수도 있지만, 이는 매우 당연한 반응이며 가족들은 의연하게 대처할 준비가 필요하다.[6]

가족들 역시 환자를 간병하며 극심한 스트레스를 받게 된다. 갑작스럽게 겪는 일이라 앞으로 무엇을 어떻게 해야 할지 막막하고 당혹스럽다. 시간이 지나면서 가족들의 삶도 이전과 다르게 변하고 예상치 못한 어려움에 부딪히기도 하며 다양한 심리적인 변화를 겪는다. 보호자는 환자의 보호자 역할을 해야 하지만, 다른 가족들도 보살펴야 하고 자신의 삶을 살아야 하고 직업도 유지해야 한다. 모든 일을 이전처럼 다 해내려 하다가는 쉽게 지칠 수 있기 때문에 가장 중요한 일부터 우선 순위를 정해 하나씩 처리하고 다른 가족 구성원들과 역할을 분담해야 한다. 스스로의 건강에도 신경을 써야 하고 휴식을 취하거나 틈틈이 여가 시간을 갖는 것도 필요하다. 이는 결코 이기적인 것이 아니라 지금의 상황을 잘 이겨내기 위하여 반드시 필요한 것이라 생각해야 한다.[7]

---

6 Bernacki RE, Block SD, American College of Physicians High Value Care Task Force. Communication about serious illness care goals: a review and synthesis of best practices. JAMA intern Med 2014;174:1994-2003

7 Sherman AC, Edwards D, Simonton S et al. Caregiver stress and burnout in an oncology unit. Palliat Support Care 2006;4:65-80.

15장

췌장암 수술 후의 재활 치료

김원(서울아산병원 재활의학과)

1. 췌장암 수술 전후의 재활치료

췌장암 수술 전후의 재활치료의 핵심은 각 치료 과정에 따라 적절하게 신체활동과 운동을 하는 것이다. 본 장에서는 암환자에서 운동의 효과와, 각 시점과 상황에 따른 운동 방법 및 주의사항을 살펴보고자 한다.

1) 암환자에서의 운동의 효과

운동이 건강유지에 필수적이라는 것은 이미 잘 알려져 있다. 이는 암환자에서도 마찬가지이다. 여러 암에서 시행된 연구 결과를 보면, 전체 암 발생의 25%가 비만과 정적인 생활방식과 관련이 있는 것으로 알려져 있고, 비만한 경우에 췌장암의 발생이 증가한다. 또한 규칙적인 운동을 하는 경우에 위암, 대장암, 유방암 등 여러 암의 발생이 감소한다. 또한 운동은 암 발생 후의 생존율을 높이고 암의 진행과 재발도 막는 효과가 있다.[5]

운동은 암환자의 심폐지구력, 근력을 향상시켜서 일상생활을 쉽게 할 수 있게 하고, 암성 피로를 줄이고, 체지방을 줄이고 근육을 늘려 준다.[1, 8] 운동은 뼈를 튼튼하게 하는 효과도 있다. 또한 암환자의 불안과 우울 증상도 좋게 하여 정신건강에도 도움이 된다.[6] 수술 전에 하는 운동은 수술 후의 합병증을 예방하고, 수술 후 활동량을 늘리는 것은 빠른 회복을 돕는다.

종합하면, 암환자는 진단받았을 때부터 이후 치료기간, 또 완치 후에도 지속적으로 운동을 해야 하며, 이는 신체 및 정신 건강을 향상시킬 뿐만 아니라 생존율을 높이는 것에도 도움이 된다.

2. 암환자에서의 일반적인 운동의 원칙

암환자에서는 환자가 아닌 사람과는 특별히 다른 운동 방식이 있다고 생

1 Cifu DX, Kaelin DL, Kowalske KJ, et al. Braddom's physical medicine and rehabilitation. 5th ed. Philadelphia: Elsevier. p. 809-833, 2016.

5 McTiernan A, Friedenreich CM, Katzmarzyk PT, et al. Physical activity in cancer prevention and survival: a systematic review. Med Sci Sports Exerc 2019;51:1252-61.

6 Campbell KL, Winters-Stone KM, Wiskemann J, et al. Exercise guidelines for cancer survivors: consensus statement from international multidisciplinary roundtable. Med Sci Sports Exerc 2019;51:2375-90.

7 Ferioli M, Zauli G, Martelli AM, et al. Impact of physical exercise in cancer survivors during and after antineoplastic treatments. Oncotarget 2018;9:14005-34.

8 Lucia A, Earnest C, Perez M. Cancer-related fatigue: can exercise physiology assist oncologists? Lancet Oncol 2003;4:616-25.

각하기 쉽지만, 실제로 운동의 원칙은 여느 다른 사람들과 기본적으로는 같다. 운동은 크게 유산소운동, 근력운동, 유연성운동을 기본으로 하며, 수술 전후에 폐합병증 예방을 위해서 호흡근 운동을 같이 병행한다. 운동은 헬스 클럽 등의 운동시설을 이용할 수도 있지만, 아령이나 쎄라밴드(고무밴드)(그림 15-1), 맨손체조, 계단 오르기 등을 통해서 집이나 동네에서 해도 된다. 또한 지루해서 지속적으로 할 수 없는 운동보다는 본인이 재미있게 지속적으로 할 수 있는 운동을 찾아서 하는 것이 좋다.[7]

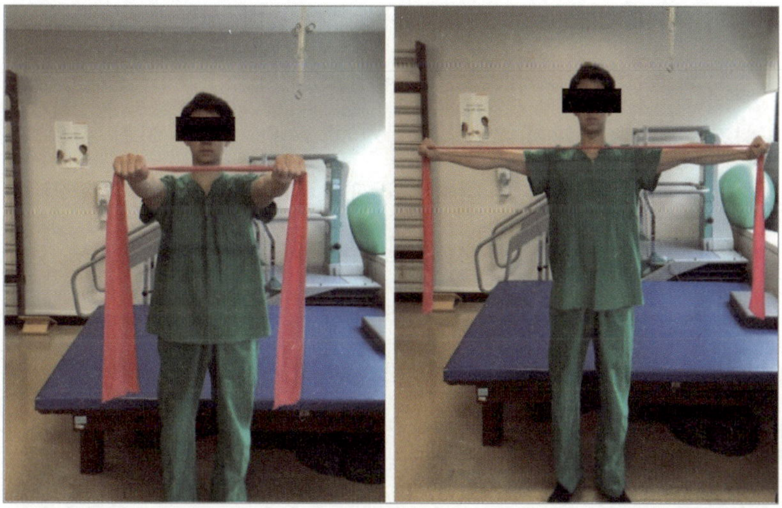

그림 15-1 쎄라밴드를 이용한 상지 근력운동

한번에 일정시간 이상(예를 들어 30분 이상) 운동을 하면 더 좋지만, 항암치료나 방사선 치료 등을 하고 있을 때에는 컨디션에 따라서 여러 번 짧게 나누어서 하는 것도 유용한 방법이다. 암 환자는 건강한 사람에 비해서 운동량을 서서히 늘리는 것이 좋다. 암 치료가 끝난 후에 운동량을 점차적으로 늘려도 부작용이 없다면, 건강한 성인이 하는 정도로 운동량을 늘린다.

1) 유산소운동[3, 4]

현재의 활동정도에서 점차적으로 운동량을 늘려서 다음의 목표치를 달성하고 유지한다. 빈도는 매주 3-5일 정도로 하는데, 중등도의 운동강도로 한다면 1주에 총 150분 이상을 목표로 한다. 이는 하루 30분씩, 주 5일 하면 달성할 수 있다. 이때 중등도의 운동강도는 약간 숨찬 정도로, 운동을 하면서 옆 사람과 대화를 하는 것이 조금 힘든 정도여야 한다. 너무 낮은 강도의 운동은 장시간 하여도 효과가 적다. 그렇기 때문에 최소한 약간 숨찬 정도 이상의 강도로 유산소 운동을 하려고 노력해야한다. 격렬한 운동(확실히 숨이 찬 운동)을 하는 경우에는 운동목표 시간을 1주일에 총 75분 이상하는 것으로 줄일 수 있다.

하지만 이 목표를 달성하지 못하더라도, 조금이라도 운동을 하는 것이 안하는 것보다 좋다. 그렇기 때문에 가능하면 활동량을 늘리려고 노력하는 것이 좋고, 한번에 30분씩 운동을 하기 어렵다면, 한번에 10분 이상씩을 여러 번 나누어서 할 수도 있다.

---

3 Garber CE, Blissmer B, Deschenes MR, et al. American College of Sports Medicine position stand. Quantity and quality of exercise for developing and maintaining cardiorespiratory, musculoskeletal, and neuromotor fitness in apparently healthy adults: guidance for prescribing exercise. Med Sci Sports Exerc 2011;43:1334-59.

4 Pescatello LS, Arena R, Riebe D, et al. ACSM's guidelines for exercise testing and prescription. 9th ed. Philadelphia: LWW, 2014.

일반적으로 추천되는 유산소운동은 빠르게 걷기, 뛰기, 싸이클(실내외), 수영, 계단 오르기 등이 있다.

2) 근력운동

근력운동은 1주일에 2-3일 정도 하는 것을 목표로 한다. 하지만 한번에 충분한 근력운동을 하기 어렵다면, 한번에 하는 강도와 시간을 줄이고, 주당 빈도를 늘려도 된다. 근력 운동은 한번에 10번 정도 들 수 있는 무게를 10번 정도 반복하는 것을 한 세트로 한다. 이때 마지막 10번째를 들 때에는 근육의 피로가 느껴질 정도의 강도여야 한다. 이를 각 근육군별로 2-4세트 반복한다. 각 세트 사이에는 2-3분 정도의 휴식이 적당하다. 이때 컨디션에 따라 반복 세트를 조절할 수 있다. 여기서 근육군이라는 것은 동작의 특성에 따라 나누면 되는데, 예를 들어 팔꿈치를 구부리는 운동, 펴는 운동, 다리를 펴는 운동, 구부리는 운동 등이 각 근육군 운동에 해당한다. 근력운동의 효율을 높이기 위해서는 작은 근육보다는 큰 근육 위주의 운동을 하는 것이 좋다.

3) 유연성 운동

유연성운동(스트레칭)은 최소한 1주일에 2-3회 이상 시행하도록 한다. 이때 반동을 무리해서 주기보다는 끝까지 부드럽게 스트레칭을 해서 끝에서 10-30초 정도 유지하는 것이 효과적이다. 노인의 경우에는 이를 30-60초 정도까지 늘리면 더 효과적이다. 각 큰 관절별로 한번에 하는 시간과 빈도를 조절해서 총 60초 정도씩 스트레칭을 하도록 한다. 무리해서 반동을 주는 스트레칭은 위의 정적인 스트레칭보다 힘줄이나 인대손상이 발생할 위험이 높다.

3. 시기별 운동 방법

1) 수술 전 운동

수술 전 신체기능이 좋은 경우에는 수술 후 합병증도 적고, 수술 후의 회복도 빠르다. 그렇기 때문에 췌장암에 진단되고 수술을 기다리거나 수술 전 항암치료 등을 하는 경우에도 규칙적인 운동을 하는 것이 좋다. 특히 수술 후 폐합병증 예방을 위해서는 유산소 운동과 흡기훈련기(incentive spirometer)를 이용한 호흡근 운동을 시행하고, 근력운동과 유연성 운동도 병행한다.[2] 하지만 암 진단을 받고 수술하기까지 대부분의 경우 2-4주 이내에 이루어지는 경우가 많은데, 짧은 기간에 갑자기 무리해서 운동량을 늘리면, 근육통, 염좌 등으로 인해서 오히려 컨디션이 저하될 수도 있기 때문에 무리되지 않는 범위 내에서 점차적으로 운동량을 늘리는 것이 좋다.

2) 수술 후 입원 기간

수술 후에도 침상에 누워만 있는 것보다 빨리 활동을 시작하는 것이 폐

2 Stevinson C, Campbell A, Cavill N, et al. Physical activity and cancer: a concise evidence review. London: Macmillan Cancer Support, 2017.

렴, 혈전 등의 합병증을 줄이고, 수술 후 복부 통증이나 가스 팽만을 감소시킬 수 있다. 이 시기에 운동은 컨디션 회복을 위한 가벼운 운동을 하는 것을 기본으로 한다. 일단 특별한 문제가 없다면, 자주 침상에서 일어나서 병실 복도를 걷도록 한다. 이때 넘어지지 않도록 주의해야 한다.

폐 합병증 예방을 위해서 흡기훈련기를 이용해서 흡기근 훈련과 심호흡 운동도 해야 하는데, 한번에 5-10번씩 최대한 흡기 연습을 하고, 이를 매 시간마다 반복한다.[9] 공형의 흡기근 훈련기를 이용할 수도 있고, 흡기량이 표시되는 형태의 훈련기(그림 15-2)를 사용할 수도 있다.

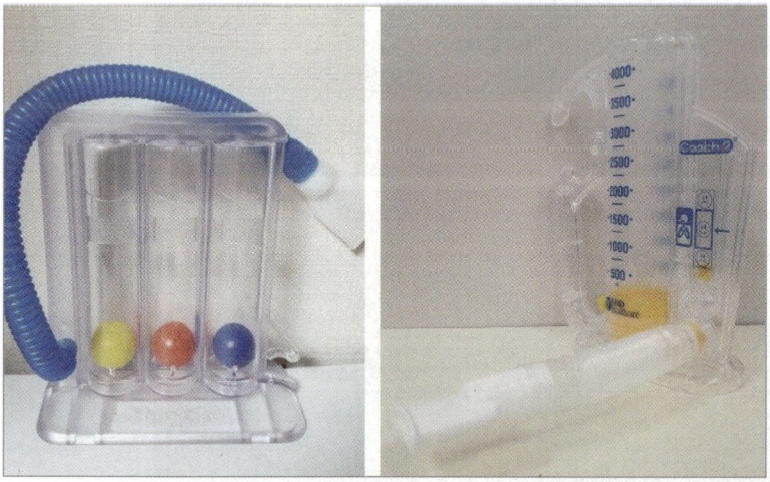

그림 15-2 공형(좌측)과 흡기량 표시형(우측) 흡기훈련기

9 do Nascimento Junior P, Modolo NS, Andrade S, et al. Incentive spirometry for prevention of postoperative pulmonary complications in upper abdominal surgery. Cochrane Database Syst Rev 2014:CD006058.

근력운동과 유연성 운동은 컨디션 저하, 근위약을 막기 위해서 침상에서 가볍게 시행한다. 주로 맨손체조를 이용한 침상에서의 하지 근력운동(그림 15-3, 14-4)과, 어깨 등의 상지 스트레칭을 한다. 이때 수술부위에 무리가 갈 수 있는 복압이 올라가거나 복부가 당기는 동작은 피해야 한다.

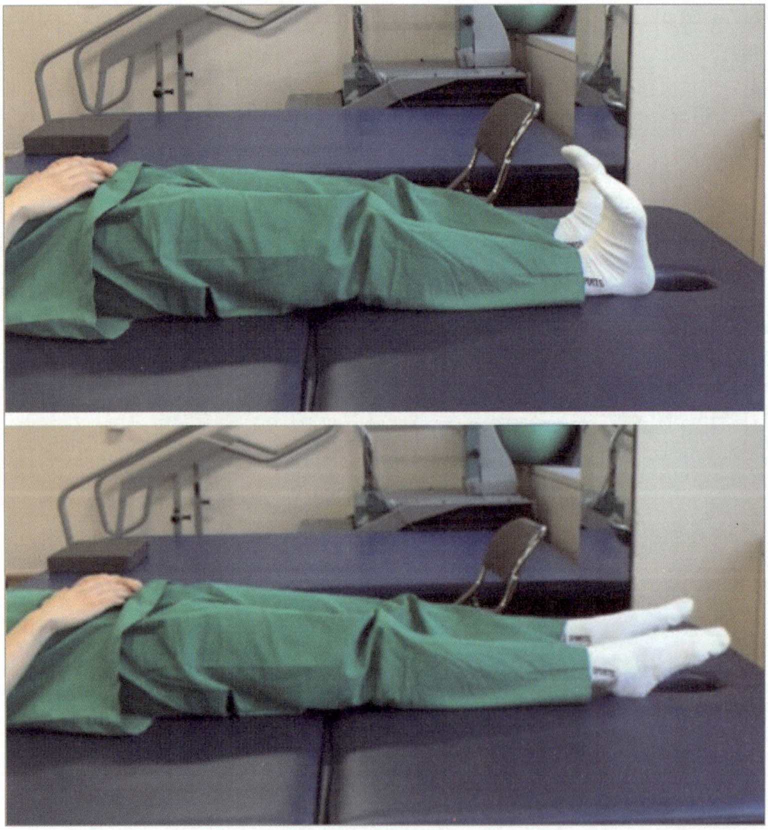

그림 15-3 침상 종아리 운동, 바로 누운 자세에서 발목을 위로 올려서 5초~10초 유지한 후 내려서 5초~10초 유지한다.

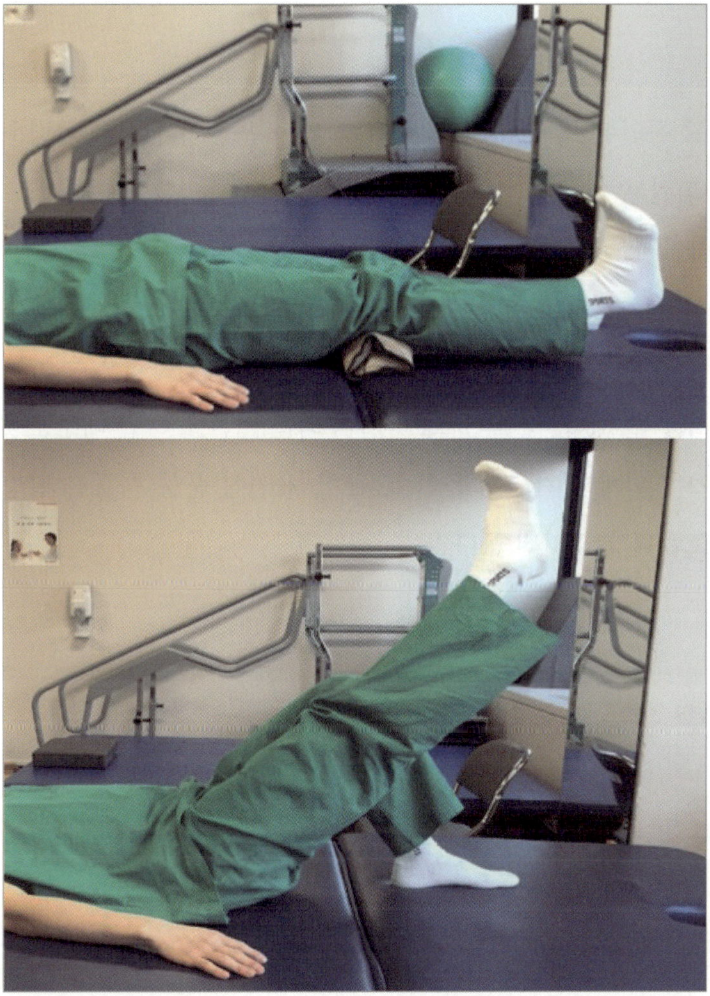

그림 15-4 침상 허벅지 운동, (위) 바로 누운 자세에서 무릎 아래 수건을 두고 무릎을 펴서 10초간 유지한다. (아래) 바로 누운 자세에서 한쪽 다리는 세우고 반대쪽 다리를 무릎 높이만큼 들고 5초~10초간 유지한다.

3) 퇴원 후

수술 후 2-3개월 동안은 복부에 무리가 갈 수 있는 운동이나 심한 근력운동은 피해야한다. 퇴원 후에 처음 1달은 가벼운 유산소 운동, 근력운동, 스트레칭을 컨디션에 따라서 점차적으로 늘려가도록 한다. 수술 후 2-3개월 동안에 컨디션에 따라서 점차적으로 활동량을 늘려가고, 실내자전거, 빨리 걷기, 가벼운 등산 등의 운동이 가능하며, 특별한 문제가 없다면 점차적으로 운동시간과 강도를 늘려갈 수 있다. 수술 3개월 이후부터는 기존에 하던 대부분의 운동을 할 수 있으며, 위에서 기술한 유산소, 근력, 유연성 운동 목표를 달성하도록 운동량을 조금씩 늘려가면 된다.

4. 상황에 따른 운동 주의사항

1) 항암치료 중

항암치료를 받는 중에는 치료 사이클에 따라서 컨디션이 변하기 때문에 이에 따라 적절히 운동 강도와 시간을 조절해야 한다. 항암치료 중에는 백혈구 수의 감소가 있을 수 있는데, 이때는 운동 강도와 양을 줄이고, 체육관 등의 여러 사람이 모이는 곳에서의 운동은 피하는 것이 좋다. 혈소판이 50,000 / ㎕ 이하로 감소하면 출혈 위험이 증가하기 때문에 충격이 가는 운동은 피해야 한다.

2) 빈혈

암환자에서는 빈혈이 흔히 발생할 수 있다. 빈혈이 있는 경우에는 운동 강도를 낮춰야 한다. 특히 혈색소가 8 g/dℓ 이하로 감소된 심한 빈혈이 있는 경우에는 운동을 미루는 것이 좋다.

3) 방사선 치료 중

방사선 치료 중의 피부는 화상이 발생하거나 예민할 수 있다. 그렇기 때문에 피부에 자극을 줄 수 있는 물에서 하는 운동은 피하는 것이 좋다. 또한 땀이 너무 많이 나는 경우에 옷이 피부에 자극을 줄 수 있으니 주의해야 한다.

4) 낙상/골절 위험 환자

항암치료, 당뇨 등으로 인해서 말초신경염이 발생하면, 다리의 감각이 무뎌져서 균형능력이 저하되고 낙상의 위험이 증가한다. 심한 근력저하가 있는 경우에도 낙상 위험이 증가한다. 특히 골다공증이나 골전이가 동반되어 있으면 낙상으로 인해서 골절이 발생할 위험이 높다. 그렇기 때문에 이런 환자에서는 낙상의 위험이 있는 달리기, 런닝머신, 자전거 타기, 등산 등의 운동은 피하고, 실내 자전거 타기 등의 낙상 위험이 없는 운동을 해야 한다.[6]

5) 평소와 다른 증상이나 컨디션

평소와 달리 어지럽거나 의식저하, 오심, 구토가 있는 경우, 흉통이나 호흡곤란이 있는 경우, 극심한 피로, 영양섭취를 못하는 경우, 37.7도 이상의 발열이나 급성 감염성 질환이 있는 경우에는 운동을 해서는 안된다(표 15-1).[2] 또 척추나 팔다리 관절에 심한 통증이 발생한 경우에는 뼈 전이, 골절 등의 가능성이 있기 때문에 운동을 중단하고 주치의와 상의해야 한다.

표 15-1. 운동을 해서는 안되는 경우

어지러움
의식저하
심한 빈혈
심한 피로
오심, 구토
흉통, 호흡곤란
급성 감염, 발열
영양섭취를 못하는 경우
심하거나 갑작스러운 척추 및 관절 통증

5. 결론

운동은 암 발생을 줄일 뿐만 아니라, 암치료 후의 경과에도 영향을 미친다. 췌장암 수술 전후에 시기에 따른 적절한 운동을 하고 재활치료를 받는 것은 수술 후 회복을 도울 뿐만 아니라, 신체기능 향상 및 정신건강에 도움을 준다. 또한 장기적으로는 생존율 향상과 재발을 막는 것에도 도움이 될 것으로 생각된다. 이에 췌장암 환자들은 각 시점 별 운동 방법과 주의사항을 숙지하고, 주의사항을 알고 규칙적인 운동을 실천해야 하겠다.

16장

항암치료 후의 생활 및 관리

정재호(서울아산병원 종양내과)

1. 주요 항암 부작용과 대처방법

항암치료로 인한 부작용은 항암제의 종류, 용량, 주기 그리고 환자의 전신 상태에 따라서 다르게 나타날 수 있다. 발생할 수 있는 부작용에 대한 충분한 이해가 있고, 이러한 부작용 발생 시 의료진에게 알리고 적절한 대처를 하는 것이 항암치료를 잘 이어나갈 수 있는 힘이 된다.

1) 혈액학적 부작용

항암제로 인해서 골수기능이 저하되어서 발생하는 부작용이다. 골수는 뼈 속에 있는 조직으로 여기에서 백혈구, 적혈구, 혈소판과 같은 주요 혈액 세포들이 만들어지는데, 항암치료로 인해서 골수 기능이 저하되어서 아래와 같은 부작용이 발생할 수 있다.

부작용 심한 경우에는 그에 대한 적절한 조치가 필요하며, 매번 항암치료를 할 때 혈액검사를 하는 이유도 적절하게 골수 기능이 회복이 되었는지를 확인하기 위함이다.

(1) 호중구 감소증

여러 혈액 세포 중에서 백혈구는 우리 몸을 지키는 군대와 같은 역할을 한다. 백혈구는 호중구, 호산구, 호염기구, 림프구 등으로 구성되어어 있는데, 호중구는 세균이 침범한 경우 이를 파괴하여 몸을 방어하는 가장 중요한 역할을 한다. 일반적으로 항암제 투여 후 7일에서 10일이 가장 많이 감소되는 시기이다. 이 시기에는 감염에 취약하므로 주의가 필요하다.

- 대처방법
  - 오한이나 발열이 발생하는 경우에는 체온계로 체온을 확인한다. 38도 이상의 고열이 발생하는 경우에는 감염에 의한 증상일 가능성이 높으니 임의로 해열제를 복용하지 마시고, 즉시 해당 의료기관으로 연락하거나 응급실로 방문하여 적절한 치료를 받아야 한다.
  - 생고기, 생선회와 같은 날음식을 피하고, 과일과 야채는 깨끗하게 씻어서 먹는다.
  - 호중구가 많이 감소하는 항암 후 1주일 정도 되는 시점에는 사람들이 많이 모이는 장소는 가급적 피하는 것이 좋다.

(2) 빈혈

적혈구는 여러 기관 및 조직에 영양과 산소를 공급하는 혈액 세포이다. 항암제 투여 후에 적혈구가 감소하면 빈혈이 생기고, 이로 인해서 어지럽거나 피곤하고 숨이차는 증상이 발생할 수도 있다.

- 대처방법
  - 피로감이 심한 경우에는 무리하지 않고 충분한 안정을 취해야 한다.
  - 편식을 하지 않고 영양소를 골고루 섭취하도록 한다.
  - 가벼운 일상 생활에도 숨이 차서 활동에 제한이 생길 정도라면 의료진에게 꼭 알려야 한다.

(3)출혈

혈소판은 출혈이 발생하였을 때 이를 멈추게 하는 응고 과정에 관여하는 중요한 세포이다. 혈소판이 정상 수준보다 낮아지는 경우에는 지혈이 잘 되지 않아서 쉽게 출혈이 발생할 수도 있다.

- 대처방법
  - 부딪히거나 상처가 생기지 않도록 주의해야 한다.
  - 혈뇨나 혈변이 나오는 경우에는 반드시 의료진과 상의를 해야한다.

2) 비혈액학적 부작용

(1) 구역과 구토

구역과 구토는 항암제로 인한 가장 흔한 부작용 중 하나이다. 이는 구토를 조절하는 뇌와 위장 점막에 영향을 주어서 발생하며, 항암제 투여 후 24시간 이내에 발생하는 급성 구토와 24시간 이후에 발생하는 지연성 구토가 있다. 이를 예방하기 위해서 항암제 투여 시에 구토방지제가 주사 혹은 경구약으로 처방된다.

- 대처방법
  - 자극이 강한 음식은 피하고, 소화가 잘되는 음식을 섭취한다.
  - 병원에서 처방받은 항구토제는 반드시 복용하도록 한다.
  - 구역, 구토가 심해서 수분 섭취가 힘든 경우에는 탈수의 위험이 있으므로 의료진과 상의하도록 한다.

(2) 구내염

항암제 투여 후 1~2주경에 입안이 헐고 아픈 증상이 발생할 수 있다. 이로 인한 통증으로 경구 섭취가 힘든 상황이 발생하기도 한다.

- 대처방법
  - 약해진 구강내 점막에 자극을 줄 수 있는 음식을 피한다.
  - 양치질 후에 생리식염수 혹은 소금물을 이용해서 자주 가글링을 한다.

(3) 설사

항암제로 인해서 장점막이 손상을 받아서 설사가 발생할 수 있다. 설사가 심해지면 탈수, 체중 감소, 영양 부족이 발생할 수 있다.

- 대처방법
  - 충분한 수분 섭취를 해서 탈수가 발생하지 않도록 한다.
  - 기름지거나 유제품을 피하는 것이 좋다.
  - 하루 설사 횟수가 7회 이상 발생하는 경우에는 즉시 응급실에 내원하여 조치를 받을 수 있도록 한다.

(4) 변비

항암제로 인해서 변비가 발생할 수 있으며, 변비로 인해서 항문 주위에 상처가 생기는 경우에 감염의 원인이 될 수 있으므로 주위가 필요하다.

- 대처방법
  - 충분한 수분 섭취를 한다.
  - 마약성 진통제를 복용하는 경우에는 변비가 잘 발생할 수 있으므로 반드시 변완화제를 같이 복용하는 것이 필요하다.
  - 적당한 활동을 유지하여 장운동이 될 수 있도록 한다.

(5) 탈모

항암제는 우리 몸에 있는 여러 세포에 영향을 주어서 증상을 일으킨다. 그중 모낭세포는 빠르게 자라고 분열을 하는데, 여기에 영향을 주어서 탈모가 발생할 수 있다. 보통 항암치료 후 2~3주에 탈모가 시작되며, 치료 종료 후 6~8주에 다시 머리카락이 나기 시작한다.

- 대처방법
  - 염색이나 펌과 같은 두피에 자극을 줄 수 있는 것을 피한다.
  - 민감한 두피를 보호하기 위해서 강한 자외선이나 드라이어의 열을 직접적으로 가하지 않도록 한다.
  - 탈모가 많은 항암제를 투여 받은 경우에는 미리 가발이나 두건, 모자를 준비한다.

(6) 수족증후군

항암제 투여 후에 특히 손바닥이나 발바닥이 붓고 화끈거리거나 심한경우에는 물집이 생기고, 피부가 벗겨지는 증상이 발생할 수 있는데, 이를 수족증후군이라고 한다.

- 대처방법
  - 손, 발에 충분하게 보습제를 발라서 건조하지 않도록 한다.
  - 필요시 부드러운 면으로 된 장갑이나 양말을 착용하는 것이 도움이 된다.
  - 손바닥이나 발바닥에 과도한 압력이나 피부 마찰이 발생하지 않도록 한다.

(7) 발진

항암제 투여 이후에 얼굴이나 목, 가슴, 등에 붉은 반점이 발생할 수 있으며, 가려움증이나 통증을 동반하는 경우가 많다. 대부분의 발진은 시간이 지나면 사라지지만 경우에 따라서는 피부색의 변화를 일으키기도 한다.

- 대처방법
  - 피부에 직접적인 열기나 냉기를 가하지 않는다.
  - 피부를 긁거나 짜는 행동은 발진을 악화시킬 수 있다.
  - 경구약의 경우에는 발진이 생긴다고 해서 임의로 중단하지 말고, 의료진과 상의하여 중단 여부를 결정한다.

(8) 말초신경병증

항암제로 인해서 말초의 운동 신경 및 감각신경이 손상을 받아서 나타나는 증상이다. 손발에 감각이 저하되거나 이로 인해서 걷는데 제한이 생기기도 한다. 마치 모래바닥을 걷거나 고무로 된 바닥을 걷는 느낌이 들기도 하며 잘 넘어질 수도 있다.

- 대처방법
  - 손발의 감각 저하로 인한 것은 약물 처방으로 호전이 될 수 있으므로 진료 시 의료진에게 꼭 증상을 알려야 한다.
  - 말초신경병증이 있는 경우에는 넘어지기 쉬우므로 계단을 오르내리거나, 욕실에서 항상 주의를 한다.

2. 일상 생활 관리

1) 항암 치료 후 대,소변 관리

항암제는 소변이나 대변 혹은 다른 분비물로 배출이 되며, 주로 48시간 이내에 배설이 되기때문에 주의가 필요하다. 이로 인해서 소변이나 대변이 피부에 손상을 줄 수 있으므로 대, 소변 이후에 회음부를 청결하게 유지한다.

2) 민간요법

과학적으로 증명되지 않거나 소문만 무성한 여러 민간요법은 도움이 되지 않고 오히려 중요한 치료를 방해하는 역할을 하는 경우가 많다. 특히나 암으로 인해서 간기능이나 신장기능이 저하되어 있는 경우에는 이러한 민간요법으로 인해서 급격하게 악화되는 경우들이 있다. 나의 몸을 소문에 맡기지 말고, 병원에서 제시하는 검증된 치료를 잘 받는 것이 무엇보다 중요하다.

3) 음식

특정 음식이 어떤 암을 치료 한다는 것은 현재까지 의학적으로 검증된 경우가 없다. 매스컴이나 인터넷에 떠도는 수많은 소문들에 흔들리지 않도록 한다. 항암 치료를 하면서 가장 좋은 식습관은 골고루 영양분을 섭취하는 것이다.

4) 운동

규칙적인 운동은 식욕이 좋아지고 근력을 좋게 하여 항암치료를 잘 받을 수 있는 몸을 유지하는데 도움을 준다. 그리고 우울증 개선에도 좋은 영향을 줄 수 있다. 가능하면 시간을 정해두고 규칙적으로 운동을 하는 것이 좋으며, 주 3~5회 정도 30분에서 1시간 정도 운동을 하는 것이 바람직하다. 가족이나 친구와 함께 운동을 하면 스트레스 해소에도 도움이 되며 꾸준하게 운동을 지속하는 원동력이 되기도 한다.

17장

췌장암
환자의 영양관리

박민아(서울아산병원 영양팀)

1. 췌장암과 영양

췌장은 체내에 들어온 식품 내 영양소, 특히 당질, 단백질, 지방을 소화시키기 위한 효소와 혈당 관리를 위한 인슐린과 글루카곤을 분비하는 기관으로 우리 몸의 건강을 유지하기 위해 필요한 영양소 공급에 매우 중요한 역할을 한다. 췌장암이 진행됨에 따라 소화효소 및 인슐린 분비가 감소되고 이로 인해 영양소 흡수 저하 및 고혈당이 나타난다. 뿐만 아니라 식욕저하, 소화 불량, 조기 포만감, 설사, 변비, 황달, 입맛 변화 등으로 인해 식사량이 줄게 되어 체중 감소와 함께 영양 불량이 발생된다.[1,2] 의도하지 않은 체중 감소는 영양 불량을 알려주는 중요한 신호이므로 한달 내에 평소 체중의 5% 이상 체중 감소가 보인다면 영양 불량을 의심해야 한다.[2,3] 영양 불량은 췌장암 발병 시 뿐만 아니라 치료하는 모든 과정에서 발생될 수 있고, 삶의 질뿐만 아니라 감염, 합병증, 회복지연 및 생존율에도 영향을 미치므로 이를 예방하고 관리하는 것은 췌장암 치료의 필수요소이다.

췌장암 환자의 80%는 암 진단 시부터 심한 체중 감소를 보이고 수술 전 환자의 88%에서 영양 불량 위험이 있다고 보고되고 있다.[2,4] 따라서 췌장암 환자의 영양관리 목적은 적절한 체중을 유지하기 위해 필요한 영양소를 골고루 섭취하고, 식사량을 저하시키는 개개인의 증상을 고려한 식품을 선택하여 영양 불량을 예방하거나 개선하는 것이다. 이를 위해 특정한 식품을 불필요하게 제한하는 것보다는 건강한 상태를 유지하기 위한 균형잡힌 식사를 하고 이를 방해하는 증상들을 관리하여 적절한 음식을 섭취하는 것이 중요하다.

---

1 Simone Gärtner, Janine Krüger, Ali A. Aghdassi, et al. Nutrition in Pancreatic Cancer: A Review. Gastrointest Tumors 2015;2:195-202.

2 Taylor M. Gilliland, Nicole Villafane-Ferriol, Kevin P. Shah, et al. Nutritional and Metabolic Derangements in Pancreatic Cancer and Pancreatic Resection. Nutrients 2017, 9, 243; doi:10.3390/nu9030243.

3 Jane V. White, Peggi Guenter, Gordon Jensen, et al. Consensus Statement: Academy of Nutrition and Dietetics and American Society for Parenteral and Enteral Nutrition: Characteristics Recommended for the Identification and Documentation of Adult Malnutrition (Undernutrition). Journal of Parenteral and Enteral Nutrition Volume 36 Number 3.

4 MARCO LA TORRE, VINCENZO ZIPARO, GIUSEPPE NIGRI, et al. Malnutrition and Pancreatic Surgery: Prevalence and Outcomes. Journal of Surgical Oncology 2013;107:702-708.

5 World Cancer Research Fund & American Institute for Cancer Research, Diet, Nutrition, Physical Activity and Pancreatic Cancer: revised2018.https://www.wcrf.org/dietandcancer/pancreatic-cancer

2. 췌장암과 관련된 식생활 요인

흡연, 음주, 비만 및 불균형적인 식사 등 잘못된 식생활이 암에 영향을 미치는 것은 이미 잘 알려져 있으며, 특히 과다한 육류 및 육가공품, 포화지방, 단순당, 술, 과다한 에너지 섭취로 인한 비만 등이 주요 원인으로 언급되어 왔다.[5] 하지만 모든 암이 이런 식품이나 식생활으로 인해 발병되는 것은 아니며, 모든 암 환자가 이런 식생활을 가지고 있는 것도 아니다. 따라서 무조건적인 식품 제한보다는 각 질병에 따른 식사 관련 요인에 대해 믿을 수 있는 기관의 권고사항을 참고하고 본인의 식생활과 비교하여 필요시 관리한다.

2018년 세계암연구재단 및 미국암연구재단(World Cancer Research Fund & American Institute for Cancer Research, WCRF & AICR)의 자료에 따르면 과다한 체지방은 췌장암의 확실한 원인이며, 붉은 육류나 육가공품, 포화지방, 과당, 술 등의 식이 요인들은 췌장암을 일으킨다는 연구들이 있으나 결과들이 일관적이지 않고 제한적이라고 제시하였다. 다만 근거가 제한적이더라도 육가공품과 음주(하루 3잔 이상)는 췌장암의 발생을 증가시킨다고 하였다. 따라서 췌장암 예방 및 관리를 위해서는 균형 잡힌 식사를 통해 적절한 체중을 유지하고 비만을 관리하며, 육가공품 및 술을 포함하여 특정 식품을 과다하게 섭취하지 않도록 한다.

1) 적절한 체중을 유지한다.

비만 및 체지방 과다를 확인하는 가장 보편적인 방법은 체질량 지수(Body mass index, BMI)와 허리 둘레를 확인하는 것이다. 과다한 체지방은 췌장암의 원인이며, 저체중은 영양 불량을 암시하거나 악화시키므로 신장과 체중, 허리 둘

례를 이용하여 적정 체중을 유지하고 있는지 확인하도록 한다.

(1) 체질량 지수

체질량지수는 체중(kg)을 신장(meter)으로 나눈 값으로 비만도를 판정하는 기준으로 가장 많이 사용되는 방법이다. 다만, 체중 및 신장만을 이용한 결과이므로 운동선수나 근감소증 등의 특이적인 상황에서는 체질량 지수가 체지방량을 정확하게 반영하지 못하는 점은 감안해야 한다. 대한 비만학회에서 제시한 기준에 따르면, 체질량 지수가 25 이상은 비만, 18.5 미만은 저체중이다.[6] 세계보건기구에서는 30이상을 비만으로 규정하지만, 우리나라 및 아시아 태평양 지역에서는 25이상을 비만으로 정의하며, 이는 체질량지수 25를 기점으로 비만 관련 질환이 1.5-2배 증가하는데 근거를 두고 있다.

체질량 지수(kg/m^2) = 체중 (kg) / 신장(m) X 신장(m)	
< 18.5	저체중
18.5~22.9	정상
23~24.9	비만전단계(과체중)
25 ~29.9	1단계비만
30~34.9	2단계비만
≥ 35	3단계비만(고도 비만)

6 대한비만학회. 비만 진료지침 2018.

(2) 허리 둘레

허리둘레는 체지방 분포 및 복부 비만을 평가하는 방법으로, 특히 복부 비만 여부를 확인할 수 있다. 성인 남자에서는 90 cm 이상, 성인 여자는 85 cm 이상을 복부 비만으로 평가한다.[6]

복부 비만 기준	허리 둘레
	남자 ≥ 90 cm 여자 ≥ 85 cm

2) 균형 잡힌 식사를 한다.

균형 잡힌 식사는 건강한 체중을 유지하기 위해 우리 몸에 필요한 모든 영양소를 제공하는 식사를 말한다.[7] 이는 일상생활뿐만 아니라 질병예방 및 치료의 기본이 되므로 적정 체중을 유지하기 위해 곡류, 어육류, 채소류, 과일류, 유제품 등의 다양한 식품을 매일 필요한 만큼 섭취하도록 한다.

(1) 식사 시 다양한 식품을 골고루 섭취한다.

곡류와 지방은 에너지를 공급하고, 단백질은 신체 조직 및 면역체계에 중요한 요소를 만들며, 채소와 과일은 섬유소, 유제품은 단백질과 칼슘의 공급원이다. 또한 이런 다양한 식품들을 먹으면 몸에 필요한 비타민, 무기질 및 항산화 영양소까지 섭취할 수 있다. 따라서 식품 각각에 함유된 좋은 영양소를

7 보건복지부·한국영양학회. 2015 한국인 영양소 섭취기준. 2016.

모두 섭취하기 위해 매일 곡류, 어육류, 채소류, 과일류, 유제품의 식품들을 골고루 먹는다.

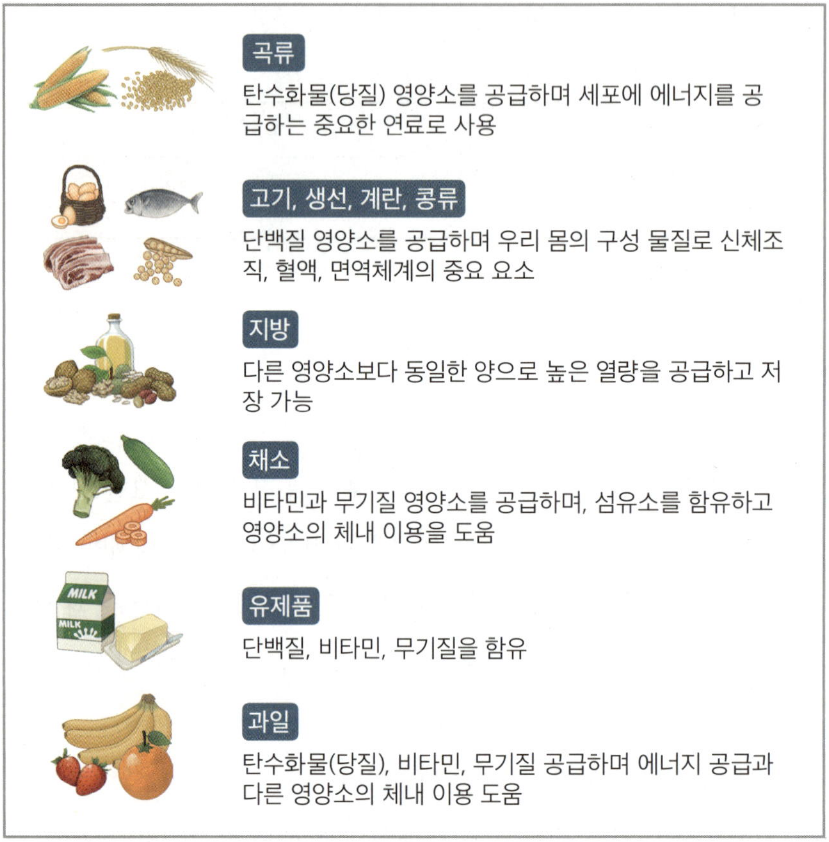
곡류
탄수화물(당질) 영양소를 공급하며 세포에 에너지를 공급하는 중요한 연료로 사용
고기, 생선, 계란, 콩류
단백질 영양소를 공급하며 우리 몸의 구성 물질로 신체조직, 혈액, 면역체계의 중요 요소
지방
다른 영양소보다 동일한 양으로 높은 열량을 공급하고 저장 가능
채소
비타민과 무기질 영양소를 공급하며, 섬유소를 함유하고 영양소의 체내 이용을 도움
MILK
MILK
유제품
단백질, 비타민, 무기질을 함유
과일
탄수화물(당질), 비타민, 무기질 공급하며 에너지 공급과 다른 영양소의 체내 이용 도움

그림 17-1 식품군별 주요 함유 영양소 및 역할

(2) 곡류는 매일 2~4회 정도 식사 및 간식을 통해 섭취한다.

식사를 잘 하는 경우, 당분이 많은 음료 및 간식을 조절하여 불필요한 단순당 섭취는 줄이는 것이 좋다.

(3) 고기, 생선, 두부, 계란, 콩 등의 단백질 음식을 적절하게 먹는다.

육류에 치우치지 않고 생선, 두부, 계란 등을 포함하여 골고루 먹으며, 육가공품 섭취는 줄인다.

(4) 채소는 매끼 2가지 이상 충분히 섭취하고, 다양한 색깔의 과일을 하루 1~2회 정도 먹는다.

(5) 소화 불편감이 없다면 유제품을 하루 1-2컵 마신다.

(6) 조리 시 식물성 기름을 적당량 사용한다.

(7) 양념과 조미료는 식사 섭취량을 유지하는 수준에서 적당량 사용한다.

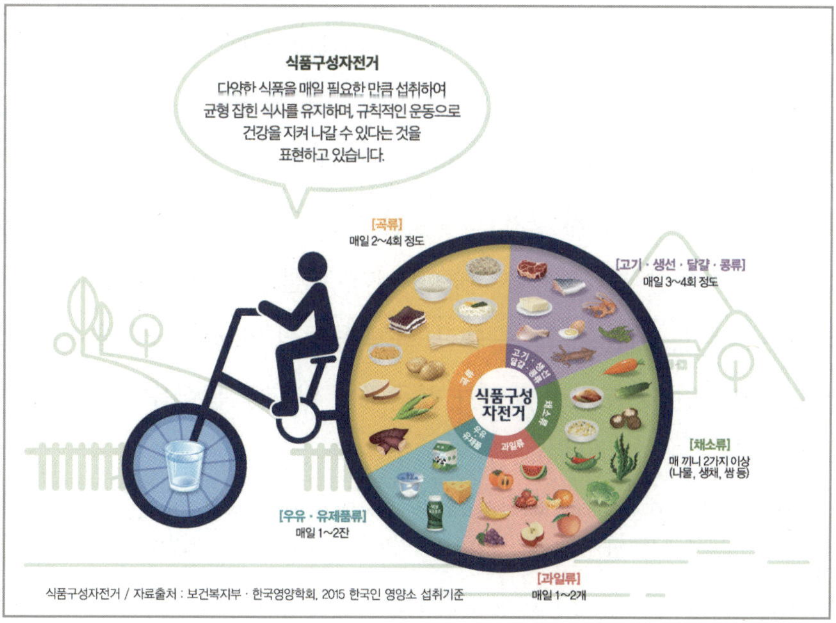

그림 17-2 식품구성자전거 자료출처 : 보건복지부 · 한국영양학회, 2015 한국인 영양소 섭취기준, 2015.

3. 췌장암 치료에 따른 영양 관리

1) 수술 치료 시 영양 관리

(1) 수술 전 영양 관리

수술 전 영양 상태를 잘 유지하는 것은 수술 후 감염발생을 줄이고 상처를 회복시키는 데 도움이 된다.[8,9] 수술 전 균형적인 식사를 통해 적정 체중을 유지하고 식욕저하 및 소화 불편감으로 인한 식사 섭취량 저하 시에는 아래의 [치료에 따른 부작용 발생 시 영양관리]를 참고하여 심한 체중 감소가 발생되지 않도록 노력한다.

(2) 수술 후 영양 관리

수술 후에는 식욕저하, 오심 및 구토, 위배출 지연으로 인한 소화 불량, 조기포만감, 설사, 변비, 덤핑증후군, 지방변 등이 발생될 수 있으며, 이로 인해 식사 섭취량 및 체중이 감소하고 혈당 관리가 필요할 수도 있다[2,9]. 따라서 수술 후 회복기의 영양관리 목표는 가능한 체중 감소를 줄이고, 수술 후 불편감을 관리하여 정상적인 식사를 하는 것이다. 이를 위해서는 회복하는 기간 동안 고기, 생선, 해산물, 두부, 계란, 유제품 등의 양질의 단백질 음식 섭취를 늘리고, 비타민 및 무기질 섭취가 부족하지 않도록 음식을 골고루 섭취도록

8 Luca Gianotti, Marc G. Besselink, Marta Sandini, et al. Nutritional support and therapy in pancreatic surgery: A position paper of the International Study Group on Pancreatic Surgery (ISGPS), Surgery 164 (2018) 1035-1048.

9 Cheguevara Afaneh, Deborah Gerszberg, Eoin Slattery, et al. Pancreatic cancer surgery and nutrition management: a review of the current literature. HepatoBiliary Surg Nutr 2015;4(1):59-71.

한다. 수술 후 평생 제한해야 하는 식품은 없으므로 불필요한 음식 제한은 하지 않도록 한다. 개인별 증상에 따른 관리를 통해 서서히 식사량을 늘리도록 하며, 회복기 이후 적극적인 혈당 관리가 필요하거나 지속적인 체중 감소 시에는 의사 및 영양사와의 상담을 통해 관리하도록 한다.

수술 후 식사 권장 사항

---

1. 평소 식사 섭취량 도달 시까지 식사 및 간식을 포함하여 하루 6회 이상 소량씩 자주 섭취하며 꼭꼭 씹어 먹는다.
2. 고기, 생선, 해산물, 두부, 계란 등의 양질의 단백질 음식을 매 식사 시 섭취한다.
3. 채소와 과일은 부드러운 종류로 먹으며, 소화 호전되면 다양한 종류로 섭취량을 늘린다.
4. 기름은 적당량 사용하고, 음식 간은 입에 맞게 하여 먹는다.
5. 열량밀도를 높이기 위해 유제품, 영양 보충 음료 및 간식을 자주 섭취하며, 열량 밀도가 낮은 차나 음료, 국물류 등에 의존하지 않는다
6. 술은 제한하고, 소화 불편감 지속 시에는 탄산음료 섭취도 주의한다.
7. 소화 불편감 호전되고 식사 섭취량이 증가되면 일반적인 식사로 이행하고 평소 식사량 수준으로 식사량을 늘리도록 한다.
8. 신체 활동은 소화력 개선 및 근력 증가 등에 도움이 되므로 일상적인 신체 활동은 지속하도록 한다.

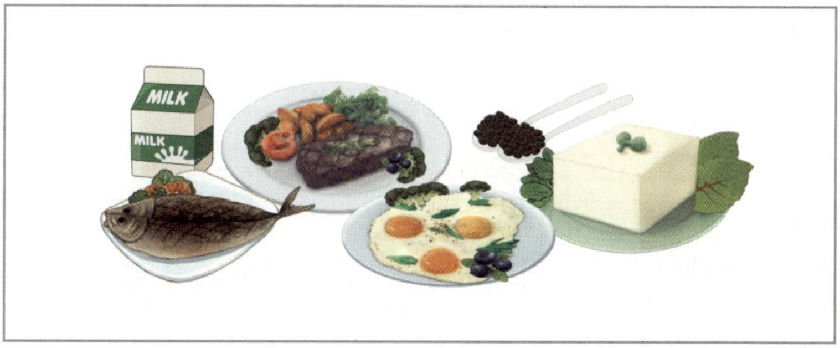

그림 17-3 단백질이 풍부한 식품

2) 항암 및 방사선 치료 시 영양 관리

항암 및 방사선 치료 시 백혈구 감소증, 오심, 구토, 식욕부진, 설사, 변비, 구내염 등의 부작용이 발생될 수 있으며 이로 인해 식사 섭취량이 줄고 체중 감소가 발생될 수 있다.[10] 항암치료 시의 영양관리도 가능한 체중 감소를 줄이고, 적정 체중을 유지하기 위해 균형 잡힌 식사를 하는 것이다. 아래의 [치료에 따른 부작용 발생 시 영양관리]를 참고하여 식사량을 유지하도록 노력하며, 체중이 지속적으로 감소하고 부작용이 관리되지 않을 시에는 원인을 확인하여 적절한 약물 및 영양 보충제 사용을 고려해야 하므로 의사 및 영양사와 상담하도록 한다.[11]

3) 치료에 따른 부작용 발생 시 영양관리

식사 섭취 저하를 일으키는 부작용 발생 시 아래 내용을 참고하여 영양 보충을 하도록 하며, 증상이 심화되거나 식사 섭취량이 증가 되지 않을 시 의사와 상의하여 적절한 치료를 받도록 한다.

(1) 식욕저하

- 식사 시간에 얽매이지 말고 먹도록 하며, 소량이라도 자주 섭취한다.

10 Arved Weimann, Marco Braga, Franco Carli, et al. ESPEN guideline: Clinical nutrition in surgery. Clinical Nutrition 36 (2017) 623e650.

11 Ilaria Trestini, Luisa Carbognin, Isabella Sperduti,et al. Prognostic impact of early nutritional support in patients affected by locally advanced and metastatic pancreatic ductal adenocarcinoma undergoing chemotherapy. European Journal of Clinical Nutrition volume 72, 772-779(2018).

• 식사 시간 외에도 장소나 분위기, 조리법 등을 바꿔 메뉴를 다양하게 시도해 본다.
• 열량 밀도가 높은 간식(영양 밀도를 높이는 조리 팁 참고)을 주변에 두고 먹도록 하며, 먹고 싶을 때 빠르게 먹을 수 있도록 음식을 소분하여 얼려 두는 것도 도움이 된다.
• 식욕을 증진시키기 위해 요리 프로그램 시청하거나 일상적인 활동 및 규칙적인 운동을 권장한다.

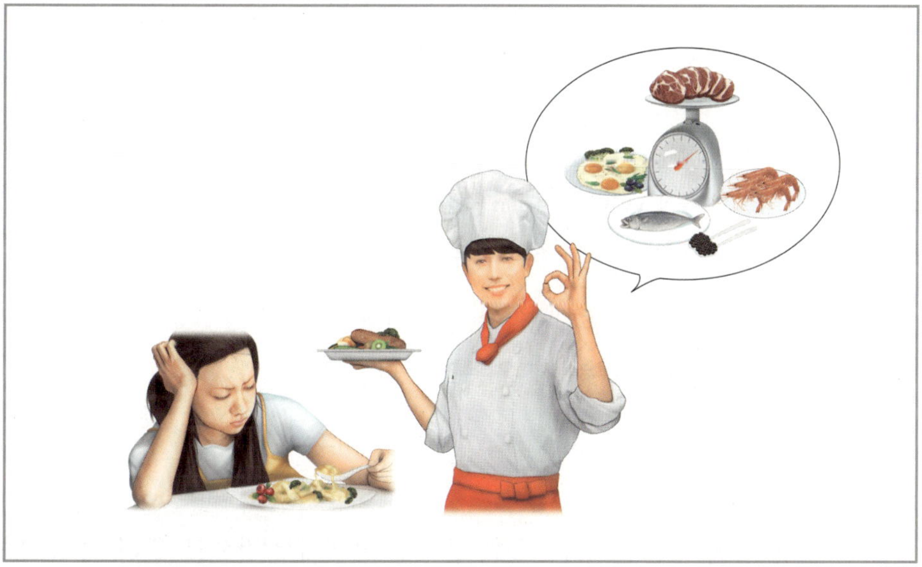

그림 17-4 식욕저하시 영양 관리

(2) 메스꺼움

• 하루 6회 이상 소량씩 음식을 자주 먹도록 하며, 음식은 시원하게 하여 먹고 탈수가 생기지 않도록 물이나 음료를 소량씩 자주 마시도록

한다.

- 크래커, 토스트, 씨리얼, 과일 등의 섭취 가능한 식품들을 하루 종일 에 걸쳐 자주 먹고, 음식 양념은 입에 맞게 하여 먹는다.

(3) 설사

- 소량씩 자주 섭취하며, 탈수가 오지 않도록 수분을 충분히 섭취한다.
- 음식 온도는 너무 차거나 뜨겁지 않은 것이 좋다.
- 바나나, 감자, 쌀 등이 설사관리에 도움이 되므로 섭취해 보고, 유제품, 과다한 지방, 질긴 야채, 강한 양념, 카페인 섭취는 자제한다.

(4) 변비

- 끼니를 거르지 않도록 하며, 식사량이 너무 적지 않은지 확인한다.
- 소화 불편감이 없다면 식이섬유가 많은 잡곡, 채소, 과일 등의 섭취를 늘리고, 수분을 충분히(하루 8컵 이상) 섭취한다.
- 규칙적인 운동을 통해 장 운동을 도와준다.

(5) 덤핑 증후군

- 유문 제거 수술을 받은 경우, 음식물이 위에서 장으로 빨리 지나가면서 덤핑 증후군이 발생될 수 있다. 초기 덤핑증후군 증상으로는 설사, 포만감, 위 경련, 구토, 식후 무기력증, 얼굴홍조, 어지러움, 식은땀 등이 있다. 후기 덤핑 증후군은 식후 2-3시간에 발생될 수 있으며 증상으로는 저혈당을 포함하여 무기력증, 식은땀, 오심, 공복감 등이 있다.
- 음식을 한번에 몰아 섭취하지 않고 하루 6회 이상 자주 섭취하며 충

분히 잘 씹어 섭취한다. 식사 시 단백질 음식을 충분히 섭취하며, 식사 중 수분 섭취를 줄이고, 저혈당 외에 단순당 섭취도 줄이는 것이 도움이 된다.

(6) 십이지장 스텐트 삽입 후

암으로 인해 십이지장이 좁아지거나 막히는 경우, 섭취한 음식물이 잘 내려가지 못하므로 십이지장 스텐트 삽입을 시행받을 수 있다. 십이지장 스텐트 삽입 후에는 삽입 부위에 음식물이 걸리지 않도록 주의가 필요하다.

- 소량씩 자주 먹는다. 음식을 잘 씹도록 하며 한 번에 많은 양을 삼키지 않는다.
- 음식은 부드럽고 촉촉한 형태로 섭취하도록 한다.
- 잘 씹을 수 있도록 음식을 푹 무르게 하여 먹거나 작게 잘라 먹는다.
- 채소와 과일은 껍질과 씨앗을 제거하고 부드러운 것으로 먹으며 딱딱한 견과류, 말린 과일 등 거칠고 딱딱한 식품 섭취는 피한다.

(7) 그 밖의 불편감으로 인해 식사 섭취량이 적어 체중 감소가 지속되거나 장기간 구토, 지방변, 설사 발생 시 다량의 영양소뿐만 아니라 비타민 및 무기질, 미량 영양소 결핍도 우려되므로 의사 및 영양사와 상의하여 적절한 영양 보충을 하도록 한다.

4. 당뇨 동반 시 영양 관리

효과적인 당뇨 관리를 위해서는 식사 관리가 중요하다.[12] 비만 혹은 과체중인 경우에는 적정 체중을 유지하기 위해 에너지 섭취를 조절하는 것이 필요하며, 영양소 중 탄수화물을 규칙적으로 비슷한 양을 섭취하도록 한다. 소화 불편감이 없다면 잡곡, 채소, 콩류 등의 식이섬유가 많은 식품을 선택하고 단순당 섭취를 줄이며, 어육류 등의 단백질 식품이나 지방 섭취는 균형 잡힌 식사 수준으로 유지한다. 다만 수술 후 회복기, 항암 치료 시, 소화 불편감 등으로 식사량이 평소보다 줄고 영양 상태가 좋지 않은 경우에는 컨디션에 따라 권장 식행동이 달라질 수 있으므로 필요시마다 영양사와 상담하여 식사 관리를 진행하는 것이 바람직하다.

5. 자주 하는 질문들

1) 암 예방 및 치료 후 식생활 지침

일반적인 암 예방을 위한 식생활 지침은 다음과 같다. 암 예방뿐만 아니라 치료 이후 건강을 유지하기 위한 식사 관리 시에도 참고하도록 한다.

12 대한당뇨병학회. 2019 당뇨병 진료지침(제6판).

세계암연구재단 및 미국암연구재단(World Cancer Research Fund & American Institute for Cancer Research, WCRF/AICR)에서 제시한 식생활 가이드라인[13]

(1) 건강한 체중을 유지한다.
정상 범위 내의 체질량 지수(BMI)를 유지하고, 허리 둘레 및 체중의 증가를 피한다.

(2) 신체 활동을 유지한다.
좀 더 걷고, 덜 앉는 등 일상생활에서 신체 활동을 늘린다.

(3) 잡곡, 채소, 과일, 콩류를 충분히 섭취한다.
매일 전분이 함유되지 않은 다양한 채소와 과일을 400 g 이상 섭취하여 충분한 섬유소를 섭취한다.

(4) 지방, 전분 또는 설탕이 많이 함유된 가공식품이나 패스트 푸드 섭취를 제한한다.
이런 음식을 제한하는 것이 열량 섭취를 조절하고 건강한 체중을 유지하게 한다.

(5) 붉은 육류 및 육가공품 섭취를 조절한다.
붉은 육류(소, 돼지, 말, 염소 등)는 주당 350~500 g 이하로 섭취하고, 육가공품 섭취는 최소한으로 줄인다.

(6) 설탕이 첨가된 음료 섭취를 제한한다.

---

13 World Cancer Research Fund & American Institute for Cancer Research. Diet, Nutrition, Physical Activity and Pancreatic Cancer-a Global Perspective. https://www.wcrf.org/dietandcancer/contents

(7) 술 섭취를 제한한다.

암 예방을 위해서 술을 마시지 않는 것이 최선이다.

(8) 암 예방을 위해 보충제를 섭취하지 않는다.

암 예방을 위해 고용량의 영양 보충제를 권장하지 않으며, 음식을 통해서 영양 필요량을 충족시킨다.

(9) 수유모의 경우, 가능한 모유 수유를 권장한다.

모유 수유는 수유모에게는 유방암을 예방하고, 아이에게는 비만예방 및 면역 증강에 도움이 된다.

(10) 암 진단 후에도 가능한 위의 권장사항을 준수하도록 한다.

모든 암 환자는 전문가를 통해 개인별 적절한 영양 및 운동 관리를 받는 것이 필요하며, 치료 후에도 위의 권장사항을 준수하면 암 관리뿐만 아니라 다른 질병과 연관하여 건강상 이점을 얻을 수 있다.

2) 영양 보충제와 민간요법

암을 치료하기 위해 건강기능식품이나 민간요법에 대해 문의는 오랜 시간이 지나도 끊임이 없다. 또한 새로운 제품이나 민간요법들이 다양하게 나오고 있어 각각의 성분이나 객관적인 기능을 확인하는 데에도 어려움이 있다. 이를 고려하여 식품의약품안전처에서 건강기능식품에 관한 규정에 따라 [건강기능식품]을 표시하여 관리하고 있다.[14] 건강기능식품은 일상 식사에서 결핍되기 쉬운 영양소 또는 인체에 유용한 기능을 가진 원료나 성분을 사용하

14 식품의약품안전. 식품나라홈페이지. https://www.foodsafetykorea.go.kr/main.do

여 제조한 식품으로 건강을 유지하는데 도움을 주는 식품을 말하므로 적절하게 섭취한다면 건강 유지에 도움이 될 수 있다. 하지만 이런 기능성 성분이 의약품처럼 질병을 예방이거나 치료하는 것은 아니므로 건강기능식품을 암 치료 방법으로 의존하는 것은 바람직하지 않다. 더욱이 민간요법은 영양소 공급도 미약하고 과학적인 효과가 입증되지 못하였거나 근거가 부족해서 일반적으로 적용할 수 없는 경우가 많으며, 회복기 및 항암 치료 기간 중 복용 시간이나 신장 등의 장기 기능 저하에 영향을 주어 부작용을 발생시킬 수도 있다. 따라서 민간요법은 일반적으로 권장하지 않으며, 건강기능식품도 특정 영양소 공급이 부족한 것으로 확인된 경우 이를 보충하기 위해 사용하는 것이 바람직하다.

식사량이 지속적으로 감소되어 체중 감소가 심하거나, 수술 및 치료로 인해 식사량이 적은 기간이 길어지면 몸에 필요한 영양소가 부족해지므로 식사 외에 영양소 보충이 필요하다. 특히 췌장암의 경우, 지방의 소화흡수에 문제가 생기면 지용성 비타민의 흡수도 저해되어 별도의 보충이 필요하며, 수술 후 회복기 및 항암치료 등으로 식사량이 저하 시에는 비타민 B군이나 아연, 철분, 셀레늄 등의 미량 영양소도 부족해질 수 있다[2]. 이때 적절한 영양 보충을 위해 열량 및 단백질 보충제나 비타민 및 무기질 보충제 섭취를 고려할 수 있다. 하지만 여러 종류의 보충제를 함께 복용하거나 질병으로 의약품을 복용하고 있는 경우, 특정 영양소의 과잉 섭취, 약물 간의 상호 작용 및 질병의 예후에도 영향을 미칠 수 있으므로 개개인의 상태에 맞는 적합한 영양 보충을 위해 반드시 의사나 영양사와 상의하는 것을 권장한다.

3) 균형 잡힌 식사 메뉴의 예

곡류, 어육류, 채소, 과일, 유제품을 골고루 먹을 수 있도록 구성한 메뉴로 식단 계획 시 참고하도록 한다.

아침	간식	점심	간식	저녁
쌀밥 북어국 두부조림 브로컬리숙채 배추김치	귤 두유	쌀밥 근대된장국 연어구이 숙주나물 나박김치	계란토스트 우유	쌀밥 굴국 닭살야채볶음 시금치무침 깍두기
완두콩밥 쇠고기무국 조기구이 가지나물 배추김치	배 요거트	버섯영양밥 아욱된장국 돼지불고기 상추치커리무침 깍두기	두유 미숫가루	현미밥 순두부찌개 갈치구이 애호박나물 배추김치
콩밥 곰국 계란양송이버섯찜 감자조림 총각 김치	샌드위치 우유	연두부 잔치국수 깻잎고기전 배추김치	바나나 요거트	보리밥 대구 맑은탕 오이무침 배추김치

*주의 사항 : 질긴 야채나 딱딱한 음식, 기름진 조리법은 소화력 호전 후 천천히 시도한다.

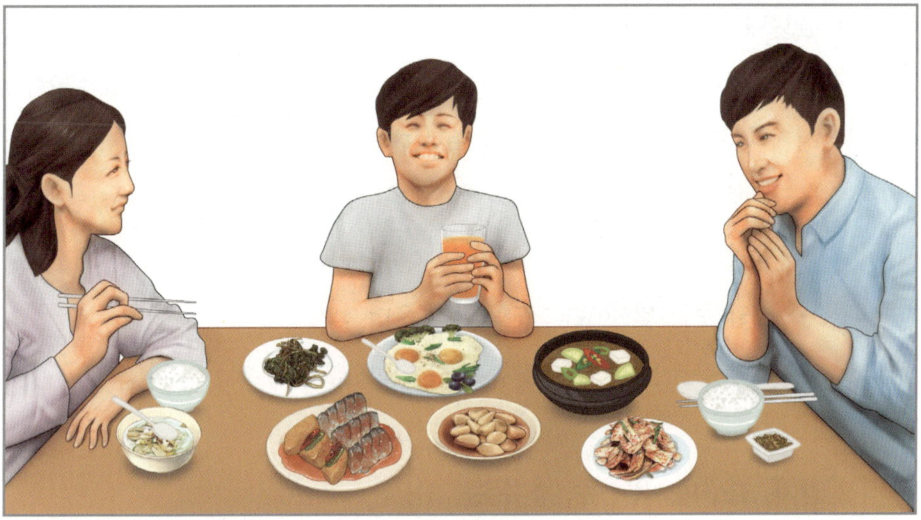

그림 17-5 균형 잡힌 식사

4) 영양 밀도를 높이는 조리 팁

동일한 양이나 열량 내에 탄수화물, 단백질, 지방, 비타민 및 무기질 등의 영양소가 더 많이 함유되어 있는 식품이나 음식을 영양밀도가 높다고 말하며, 이는 영양 보충뿐만 아니라 체중 증가 시에도 도움이 된다. 잡곡, 어육류, 유제품 등도 영양 밀도가 높은 식품들이며 식품들끼리 혼합하는 방법으로 영양 밀도를 더 높일 수가 있으므로 식욕저하 및 체중 감소로 영양 보충이 필요할 때 활용해 보도록 한다.

(1) 유제품

단백질 파우더, 전지 분유, 미숫가루, 아이스크림, 과일이나 견과류 등을 기호에 따라 섞기

(2) 음료나 차

열량이 낮은 음료에는 우유나 시럽, 크림, 단백질 파우더 등을 넣어 마시거나 요거트, 스프, 푸딩 등으로 대체하기

- 아메리카노나 녹차 ⇨ 카페라테나 녹차라테 + 시럽이나 크림 첨가 가능
- 과일 주스 및 음료 ⇨ 단백질 파우더 첨가
- 차나 음료 대신 요거트나 유제품 등으로 대체

(3) 감자, 고구마, 옥수수, 빵류 등

치즈, 계란, 버터, 마요네즈 등을 기호에 맞는 재료들을 첨가하고, 유제품이나 영양음료와 혼합하기

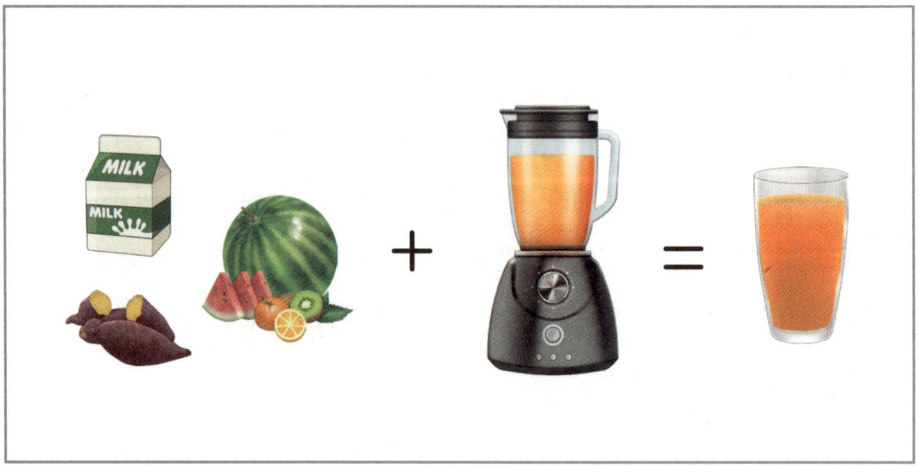

그림 17-6 영양 밀도를 높이는 조리법

(4) 영양 보충 음료나 파우더

시판되는 영양 보충식에는 액상 및 파우더 형태가 있으며 간편하게 음료로 섭취하거나 기호에 맞는 음료에 파우더를 혼합하여 섭취할 수 있다. 우리 몸에 필요한 대부분의 영양소를 모두 혼합해 놓은 종류부터 한가지 영양소만 공급하는 종류 등 다양하다. 또한 맛이나 영양소 구성 비율 및 농축 정도도 다양하여 개인의 기호도 및 사용 목적에 따라 선택할 수 있다. 영양 보충식의 종류나 하루 필요량은 개개인의 식사 섭취량에 따라 다를 수 있으므로 필요 시 영양사와 상담하여 정보를 얻고 적합한 종류로 선택한다.

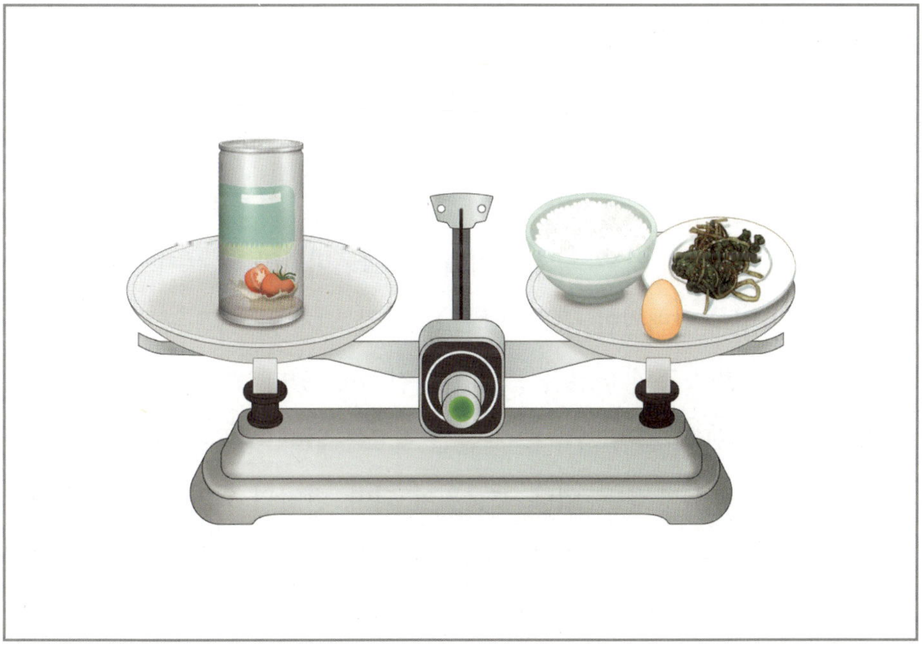

그림 17-7 균형 잡힌 영양소 공급이 가능한 영양 보충식

(5) 조리 예

- 영양강화 고구마 쉐이크

- 재료 : 찐고구마 70 g (중 사이즈 1/2개), 플레인 그릭요거트 1개, 우유 1/2컵, 바나나 1/2개, 꿀 1작은술
- 영양성분: 열량 380칼로리, 단백질 14 g
- 만드는 방법: 블렌더에 모든 재료를 넣고 먹기 좋을 정도로 갈아 준다. 고구마 대신 감자 등 다른 식품으로 바꾸거나 기호에 따라 기본 재료 양을 조절하고 견과류 등의 다른 식품을 추가하여 맛있게 먹는다.

5) 먹어도 되나요?

(1) 밀가루

우리가 흔히 사용하는 밀가루는 도정이 된 밀을 가루로 만든 것이다. 도정된 곡류는 도정되지 않은 곡류에 비해 섬유소, 비타민 및 무기질 함량이 낮아진다. 또한 밀의 단백질인 글루텐이 소화가 잘 되지 않은 경우, 더부룩함, 가스 발생, 설사, 변비 등의 위장관 문제가 생길 수도 있다. 하지만 이런 소화 불편감이 문제가 아니라면 밀가루를 제한할 필요는 없다. 밀은 탄수화물의 급원 식품으로 체중 감소시 좋은 열량 공급원이 되며, 발암의 원인 식품도 아니다. 다만 빵, 과자, 면류 등의 밀가루 음식에는 설탕이나 쇼트닝 등의 단순당 및 포화지방이 많이 함유되어 있으므로 균형적인 영양 섭취를 위해 고기, 생선, 해산물, 계란, 두부, 채소를 곁들여 섭취하고, 식사 섭취를 잘 한다면 달고 기름진 간식류는 줄이는 것이 좋다.

(2) 염분

수술 후 및 항암 치료 중에는 식욕저하, 미각 변화로 인해 식사량이 감소하여 영양 불량을 경험하는 경우가 빈번하다. 이때 모든 음식에 양념(간)을 제한하면 오히려 섭취량이 더욱 줄어들게 되므로 입맛에 맞게 적절한 양념을 하여 맛있게 식사 하도록 한다.

(3) 고기

대장암을 포함한 몇몇 암의 발병 원인으로 고기, 특히 붉은 육류(돼지고기, 소고기, 양고기, 말고기 등 붉은 색 고기류)의 섭취가 언급되면서 암 예방 및 치료 후 식생활 지침에서 붉은 육류 섭취를 제한하도록 제시하고 있다. 서구화된 식생활로 인해 고기 및 육가공품 섭취 비율이 높아졌고, 고온 조리 및 가공과정 통해 고기에 함유된 단백질과 철분에서 생성된 발암성 화학물질들이 암 발생과 연관된 것으로 보고 있기 때문이다.[13] 하지만 고기는 우리 몸의 면역을 유지하고 손상된 세포를 치료하며 근육 형성에 필요한 단백질이 풍부하고 다양한 비타민 및 미량 영양소도 함유하고 있어, 양질의 영양소 공급의 이점이 있다. 물론 생선이나 해산물, 계란, 두부, 콩 등에도 양질의 단백질이 풍부하므로 고기를 대신하여 섭취해도 된다. 다만 고기 섭취를 제한하는 것은 과다하게 섭취하지 않도록 조절하는 것이지 먹지 말라는 것은 아니므로, 무조건 제한하기보다는 살코기 위주로 권장량 내에서 섭취하도록 한다.

(4) 기름

기름은 가장 효율적인 에너지원으로 체중 감소 예방에 큰 역할을 할 수 있으며, 지용성 비타민이 풍부하여 이를 흡수될 수 있도록 돕는 매개체 역할을 한다. 따라서 기름은 조리 시 적당량 사용하여 섭취하며, 고지방 식품, 특히 동물성 지방을 선호하는 경우에는 동물성 기름은 줄이고 참기름, 들기름, 올리브유 등 식물성 기름을 적절히 이용할 것을 권장한다. 기름 냄새가 싫어 섭취하지 못할 경우, 견과류로 지방을 보충할 수 있으며, 지방 소화가 되지 않아 지방변이 발생되는 경우에는 엠씨티(Medium chain triglyceride, MCT)오일을 사용하여 열량 보충을 하는 것이 좋다.

18장

수술 후 발생하는 당뇨병

이우제(서울아산병원 내분비내과) · 조윤경 (서울아산병원 내분비내과)

1. 췌장과 당뇨병

췌장의 기능은 크게 두 가지이며 외분비 기능과 내분비 기능으로 나눌 수 있다. 외분비 기능은 여러가지 소화액 특히 지방을 분해하는 효소를 분비하여 영양분의 소화 및 흡수를 도와주는 것을 말한다. 내분비 기능이란 인슐린과 글루카곤이라는 호르몬을 분비하는 것인데, 인슐린은 혈당을 내리고 글루카곤은 혈당을 올리는 역할을 한다.

췌장절제술은 췌장암의 가장 중요한 치료 방법 중 하나이다. 하지만, 췌장을 절제한 후 췌장에서 나오는 여러 호르몬의 변화(예: 췌장에서 만드는 인슐린의 부족 등)는 수술 전에 없었던 당뇨병을 일으킬 수 있다. 췌장에 질병이 있거나(예: 만성 췌장염), 췌장의 일부 또는 전부를 수술로 제거한 후 생기는 당뇨병을 췌장성 당뇨병(pancreatogenic diabetes)이라고 부른다.[1] 췌장성 당뇨병은 전체 당뇨병의 5-10% 정도이며, 췌장성 당뇨병 중에서 췌장을 수술한 후에 생기는 당뇨병은 2-10% 정도이다.[2]

최근 췌장암을 조기에 발견하게 되는 경우가 많아지면서 췌장절제술이 늘고 있고, 이로 인해 췌장절제술 후 발생하는 당뇨병 역시 증가하고 있다. 췌장절제술 후 발생한 당뇨병은 우리가 주변에서 흔히 보는 당뇨병과는 다른 특성이 있으며, 치료 방법이나 주의사항도 좀 다르다. 이번 장에서는 췌장절제술 후 발생하는 당뇨병의 특징, 치료방법, 주의사항 등을 설명하겠다.

2. 췌장수술 후 당뇨병 발생 가능성

췌장절제술 후 당뇨병이 생길 가능성은 췌장 수술 전에 갖고 있던 질병의 종류(예: 췌장암 또는 만성 췌장염 등)와 췌장절제술의 종류에 따라 다르다. 즉, 췌장 수술 전에 췌장의 기능이 충분했는지와 수술로 제거된 췌장 조직의 양이 중요하다. 그 외에도 수술 전 인슐린 저항성(인슐린이 혈당을 낮추는 기능을 제대로 못하는 상태) 정도, 췌장 수술 시에 같이 절제하는 주변 장기의 절제 범위, 수술 후의 영양 상태 변화 등이 영향을 줄 수 있다.[3]

1 Makuc J. Management of pancreatogenic diabetes: challenges and solutions. Diabetes Metab Syndr Obes. 2016;9:311-5.

2 Scavini M, Dugnani E, Pasquale V, et al. Diabetes after pancreatic surgery: novel issues. Curr Diab Rep. 2015;15(4):16.

3 Erica H, Joanne D, Rita RK. Post-Pancreatectomy Diabetes. In. Johns Hopkins Diabetes Guide. 2015.

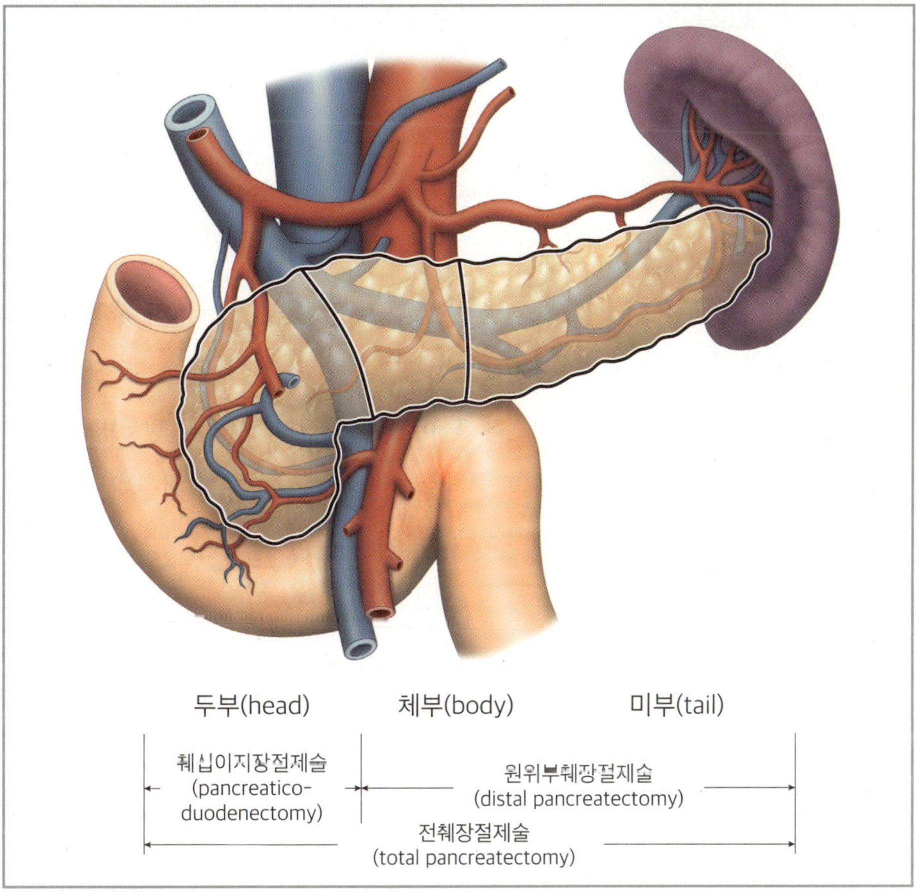

그림 18-1 췌장암에서 췌장절제의 종류 및 범위[4]

1) 전췌장절제술(Total pancreatectomy)

전췌장절제술은 췌장 전체를 수술로 제거하는 경우를 말하며, 이 경우 혈

4 김송철. 췌장암에서 췌장절제의 종류 및 범위. Korean Journal of HBP Surgery. 2004;8(3):133-9.

당을 낮추는 호르몬인 인슐린을 만들 수 있는 공장이 없어지게 되므로 모든 환자에게 당뇨병이 발생한다.[5]

2) 원위부췌장절제술(Distal Pancreatectomy)

종양으로 원위부췌장절제술을 받는 경우 5-9%에서 당뇨병이 생길 수 있다.[6] 반면 만성 췌장염으로 원위부췌장절제술을 받는 경우에는 25-50%에서 당뇨병이 생길 수 있다.[7] 이는 수술 후 남아있는 췌장의 기능이 당뇨병 발생에 영향을 줄 수 있음을 의미한다. 췌장 종양의 경우 종양이 있던 부분 이외의 남은 췌장 조직은 기능이 정상인 경우가 많기 때문에 수술 후 당뇨병 발생이 많지 않다. 반면, 만성 췌장염의 경우 수술 후 남은 조직의 기능이 떨어져 있는 경우가 많아 수술 후 당뇨병이 생기는 경우가 종양 수술 후보다 높다.[8]

3) 췌십이지장절제술(Pancreaticoduodenectomy)

췌장암으로 인한 췌십이지장절제술 후 얼마나 많은 사람에게 당뇨병이 생기는지에 대해서는 연구 결과가 많지 않으나, 약 20%의 환자에서 당뇨병이 발

---

5 Muller MW, Friess H, Kleeff J, et al. Is there still a role for total pancreatectomy? Ann Surg. 2007;246(6):966-74; discussion 74-5.

6 King J, Kazanjian K, Matsumoto J, et al. Distal pancreatectomy: incidence of postoperative diabetes. J Gastrointest Surg. 2008;12(9):1548-53.

7 Riediger H, Adam U, Fischer E, et al. Long-term outcome after resection for chronic pancreatitis in 224 patients. J Gastrointest Surg. 2007;11(8):949-59.

8 Malka D, Hammel P, Sauvanet A , et al. Risk factors for diabetes mellitus in chronic pancreatitis. Gastroenterology. 2000;119(5):1324-32.

생하였다는 보고가 있다.[9] 이 수술의 경우 십이지장을 최대한 보존하는 것이 혈당을 조절하는 측면에서는 유리하다. 십이지장을 보존하지 않는 방법에 비해 절제하는 췌장 조직의 양이 적고, 위장관에서 나오는 혈당 조절에 관여하는 호르몬이 보존되기 때문이다. 그리고 일반적으로 췌장절제술은 췌장의 실질을 제거하므로 당뇨병 발생을 높이는 이유가 되지만, 췌십이지장절제술 이후에 오히려 당뇨병의 개선이 관찰된 경우도 있다.[10] 암세포 자체, 췌장의 폐쇄, 그리고 지연된 위 배출 등으로 인한 염증 반응이 혈당을 상승시킬 수 있는데, 이 경우 암을 제거함으로써 오히려 혈당이 호전될 수도 있기 때문이다. 또한 췌십이지장절제술 후 위에서 음식물이 배출되는 속도가 감소하거나 칼로리 섭취가 감소하는 것도 혈당이 호전되는 이유가 될 수 있다.

3. 췌장수술 후 혈당 변화에 영향을 주는 요인들

1) 인슐린(Insulin) 분비 감소 및 민감도 변화

인슐린은 췌장의 베타세포에서 분비되어 혈당을 낮추는 호르몬이다. 수술 전 당뇨병이 없던 사람에서 췌장절제술 후 인슐린 분비가 감소하는 경우가 확

9 Oh HM, Yoon YS, Han HS, et al. Risk factors for pancreatogenic diabetes after pancreaticoduodenectomy. Korean J Hepatobiliary Pancreat Surg. 2012;16(4):167-71.

10 Ohtsuka T, Kitahara K, Kohya N, et al. Improvement of glucose metabolism after a pancreatoduodenectomy. Pancreas. 2009;38(6):700-5.

인되었으며,[11] 이러한 췌장수술 후 인슐린 분비의 감소는 혈당 상승 및 당뇨병 발생과 관련이 있다.

한편, 췌장 수술 후에는 우리 몸이 인슐린에 대해 반응하는 정도(민감도)가 증가한다고 알려져 있다.[12] 즉, 췌장절제술 후에는 같은 양의 인슐린에 의해 혈당이 많이 감소한다는 뜻이다. 이는 일반적인 당뇨병에서 인슐린에 대한 저항성이 증가하여 인슐린이 혈당을 잘 감소시키지 못하는 것과 반대의 현상이다. 이러한 이유로, 췌장 수술 후 당뇨병이 발생해 인슐린을 투약할 경우 일반적인 당뇨병과 비교해 저혈당이 발생하기 쉽다.

2) 글루카곤(Glucagon) 분비 억제의 둔화

글루카곤은 췌장의 알파세포에서 분비되며, 혈당이 낮을 때 분비되어 혈당을 올려주고, 혈당이 높을 때는 억제되어 고혈당을 예방하는 역할을 한다. 췌장수술 후에는 혈당이 높을 때 글루카곤이 억제되는 반응이 둔화되기도 한다. 다시 말해, 정상적인 상태에서는 혈당이 상승하면 글루카곤 분비가 억제되어 고혈당을 예방하게 되는데, 수술 후에는 글루카곤 분비 억제가 잘 일어나지 않아 식후 고혈당이 악화될 수 있다.

---

11 Lee BW, Kang HW, Heo JS, et al. Insulin secretory defect plays a major role in the development of diabetes in patients with distal pancreatectomy. Metabolism. 2006;55(1):135-41.

12 Maeda H, Hanazaki K. Pancreatogenic diabetes after pancreatic resection. Pancreatology. 2011;11(2):268-76.

3) 췌장폴리펩티드(Pancreatic polypeptide) 분비 감소

췌장에서는 인슐린과 글루카곤 외에도 폴리펩티드라는 물질이 분비된다. 폴리펩티드는 매우 다양한 작용을 가진 물질인데, 췌장 수술에 의해 췌장폴리펩티드의 분비가 감소될 경우 간에서의 포도당합성이 증가되어 혈당이 상승할 수 있다.

4) 췌장 소화효소 부족

췌장절제술 이후에는 췌장에서 분비되는 소화효소의 부족으로 인해 장에서 음식물이 충분히 분해 및 흡수되지 못한 채 위장관에서 신속하게 이동해 버린다. 이로 인해 음식물의 흡수가 제대로 이루어지지 않으면 저혈당이 발생할 수 있다.

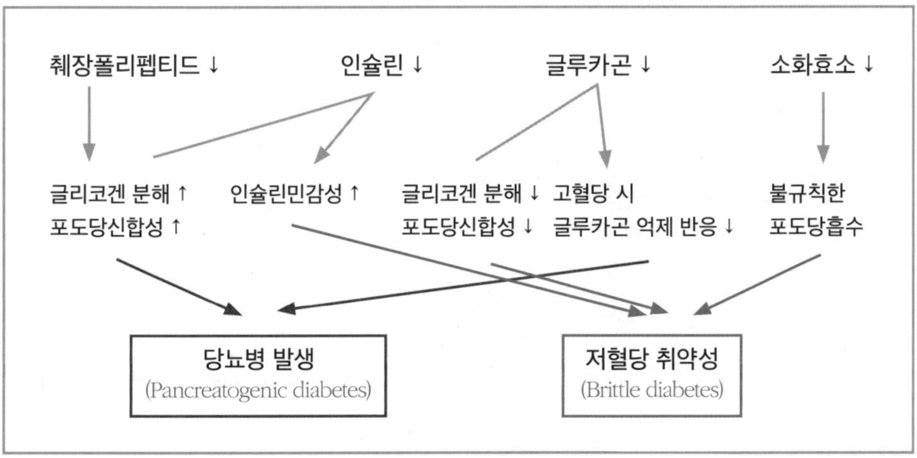

그림 18-2. 췌장수술 후 혈당 변화에 영향을 주는 요인들

4. 췌장수술 후 당뇨병의 임상적 특징

위에서 설명한 바와 같이, 췌장절제술 후 당뇨병이 발생하면 인슐린에 대한 민감도가 증가하고 글루카곤의 분비가 감소되어 인슐린 투여에 의한 저혈당이 잘 발생하며, 저혈당에서 회복하는 데 많은 시간이 소요된다. 따라서 췌장 수술 후 발생한 당뇨병을 치료할 때는 저혈당을 방지하기 위한 노력이 매우 중요하다. 한편, 췌장수술 후 발생한 당뇨병은 인슐린 분비도 감소하지만 혈당을 올리는 호르몬인 글루카곤 분비도 함께 감소하기 때문에 매우 심한 고혈당 상태인 당뇨병케톤산증은 잘 발생하지 않는 것으로 알려져 있다.[13]

5. 췌장수술 후 당뇨병의 치료

현재로서는 췌장절제술 후 발생한 당뇨병에 대한 구체적인 치료 지침이 따로 있는 것은 아니며, 혈당이 얼마나 높은지, 인슐린 분비능이 얼마나 남아있는지 등을 고려해 치료 방법을 정하게 된다.

1) 췌장수술 후 당뇨병의 기본 치료 원칙

전췌장수술을 받은 경우 인슐린 분비 능력이 없기 때문에 반드시 인슐린 치료가 필요하다. 췌장에서 인슐린을 전혀 만들어내지 못하는 당뇨병인 1형

---

13 Slezak LA, Andersen DK. Pancreatic resection: effects on glucose metabolism. World J Surg. 2001;25(4):452-60.

당뇨병과 마찬가지로 하루에 여러차례 인슐린을 투여 받거나 인슐린 펌프를 이용한 치료를 고려해야 한다. 단 앞에서 설명한 것처럼 저혈당이 흔하게 발생할 수 있어 이를 관리할 수 있는 방법에 대한 교육을 잘 받아야 한다. 저혈당이 자주 발생하거나 심각한 저혈당을 경험한 환자는 지속적으로 혈당을 확인할 수 있는 지속혈당감시기기(continuous glucose monitoring, CGM)를 사용하는 것이 도움이 될 수 있다.

췌장부분절제술 후 발생한 당뇨병의 경우 인슐린 분비 능력이 충분히 남아 있다면 성인에게 발생하는 일반적인 당뇨병과 유사한 방법으로 치료해 볼 수 있다. 그러나 췌장절제술 후에는 저혈당 위험이 상대적으로 높고 소화 효소가 부족한 경우가 흔하므로 이러한 특징을 고려해야 한다. 췌장부분절제술을 시행 받은 환자에서도 인슐린 분비 기능이 현저히 감소해 있거나, 경구약으로 잘 치료되지 않는 경우 인슐린 투여가 필요하다.

2) 저혈당 관리

앞에서 언급하였듯이 췌장성 당뇨병에서는 저혈당의 관리가 매우 중요하다. 저혈당은 혈당이 낮으면서(<70 mg/dL), 자율신경항진 또는 신경포도당결핍 증상이 있고, 포도당을 섭취하거나 주사로 투여해서 혈당을 올리면 증상이 소실되는 것을 말한다. 자율신경항진 증상이란 혈당이 감소하면서 배고픔과 함께 손떨림, 식은땀, 불안감 등이 느껴지는 것을 말한다. 신경포도당결핍 증상은 저혈당이 조금 더 진행했을 때 나타나는 증상으로 기력약화, 어지러움, 두통 등을 이야기하며 심한 경우 시력 변화나 의식 소실을 동반한다. 이 두 가지 증상을 통칭하여 저혈당 증상이라고 한다. 저혈당이 반복되면 “저혈당 무감지

증"이 생길 수 있는데, 이 경우 혈당이 떨어져도 자율신경항진 증상이 생기지 않아 초기에 적절히 대처를 못하고, 의식소실이나 발작 등이 바로 발생할 수 있다. 따라서 반복적인 저혈당이 생기지 않도록 주의해야 하며, 저혈당 무감지증을 경험했을 경우, 수 주 이상 저혈당이 한 번도 생기지 않도록 혈당을 높게 유지하면 저혈당 무감지증이 회복될 수 있다.

저혈당이 있을 때의 일반적인 대처 방법은 포도당 또는 포도당을 함유한 탄수화물을 섭취하는 것이다. 한 번에 섭취할 당분의 양은 설탕이나 꿀 한 숟가락, 주스 3/4컵, 사탕 3-4개 정도에 해당한다. 초콜릿이나 아이스크림 등은 지방이 포함되어 있어 혈당을 올리는데 시간이 걸리므로 저혈당 치료에는 적합하지 않다. 또한 탄수화물 섭취 후 저혈당이 회복되더라도 투여된 인슐린이나 경구 치료제가 작용하는 동안은 저혈당이 반복해서 발생할 수 있으므로, 계속하여 혈당을 측정을 하고 간식이나 식사를 유지해야 한다. 심한 저혈당으로 경구 섭취가 어려울 경우에는 억지로 음식을 먹이려 하면 오히려 더 위험하고 반드시 병원으로 와서 주사로 포도당을 투여 받아야 한다.[14]

6. 결론

췌장절제술을 받는 환자 수가 증가하고, 환자들의 평균 수명도 늘어나면서 췌장성 당뇨병의 유병률 및 유병 기간도 증가하고 있다. 췌장절제술 후 발생한 당뇨병은 일반적인 당뇨병과 임상 양상이 달라서 이를 고려한 치료가 필요하며, 특히 저혈당 방지를 위한 관리 및 교육이 중요하다.

14 송복례. 저혈당 관리. 2015 당뇨병 진료지침(제5판). 대한당뇨병학회. 66-69.

19장

췌장암 환자의 통증 조절

이종혁(서울아산병원 마취통증의학과)

수술 후 통증은 수술 전에 환자가 묻는 가장 흔한 질문 중의 하나이며 수술에 대한 막연한 두려움을 일으킬 수 있고, 그로 인해 환자들 중에는 수술을 피하는 경우도 있다. 실제로 개복 수술 후 약 80%의 환자에서 수술 후 심한 통증을 겪는 것으로 보고되고 있으며, 조절되지 않는 통증은 신체적, 심리적으로 환자에게 큰 스트레스를 주기 때문에 수술 관련 만족도와 밀접한 관련이 있다.[1, 2]

1 대한통증학회. 통증의학. 5판. 파주, 대한민국: 군자출판사 2018; 453-68

2 Benzon HT, Rathmell JP, Wu CL et al. Practical Management of Pain 5th Ed. Philadelphia, PA, USA: Elsevier 2014; 271-97

1. 수술 후 통증의 영향

수술 후 조절되지 않는 통증은 환자의 회복에 여러가지 나쁜 영향을 줄 수 있다. 먼저 심한 급성통증으로 인해 활성화된 교감신경계는 혈중 카테콜라민 농도를 상승시켜서 빈맥, 고혈압을 발생시키고 그로 인해 심근 산소 소모량이 증가되어 심근허혈의 발생 가능성을 높인다. 또한 내분비계통에 스트레스 반응을 일으켜서 많은 호르몬이 만들어지는데, 그 결과 고혈당증이 쉽게 발생하고, 혈액 응고가 항진되어 온몸에 혈전이 쉽게 발생한다. 또한 단백질 분해가 증가되어 수술 후 체중 저하가 쉽게 발생한다. 그리고 상처회복을 더디게 만들고 면역기능이 감소되어 감염이 더 쉽게 생길 수 있다.

복부의 심한 통증은 환자의 깊은 호흡을 방해하여 폐기능을 감소 시킨다. 그로 인해 폐의 일부가 제 기능을 하지 못하는 무기폐가 쉽게 발생하고 그로 인해 수술 후 충분한 산소를 섭취하는 것을 방해 받을 수 있다. 그리고 통증 때문에 기침을 하기 어려워서 객담 정체도 쉽게 발생하는데, 수술 후 폐기능 이상과 객담정체가 동반되면 폐렴과 같은 호흡기계 감염의 위험이 높아진다. 폐렴은 상복부 수술 후의 사망률의 주요 원인이기 때문에 효과적인 진통을 통해서 그 발생률과 심한 정도를 감소시킬 수 있다. 그리고 통증은 그 자체만으로도 위장관 운동기능을 감소시키는데, 수술을 받은 장은 더욱 회복이 느려진다.

수술 후 통증이 지속되면 환자는 충분한 수면을 취하기 어렵기 때문에 피로감과 불안감을 느끼고 민감해질 수 있다. 이렇게 되면 신체적, 심리적으로 지속적인 스트레스를 받게 되며 앞에 언급한 여러가지 영향들을 더 심하게 받을 수 있다.

추가적으로 가끔씩 수술 후 통증이 몇 개월씩 지속되는 만성통증이 생겨

나기도 하는데, 여러가지 원인이 있겠지만 최근 연구에 따르면 급성통증을 심하게 경험한 환자에서 만성 통증이 발생할 가능성 더 높다고 한다.

표 19-1 수술 후 조절되지 않는 통증의 영향

심혈관계	고혈압 심근 허혈
호흡기계	폐기능 저하 폐렴 가능성 증가
내분비계	고혈당증 혈액 응고
회복력 저하	위장관 회복 저하 상처 회복 지연 체중 저하
심리적	수면 부족 피로감 불안감
기타	만성 통증 발생 가능성 체중 저하

이렇듯 수술 후 적절한 급성 통증 조절은 환자의 활력 징후를 안정시키고 폐기능의 회복에 도움을 주며 충분한 휴식을 제공하므로, 임상적으로 환자의 빠른 회복에 큰 도움을 주며 심리적인 안정을 줄 수 있기 때문에 반드시 필요하다. 이를 위해 집도과 의사와 마취통증의학과 의사는 통증 관리 프로그램을 통해 항상 최선의 노력을 다하고 있다.

2. 환자의 통증 평가 방법

적절한 통증 조절이란 어느 정도를 의미하는 것일까? 안타깝게도 수술 전처럼 통증이 하나도 안 느껴지게 하는 것은 아직은 불가능하다. 물론 다량의 진통제를 사용하면 통증 자체를 느끼지 못하게 만들 수는 있겠지만 약물에 의한 부작용(어지러움, 졸림, 오심, 구토, 의식저하, 호흡곤란, 등)을 겪게 될 것이다. 현실적인 통증 조절의 목표는 환자들이 수술 후 일상적인 행위(수면, 화장실, 산책, 깊은 숨쉬기 등)를 할 수 있을 정도로 통증을 줄여주는 것이다.

그러기 위해서는 환자의 통증을 객관적으로 평가하는 것이 중요하다. 물론 조절이 잘 되어서 환자가 "이 정도면 참을 만해요." "아프지만 괜찮아요" 정도의 서술형 표현을 한다면 추가적인 진통제는 필요하지 않을 것이므로 지금이 환자에게 가장 적절한 통증 조절 상태일 것이다. 하지만 조절이 부족해서 "아파서 진통제를 맞고 싶어요" 라던가 "많이 아파요" 혹은 "죽을 것 같아요" 같은 서술형 표현을 한다면 그에 따르는 적절한 진통약물이나 진통 방법을 고르기가 어려워진다. 그리고 대한민국에서는 한 명의 의료진이 여러 명의 환자를 담당하는데, 의료진마다 통증을 평가하는 기준이 다르다면 효율적인 통증 조절은 어려울 수 밖에 없을 것이므로, 의료진 사이에서도 통일된 평가 방법이 필요하다.

물론 통증이란 워낙 주관적인 느낌이고 같은 수술에서도 환자에 따라서 통증 정도가 다른 경우가 많기 때문에 객관화하기는 어렵지만, 보편적으로 가장 효과적이라 평가되고 있는 방법은 VAS와 NRS방법이다.[1]

환자의 통증평가(Pain assessment)

효과적인 통증관리를 위해서는 먼저 정확한 통증 평가를 해야 한다. 성인에서는 자기 보고식(self-report measure, 0점; no pain, and 10점; maximum pain)으로 통증을 정량화하는 것이 급성통증을 가장 정확히 반영한다고 알려져 있다. 또한 주기적으로 하루에 3회 이상 통증을 재평가하고 적절한 치료를 해주는 것이 중요하다.

1) 숫자 통증 등급(Numerical Rating Scale: NRS)

직선 위에 0부터 10까지의 숫자를 차례대로 적어 놓고, 통증이 전혀 없을 시 0, 죽을 것 같은 통증을 10이라고 한 후 환자에게 몇 점 정도의 통증인지 평가하는 법

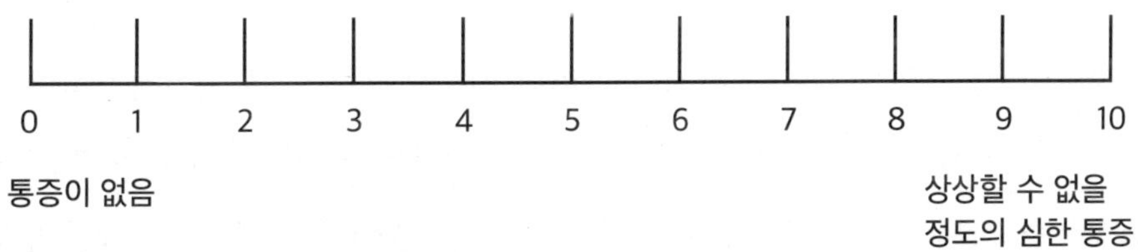

2) 시각 통증 등급(Visual Analogue Scale: VAS)

직선의 양끝에 통증이 없을 시 0, 최악의 극심한 통증을 10이라고 적어 놓고 환자가 본인의 통증을 어느 정도인지 표시하고, 0으로부터의 거리로 통증

을 평가하는 법

통증이 없음

상상할 수 없을
정도의 심한 통증

3) 통증 표정 척도(Pain Faces Scale: PFS)

소아 환자 혹은 의사소통이 어려운 경우에 통증을 평가 하기 위한 척도이다. 환자의 얼굴 표정을 보고 의료진이 평가 한다.

통증 없음	약한 통증	중증도 통증	심한 통증	극심한 통증	상상할수 없는 극심한 통증

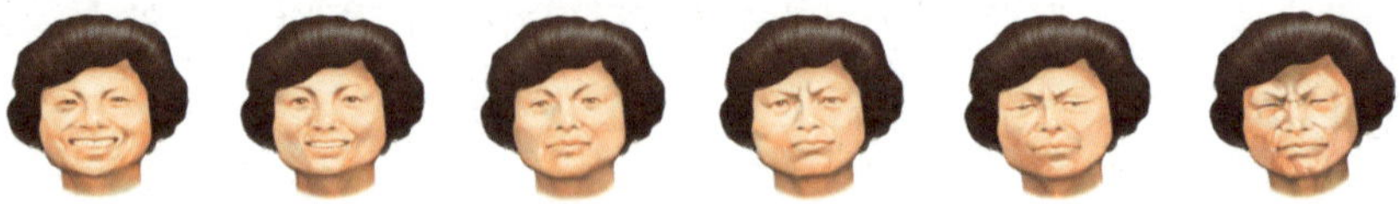

이런 방법들은 환자의 주관적인 느낌을 기준으로 통증을 평가하기 때문에 객관적인 평가라고 할 수는 없지만, 가장 큰 장점은 일정한 기준을 가지고 환자의 통증 상태를 지속적으로 파악할 수 있다는 것이다. 이런 통증 평가 방법으로 통증을 관리한다면 환자도 본인의 통증 정도를 표현하기 쉬우며, 의료진도 환자의 통증을 빠르게 평가 및 관리할 수 있다.

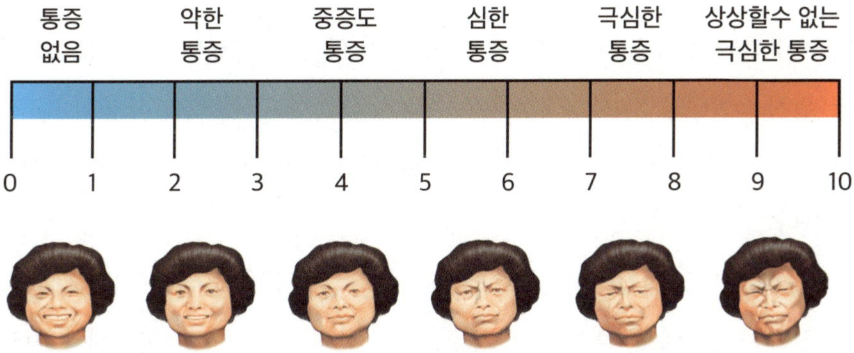

그림 19-1 숫자 통증 등급(Numerical Rating Scale: NRS)**과 통증 표정 척도**(Pain Faces Scale: PFS)**를 합쳐 놓은 평가표. 환자의 이해를 돕기 위해 통증 척도를 혼합해서 사용하기도 한다.**

다음으로는 어떤 방법으로 수술 후 통증을 조절하는지 살펴보자.

3. 수술 후 통증 조절 방법

당연한 이야기겠지만 췌장암 수술 같은 개복 수술은 수술 후 급성 통증이 크고 오래 지속되기 때문에 특정한 한 가지 약물 혹은 한 가지 진통방법만으로는 통증을 완벽하게 조절할 수 없다. 임상경험과 최근 연구들에 따르면 "multimodal analgesia"와 "preemptive analgesia"가 중요하게 생각되고 있다. multimodal analgesia는 이후 설명될 여러가지 약물과 여러가지 통증 조절방법을 복합적으로 한꺼번에 사용하는 것이며, preemptive analgesia는 환자가 통증을 느끼기 전부터 진통 방법을 적용하는 것이다.[2,3,4]

췌장암 수술 후 통증 조절을 위해서는 많은 종류의 약물이 사용되지만 크게 비스테로이드 소염진통제, 마약성 진통제, 국소마취제로 나누어서 생각해 볼 수 있다. 이 약물들을 환자에게 사용하는 방법도 여러가지인데, 수술 후

며칠 이내에는 심하고 지속적인 통증이 있기 때문에 약물이 지속적으로 투여되는 환자조절진통법(patient controlled analgesia, PCA)을 기본으로 사용하며, 가끔 찾아오는 심한 통증을 조절하기 위해 일시적인 정맥이나 근육주사를 추가로 사용한다.

지속적 환자조절진통법에는 수액이 들어가는 정맥에 직접 연결해서 약물을 주입하는 정맥로를 이용한 환자조절진통법 방법이 있고, 척추뼈와 척추신경 사이의 경막 외 공간에 추가적인 시술을 통해 약물 주입 카테터를 거치한 후 지속적으로 약물을 주입하는 경막 외 환자조절진통법이 있다.[5]

수술 후 어느정도 시간이 지나서 환자가 음식물을 섭취할 수 있게 되면 환자의 상태에 따라서 주입되고 있는 약물을 줄이면서 경구 진통 방법을 사용하게 된다.

그 외에도 진통제 성분이 들어있는 패치를 피부에 붙이는 경피적 투여방법도 수술 전후로 사용할 수 있다.

1) 통증 조절에 사용되는 약물과 사용 방법

(1) 비스테로이드 소염 진통제(Nonsteroidal anti-inflammatory drug, NSAID)

3 Benzon HT, Raja SN, Fishman SM et al. Essentials of Pain Medicine, 4th Ed. Philadelphia, PA, USA: Elsevier 2018; 105-10

4 Fishman SM, Ballantyne JC, Rathmell JP. Bonica's Management of Pain, 4th Ed. Philadelphia, PA, USA: Lippincott, Williams and Wilkins 2010; 699-723

5 Benzon HT, Raja SN, Fishman SM et al. Essentials of Pain Medicine, 4th Ed. Philadelphia, PA, USA: Elsevier 2018; 117-22

아세트아미노펜(tyrenol), 아스피린(aspirin), 이부프로펜(ibuprofen) 같은 비마약성 진통제들은 수술 후 필연적으로 동반되는 염증반응을 줄여주기 때문에 진통, 해열, 염증반응감소 효과가 있다. 용량을 증가시킬수록 효과가 증가(dose-dependent response) 하지만, 일정 용량 이상에서는 더 이상 효과가 증가하지 않기 때문에(천장효과, ceiling effect) 중등도 이상의 통증조절은 한계를 보인다. 그래서 경증에서 중증도의 통증에는 단독으로 사용하고, 심한 통증에서는 마약성 진통제의 보조제로 중요한 역할을 한다. 비스테로이드 소염제를 아편유사제와 함께 사용하면 두 약물의 증강 작용으로 한 가지 약물만 사용하는 것에 비해 통증 조절에 효과적이며, 마약성 진통제의 사용량을 25~45%정도는 줄여줄 수 있어서 오심, 구토, 어지러움 같은 부작용의 발생을 줄여줄 수 있다. 하지만 아쉽게도 대부분의 비스테로이드 소염진통제는 약물의 종류와 용량에 따라 차이가 있지만 혈액응고를 방해하거나 위출혈 혹은 신기능 장애를 일으킬 수 있는 가능성이 있으므로 환자의 신기능과 간기능을 고려하려 하루 사용량을 잘 조절해야 한다.[1]

(2) 마약성 진통제(Opioids analgesics)

마약성 진통제는 수술 후 중등도 이상의 통증을 조절하는데 가장 보편적으로 사용되고 있다. 여러 종류의 마약성 진통제가 있지만 대한민국에서는 주로 일회성 정맥 주입 용도로는 fentanyl과 oxycodone이, 지속적 환자조절 진통법 용도로는 fentanyl, 경막 외 환자조절진통법 용도로는 sufentanil, fentanyl, morphine이 주로 사용되고 있다. 마약성 진통제의 가장 큰 장점은 용량을 증가시킬수록 효과가 증가(dose-dependent response)하며 그 효과에 한도가 없기 때문에 심한 통증에서도 효과를 볼 수 있고, 환자들이 걱정하는 마약

중독의 가능성이 용량에 비해서 매우 낮기 때문이다. 그리고 비스테로이드 소염 진통제에서 보이는 위장관 출혈을 일으키지 않는다. 하지만 졸음, 오심, 변비, 가려움증을 흔하게 일으킬 수 있고 심한 통증 조절을 위해 너무 많은 양이 사용되면 배뇨장애와 장 마비가 발생하고 과도한 진정으로 인한 의식저하나 호흡장애가 발생할 수도 있다. 그래서 적절한 체내 농도를 유지해야 부작용의 발생을 최소화하고 적절한 진통 효과를 얻을 수 있다. 정맥주입의 경우 간헐적으로 사용하는 것은 적절한 농도 유지가 어렵기 때문에 가능하면 정맥자가 통증 조절장치(intravenous patient controlled analgesia; IV PCA)를 사용하면서 주기적으로 통증을 평가하고 전문의 감독하에 약물 농도를 조절하는 것이 추천되고, 가능하다면 경구 섭취 방법도 효과적이다.[2]

(3) 국소마취제

국소마취제는 과거부터 피부 절개 부근이나 경막외강의 카테터를 통해 사용되어왔다. 앞서 언급한 두 종류의 약물들(비스테로이드 소염 진통제와 마약성 진통제)은 투여되면 약물이 전신에 퍼지기 때문에 약물의 주입 위치가 중요하지 않지만, 국소마취제는 주입된 곳 주변에서 통증 신경 차단 효과를 보여주기 때문에 그 효과를 극대화하려면 약물의 주입 위치가 매우 중요하다. 췌장암 수술의 경우 복부가 수술부위이므로, 복부의 수술 절개 부위 근처에 근막차단술을 시행하거나 경막 외 지속 주입을 위한 카테터를 수술 부위에 상응하는 등과 허리 사이 부분에 거치하여 약물을 주입한다. 다만, 정맥 주입 방법과는 다르게 국소마취제를 주입하기 위한 카테터를 삽입하는데 별도의 기구와 장비가 필요하며 시간이 걸리고(30분 전 후) 일정 이상의 기술과 숙련도가 필요하다. 하지만 적절한 위치에 적절한 약물을 사용한다면 수술 후 통증을 조절하는

데 가장 이상적인 통증 조절 방법이다. 일반적으로 사용되는 약물의 용량으로는 큰 부작용은 없지만 드물게 복부쪽의 감각 이상이나 하지의 힘이 빠지거나 저혈압이 발생해서 현기증을 경험할 수 있다. 약물 자체의 부작용은 거의 없으나 실수로 과량 투여 시 하지 마비나 심정지와 같은 심각한 결과가 초래될 수도 있다. 그래서 경막 외 자가 통증 조절장치(Epidural patient controlled analgesia; Epidural PCA)를 사용해야 한다.[2]

(4) 기타

그 이외에도 캅사이신(Capsaicin), 케타민(N-methyl-D-aspartate, NMDA 수용체 비경쟁적 억제제), 정맥내 리도케인(국소마취제) 주입, 가바펜틴(Gabapentin), 프레가발린(pregabalin)과 같이 다양한 약물들이 사용될 수 있으며, 사용 시 마약성 진통제의 사용량을 줄이는 효과가 있다고 알려져 있다.

2) 환자 자가 통증 조절법(Patient-Controlled Analgesia; PCA)

모터 혹은 공기 압력을 이용하는 일회용 약물 주입 기구를 이용해서 일정량의 약물을 정맥내, 경막 외 혹은 피하를 통해서 지속주입하는 방법이다. 아무런 조작을 하지 않아도 주입되는 "기본 주입 용량"과 환자가 추가적인 진통효과를 원할 때 환자 본인이 직접 기구를 조작해서 약물을 주입하는 "일회투여량"으로 약물이 주입되며, 과도한 약물의 주입을 막기 위해서 "일회투여량" 사이에 "폐쇄간격"이 설정 되어 있다.

자가 통증 조절 장치의 가장 큰 장점은 움직이거나 기침을 하거나 혹은 밤에 특별한 이유없이 통증이 심해졌을 때 본인이 직접, 곧바로 추가 약물을 투여할 수 있는 자율성을 제공해 준다는 것이다. 그로 인해 환자와 의료진은 불필요한 대기 시간을 절약할 수 있고, 개개인에 맞게 진통제 사용량을 조절할 수 있어서 부작용을 줄일 수 있다.

"정맥내 자가 통증 조절법(IV PCA)"과 "경막 외 자가 통증 조절법(Epidural PCA)"이 가장 보편적으로 사용되는 방법이다.

(1) 정맥내 자가 통증 조절법

마약성 진통제 단독으로 혹은 비스테로이드 소염제와 같이 사용하는 것이 일반적이다. 가장 흔한 부작용인 오심 구토를 예방하기 위해 항구토제를 혼합하기도 한다. 비교적 빠른 약물 반응과 누구나 사용하기 쉽고 누구에게나 사용할 수 있으며 주입 방식에 따른 특별한 부작용이 없다는 점이 장점이지만, 경막 외 자가 통증 조절법에 비해 통증 조절 효과가 조금 부족하다.

(2) 경막 외 자가 통증 조절법

아주 가느다란 약물 주입용 카테터를 척추뼈와 척수 사이의 경막 외 공간에 거치 시키고 약물을 지속적으로 주입하는데 일반적으로 아편유사제와 국소마취제를 혼합하여 사용한다. 이 방법은 췌장암 수술처럼 중증도 이상의 통증을 호소하는 수술에서 아주 효과적인 방법이다. 하지만 카테터를 거치하는 시술에 적지 않은 환자와 의료진의 노력과 시간이 필요하며, 시술의 부작용(통증, 경막 외 혈종, 경막 외강 감염, 드물게 경막 외 천자 후두통, 신경 또는 척수손상 등)의 가능성이 존재하고, 간혹 거치해둔 카테터가 빠지는 경우에는 추가 시술이 필요하며, 감염의 위험 때문에 경막 외 카테터를 너무 오래 거치할 수 없다는 단점이 있다. 일반적으로 3-7일 정도 지나면 카테터를 제거하고 필요하다면 정맥내 자가 통증 조절법으로 전환하기도 한다. 그럼에도 불구하고 정맥내 자가 통증 조절법에 비해 아편유사제 요구량이 적고 통증효과도 훨씬 좋다. 또한 수술 전부터 경막 외강에 카테터를 거치 시키면 피부 절개 전부터 약물을 주입할 수 있는데, 이런 선행진통 효과를 이용하면 수술로 인한 신체의 스트레스를 줄여서 신체의 항상성 유지에 도움이 되고, 조기 보행, 장기능의 회복, 재원 기간에 있어 더욱 우수하다는 보고들이 있다.[4, 6]

---

4 Fishman SM, Ballantyne JC, Rathmell JP. Bonica's Management of Pain, 4th Ed. Philadelphia, PA, USA: Lippincott, Williams and Wilkins 2010; 699-723

6 Benzon HT, Raja SN, Fishman SM et al. Essentials of Pain Medicine, 4th Ed. Philadelphia, PA, USA: Elsevier 2018; 129-34

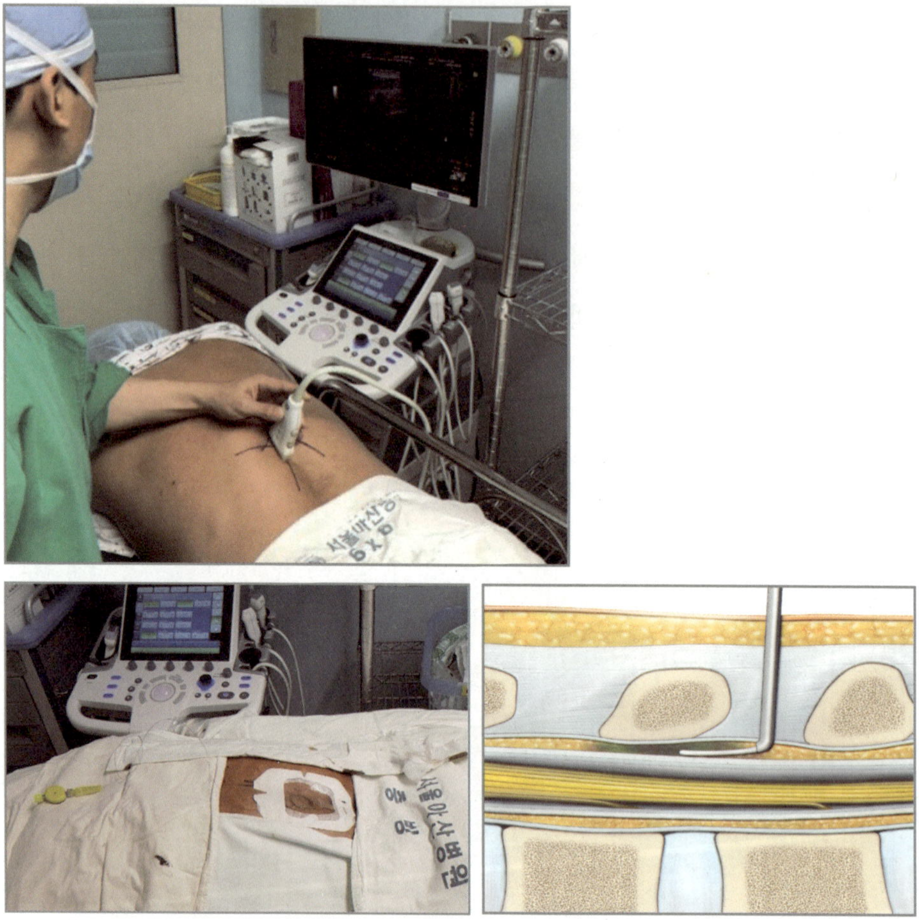

그림 19-2 경막 외 자가 통증 조절법

왼쪽 상단: 초음파를 이용한 경막 외강에 약물 주입 용 카테터 삽입술
왼쪽 하단: 경막 외강의 카테터 위치 및 약물 주입
우측 하단: 시술 후 카테터 거치 모습

20장

췌장암 환자에게 도움이 되는 사회 복지 서비스

최대한(서울아산병원 사회복지팀)

산정특례 · 본인부담상한제

1. 본인일부부담금 산정특례 제도

1) 사업개요

진료 본인부담이 높은 암 등 중증질환자와 희귀난치성질환자에 대하여 본인부담률을 경감해주는 제도

2) 내용(100/100 본인부담항목, 비급여 제외)

구분	특례기간	본인부담률
암	확진일로부터 5년	5%
희귀난치성질환	5년(상세불명 희귀질환 1년)	10%

3) 신청방법

(1) 의사 확진 시 병원 내 비치된「건강보험 산정특례 등록 신청서」를 작성하여, 건강보험공단 지사 또는 요양기관에 등록 신청 - 개인정보 제공동의란에 본인 서명

(2) 심장질환 및 뇌혈관질환 : 별도의 등록 절차 없이 병원에서 요양급여비 청구

4) 재등록

(1) 암

특례기간 5년 종료시점에 잔존암, 전이암이 있거나, 추가로 재발이 확인되는 경우, 종료예정일 1개월 전부터 신청 가능

(2) 희귀난치성질환

특례기간 종료시점에 등록된 희귀난치성질환의 잔존이 확인되는 경우로서 "희귀난치성질환 산정특례 검사항목 및 검사기준"을 충족하여야 함. 종료예정일 3개월 전부터 신청 가능

2. 본인부담상한제

1) 사업개요

연간 부담한 본인부담 진료비 총액이 소득수준에 따라 정해진 본인부담상한액을 넘을 경우, 그 넘는 금액을 환자에게 돌려주는 제도(급여 본인일부부담금에 대해서만 적용)

2) 지원내용

<table>
<tr><th>보험료 수준</th><th>10% 이하 (1분위)</th><th>11~30% (2,3 분위)</th><th>31~50% (4,5 분위)</th><th>51~70% (6,7 분위)</th><th>71~80% (8분위)</th><th>81~90% (9분위)</th><th>91~100% (10분위)</th></tr>
<tr><td>요양병원 120일 초과 입원</td><td>125만원</td><td>157만원</td><td>211만원</td><td rowspan="2">281만원</td><td rowspan="2">351만원</td><td rowspan="2">431만원</td><td rowspan="2">582만원</td></tr>
<tr><td>그 밖의 경우</td><td>81만원</td><td>101만원</td><td>152만원</td></tr>
</table>

장애인소득공제

1. 장애인 소득공제(중증환자 연말정산)

1) 지원대상

암으로 인해 '항시 치료를 요하는 중증환자'

2) 공제혜택

(1) 기본공제(경우에 따라), 장애인 추가공제 200만원, 한도 없이 의료비 세액공제 가능

(2) 환자 본인 또는 부양가족 의료비 공제 가능

3) 신청방법

의료기관에서 '중증환자 소득공제용 장애인 증명서'를 작성하여 의료진 확인 후 직장 또는 세무서에 제출

재난적의료비 지원사업

1. 지원대상

암, 심장질환, 뇌혈관질환, 희귀난치성질환, 중증화상질환으로 입원 및 외래 진료를 받은 환자. 그 외 모든 질환으로 입원 치료를 받은 환자

2. 지원기준

(1) 소득 기준 : 기준 중위소득 100%이하 가구(입원개시일 전월 건강보험료로 판정)

(2) 재산 기준 : 주택, 건물, 토지 등의 합산액이 5억4천만원(재산과표액 기준) 이하인 가구

(3) 의료비 부담수준

소득 수준	의료비 부담수준
기초생활수급자, 차상위	본인부담의료비 총액이 100만원 초과 시
기준 중위소득 50% 이하	본인부담의료비 총액이 200만원 초과 시
기준 중위소득 100% 이하	본인부담의료비 총액이 연소득 대비 15% 초과 시

3. 지원금액 및 범위

지원범위	=	예비·선별급여 등 법정본인부담금 /2·3인실 입원료	+	전액본인 부담금	+	비급여	-	지원제외항목 / 국가·지방자치단체 지원금

4. 신청방법 및 절차

(1) 입원 시부터 퇴원 후 180일 이내 환자(대리인)가 국민건강보험공단에 직접 신청

(2) 진단서(소견서) 1부: 주치의 / 진료비 영수증 1부: 원무팀 / 입퇴원 확인서 1부

(3) 지원신청서 1부, 가족관계증명서 1부, 민간보험 가입이력 확인서 등

차상위 본인부담경감제도

1. 지원대상

(1) 희귀난치성 및・중증질환자, 6개월 이상 치료를 받고 있거나 치료가 필요한 만성질환자

(2) 18세 미만 중 소득인정액이 기준 중위소득의 50%이하이고 부양요건을 충족하는 자

2. 지원내용(본인부담경감대상자 '결정일'로부터 적용)

(1) 건강보험료 지원: 기존 세대에서 별도세대로 분리 후 산정된 보험료 지원(전액 국고지원)

(2) 요양급여비용 본인부담 경감(의료급여와 유사한 수준)

구분		요양급여비용 중 본인부담금	
		일반 건강보험 가입자	차상위 본인부담경감 대상자
희귀난치성 · 중증질환자	입원/외래	5%(중증), 10%(희귀) 식대의 50%	요양급여비용 면제 기본식대의 20%
	65세 이상 (노인틀니, 임플란트)	30%	5%, 10%

(3) 가구 혜택 : 자녀교육비지원, 통합문화이용권, 전기요금 할인, 도시가스요금 경감 등

3. 지원기준

(1) '소득인정액 산정 기준세대'의 소득인정액이 중위소득의 50% 이하인 사람

(2) 부양의무자의 실제소득이 기준 중위소득 120%미만

4. 신청방법 및 절차

(1) 거주지 읍•면•동에 본인, 기타 대리인이 직접 신청

(2) 구비서류: 진단서(최근 3개월 이내 발급) 1부: 주치의, 신청서 등

긴급지원(의료비) 안내

1. 지원대상

(1) 입원 또는 그에 준하는 정도의 중한 질병 또는 부상으로 의료비를 감당하기 곤란한 자

(2) 국민기초생활보장수급자(수술, 중환자실 이용 등 긴급한 사유가 인정되는 경우)

(3) 만성질환자(갑자기 악화되어 긴급한 진료가 필요하다고 인정하는 경우)

- 동일 상병 기지원자(지원종료 후 2년이 경과한 경우, 상이한 상병으로 지원한 경우)

2. 지원기준

(1) 소득기준: 기준 중위소득 75% 이하

(2) 재산기준(재산 = 일반재산 + 금융재산 + 보험, 청약저축 + 주택청약 종합저축 - 부채)

지역	대도시 (특별시, 광역시)	중소도시(도의 '시')	농어촌(도의 '군')
금액 (만원)	18,800	11,800	10,100

(3) 금융재산 기준: 500만원 이하

3. 지원금액 및 범위

(1) 지원금액: 300만원 범위 내에서 약제비, 본인부담금 전액 및 비급여 일부 항목
(단, 간병비, 의료기구 구입비, 제증명료, 보호자 식대, 1인실 이상 상급병실료 제외)
(2) 상급병실(2,3인실)의 경우 진단서 등을 통해 불가피한 이용을 인정한 경우 최대 5일
(3) 위기상황이 복합으로 나타난 경우 긴급지원(종류별) 복합지원 가능(생계, 주거, 교육 등)

4. 신청방법 및 절차

(1) 거주지 시, 군, 구청의 주민생활지원과(사회복지과)로 신청(보건복지부 콜센터 ☎129)
(2) 퇴원 전 신청(단, 입원 당시 유선 전화, FAX 등으로 명백하게 신청

의사를 밝힌 경우 예외적으로 퇴원 후 신청가능)

5. 병원에서 준비해야 하는 서류

진단서 1부: 주치의 / 입원확인서, 진료비 영수증 각각 1부: 원무팀

서울형 긴급지원사업

1. 지원대상

위기 상황에 처한 저소득 가구

2. 지원내용

(1) 현물지원

1) 일상경비 카드로 위기 해결에 필요한 물품을 구입하여 위기 가구에 직접 지원
2) 주거비(월세), 의료비(검사비, 치료비 등), 공과금 납부 등

(2) 현금지원(5일 이내)

구분	가구 구성원 수			
	1인	2인	3인	4인
생계비	30만원	50만원	70만원	100만원
주거비	가구원 수 구분 없이 최대 100만원			
의료비	가구원 수 구분 없이 최대 100만원			

3. 지원기준

(1) 소득기준: 기준중위소득 85% 이하

구분	1인	2인	3인	4인	5인	6인
가구소득(월/원)	1,450,957	2,470,549	3,196,027	3,921,506	4,646,984	5,372,462

(2) 재산기준: 2억 5천 7백만원 이하

(3) 금융재산 기준: 1,000만원 이하

4. 신청방법 및 절차

거주지 주민센터에 환자 또는 보호자가 직접 신청, 개인정보이용동의서, 금융정보이용동의서, 진단서 필요

경기도 무한돌봄 사업

1. 지원대상

(1) 현행법·제도상 지원을 받을 수 없는 가정

(2) 긴급복지지원법에 의한 지원을 받은 후에도 위기상황이 해소되지 않은 가정

(3) 지원 신청일 기준 경기도 내 6개월 전부터 계속하여 주민등록이 되어 있는 자

2. 지원기준

(1) 소득기준: 기준 중위소득 90% 이하

구분	1인	2인	3인	4인	5인	6인
가구소득(월/원)	1,581,475	2,692,782	3,483,519	4,274,257	5,064,994	5,855,731

(2) 재산기준: 시지역 24,200만원, 군지역 15,200만원 이하

(3) 금융기준: 1,000만원 이하

3. 지원금액 및 범위

(1) 의료지원 : 1회 500만원 범위 내 비급여 항목 지원(상급병실료, 제증명료 등 지원불가)
항암치료비 지원(1회 100만원 이내), 간병비 지원(의료지원 중 최대 300만원)

4. 신청방법 및 절차

▷ 읍, 면, 동사무소 환자 및 보호자가 직접 신청 접수(031-120)

▷ 제출서류: 진단서, 입원확인서, 중간영수증, 무한돌봄지원신청서

암생존자통합지지센터

1. 지원대상

(1) 암 치료 목적의 초기 저극적인 치료(수술, 항암 치료, 방사선치료)를 마친 자

(2) 제외 대상 : 암을 진단받고 수술, 항화학요법, 방사선 치료 등의 암 치료 중인 환자
호스피스 및 완화의료 서비스 대상 암환자

2. 지원내용

(1) 신체건강 : 합병증/후유증 관리, 이차암 관리, 운동 및 영양교육, 생활습관 지도
(2) 정신건강 : 우울/불안 대처방법, 디스트레스, 감정 조절 능력 향상
(3) 정보·교육 : 암생존자 인식개선, 암생존자 통합지지교육
(4) 사회·경제 : 직업 및 학업, 일상 생활, 경제적 어려움, 역할 재정립 관련 상담

3. 신청방법

(1) 거주 지역 내 암생존자통합지지센터 방문 및 전화 신청
(2) 암생존자 초기 평가 후 맞춤형 프로그램 참여

4. 센터 안내

기관명	전화번호
강원 암생존자통합지지센터 - 강원지역암센터 : 강원도 춘천시 백령로 156	033-258-9201
경기 암생존자통합지지센터 - 경기지역암센터 : 경기도 수원시 영통구 월드컵로 164	031-219-4130
경남 암생존자통합지지센터 - 경남지역암센터 : 경상남도 진주시 강남로 78	055-750-9036
광주·전남 암생존자통합지지센터 - 전남지역암센터 : 전라남도 화순군 화순읍 서양로 322	061-379-8118
전북 암생존자통합지지센터 - 전북지역암센터 : 전라북도 전주시 덕진구 건지로 20	063-250-1947
제주 암생존자통합지지센터 - 제주지역암센터 : 제주특별자치도 제주시 아란13길15	064-717-2353
충북 암생존자통합지지센터 - 충북지역암센터 : 충청북도 청주시 서원구 1 순환로 776	043-269-7690
국립암센터 암생존자통합시시센터 - 국립암센터 : 경기도 고양시 일산동구 일산로 323	031-920-2617

재가암환자 관리사업

1. 지원대상 및 기준

(1) 모든 재가암환자(치료 중, 말기암, 암 생존자), 저소득 취약계층 암환자 및 말기 암환자

(2) 1종, 2종 의료급여 수급자, 건강보험가입자 하위 50%에 속하는 자 우선 지원

2. 지원내용

(1) 대상자 초기평가 및 방문요구도 조사를 통해 환자 상태를 파악하고 서비스 유형을 결정

항목	서비스 내용
기본서비스	환자평가, 체위 및 안위간호, 투약지도, 방문간호서비스 제공(월1회)
특수간호 서비스	특수 장치 소독, 산소요법, 욕창관리, 장루백 관리 교육 등
정서적, 영서적지지	불안, 우울 등에 대한 정서적지지, 암환자 자조모임, 종교단체 연계
자원봉사자서비스	통합 보건서비스 제공(일상생활 지원, 말벗, 목욕봉사, 차량봉사 등)
간병용품 지원	장루백, 영양식이 및 간호용품(기저귀, 매트 등) 지원
상담, 교육 및 정보	암치료 및 간호에 필요한 정보 및 교육자료를 제공, 심리정서 상담
임종지지(말기암)	사별가족지지 및 모임 안내, 지역암센터 및 호스피스기관 안내
※ 치료 중인 암환자 및 암 생존자: 3개월에 1회 이상 방문 원칙 ※ 말기암 환자: 월 2회 이상 방문 원칙	

3. 신청방법 및 절차

▷ 거주지 보건소에 본인, 기타 대리인이 직접 신청

▷ 상담 및 접수를 통해 재가암환자 등록 후 서비스 유형 결정

4. 병원에서 준비해야 하는 서류

▷ 진단서(소견서) 1부: 주치의

가사·간병 방문지원 사업

1. 지원대상

만 65세 미만의 기초생활보장수급자, 차상위 계층 중 가사•간병서비스가 필요한 자

* 장애정도가 심한 장애인
* 6개월 이상 치료를 요하는 중증질환자(최근 3개월 이내 진단서 첨부)
* 희귀난치성 질환자
* 소년소녀가정, 조손가정, 한부모가정
* 만 65세미만의 의료급여수급자 중 장기입원 사례관리 퇴원자

2. 지원내용

(1) 대상자의 건강•욕구 상태와 가구의 소득을 종합하여 판정

(2) 신체수발(식사보조), 신변활동(체위변경), 가사(청소), 일상생활 지원(외출동행, 말벗) 등

(3) 서비스 이용권(바우처) 수급자격 결정일로부터 1년 동안 지원(1년 단위로 재판정)

제공시간	소득수준	서비스 가격	정부지원금	본인 부담금
월 24시간 (A형)	생계, 의료급여 수급자	월 348,000원	월 348,000원	면제
	생계, 의료급여 외 수급자 차상위계층		월 327,120원	월 20,880원

월 27시간 (B형)	생계, 의료급여	월 391,500원	월 379,760원	월 11,740원
	생계, 의료급여 외 수급자 차상위계층		월 368,010원	월 23,490원
월 40시간 (C형)	의료급여수급자 중 장기입원 사례관리 퇴원자	월 580,000원	월 580,000원	면제

3. 신청방법 및 절차

▷ 연중, 거주지 읍•면•동 주민센터에 본인, 기타 대리인이 직접 신청

▷ 신청 접수일로부터 10일 이내에 선정 결과 및 서비스 이용 방법을 안내

▷ 시•도 내에 등록된 제공기관 중 이용이 편리한 기관을 직접 선택하여 서비스 신청

▷ 구비서류: 진단서(소견서) 1부: 주치의 ,사회보장급여 제공(변경) 신청서 등

호스피스 완화의료·사전연명의료의향서

1. 이용대상

말기암, 후천성면역결핍증(AIDS), 만성폐쇄성호흡기질환, 만성간경화 환자

2. 지원내용

1) 의사, 간호사, 사회복지사 등으로 이루어진 완화의료 전문가가 신체적 증상을 적극적으로 조절하고 심리사회적, 영적 어려움을 도와 환자·가족의 삶의 질을 향상시키는 서비스 제공
2) 형태에 따라 입원형, 가정형, 자문형으로 운영
3) 통증 및 기타 신체적 증상완화, 환자·가족 교육, 자원봉사자 연결, 사별가족 돌봄서비스

3. 지원절차

의사면담(기존 진료과) -> 호스피스완화의료 의뢰 -> 상담 및 서비스 제공

4. 연명의료결정제도

1) 임종과정에 있는 환자가 무의미한 연명의료를 시행하지 않거나 중단할 수 있는 기준과 절차 마련
2) 19세 이상의 성인은 누구나 사전연명의료의향서 작성을 통해 자신의 연명의료에 관한 의사를 밝힐 수 있음
3) 보건복지부가 지정한 전국 300여개 등록기관을 통해 1:1 상담 후 작성(신분증 지참 필수)

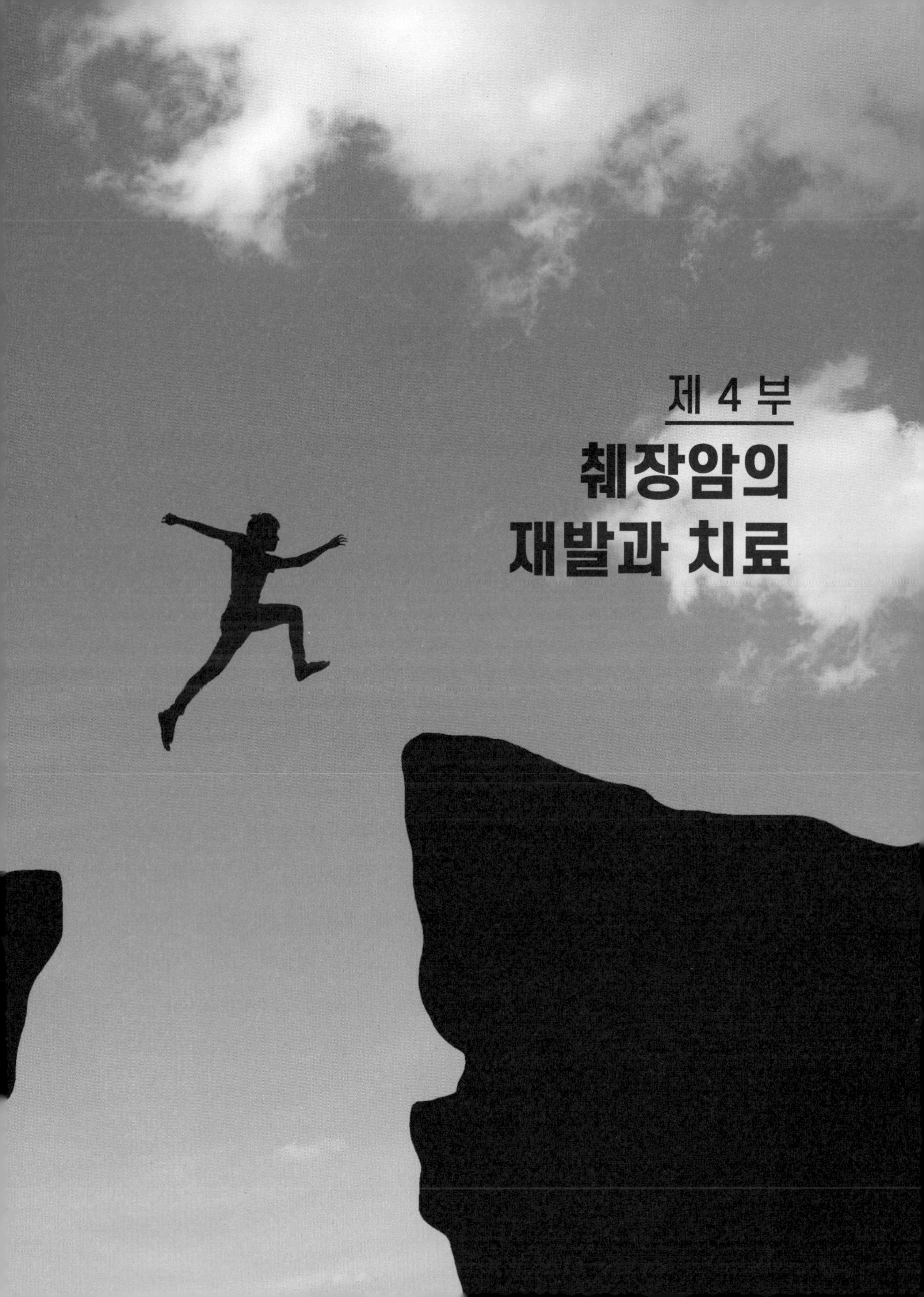

제 4 부
췌장암의 재발과 치료

21장

수술 후 정기 검진

김규표(서울아산병원 종양내과) · 권재우(서울아산병원 간담도췌외과)

췌장암으로 췌장 절제를 시행 받은 이후 정기 검진에 대한 자료는 아직 까지 부족한 것이 현실이다. 하지만 수술 이후 정기 검진을 통해 재발이나 수술 이후의 합병증을 조기 발견할 수 있다면 환자가 더 빨리 적절한 치료 또는 추가적인 검사를 시행 받을 수 있다. NCCN(National Comprehensive Cancer Network, 미국 국립통합 암 네트워크) guideline에 따르면 초기 2년간은 매 3~6개월 마다 문진 및 신체검사를 시행하며 더불어 CA 19-9 측정 및 CT를 시행할 것을 권고하고 있다. 그 권고의 강도가 높지는 않은데 그 이유는 앞에서 언급한 것처럼 CA19-9 검사 및 CT의 시행이 재발의 조기 치료에 유용하다는 자료가 아직 명확하게 밝혀진 것이 없기 때문이다. European Society of Medical oncology에서는 2015년에 정기적인 검진 시행이 특별한 이득을 가져다 주지 않는다고 발표하였다.[1] 또한 Witkowski ER이 발표한 자료에 따르면 정기적으로 시행하는 CT가 생존율을 향상시키는데 유의한 차이를 보이지는 않았다고 한다.[2] 하지만 환자가 재발과 관련한 증상이 있을 경우 재발로 확진된 이후의 생존기간이 그렇지 않은 환자보다 더 짧다는 보고는 있다.[3, 4] 병의 재발과 관련된 증상으로는 복부통증 등으로 발현되는 방사통, 체중감소, 변비, 오심, 구토, 불쾌감 등이 있다. 이러한 증상은 췌장절제술 이후에 발생할 수 있는 증상과 비슷하여 병이 재발과 감별이 어려울 수 있다. 따라서 유럽과 미국에 있는 여러 의료기관에서는 췌장암 수술 이후 정기적인 CT 시행을 권유하고 있다.[5-8] Tzeng CW 등은 216명의 재발환자중에 118(54.6%)명은 특별한 증상이 없이 발견되었다고 하며 증상이 있는 환자들과 비교하였을때 유의한 생존율의 차이가 있었다고 보고하였다.[7]

---

1 Ducreux M, Cuhna AS, Caramella C, Hollebecque A, Burtin P, Goere D et al. Cancer of the pancreas: ESMO Clinical Practice Guidelines for diagnosis, treatment and follow-up. Ann Oncol 2015; 26 Suppl 5: v56-68.

2 Witkowski ER, Smith JK, Ragulin-Coyne E, Ng SC, Shah SA, Tseng JF. Is it worth looking? Abdominal imaging after pancreatic cancer resection: a national study. J Gastrointest Surg 2012; 16: 121-128.

3 Nordby T, Hugenschmidt H, Fagerland MW, Ikdahl T, Buanes T, Labori KJ. Follow-up after curative surgery for pancreatic ductal adenocarcinoma: asymptomatic recurrence is associated with improved survival. Eur J Surg Oncol 2013; 39: 559-566.

4 Groot VP, Daamen LA, Hagendoorn J, Borel Rinkes IHM, van Santvoort HC, Molenaar IQ. Use of imaging during symptomatic follow-up after resection of pancreatic ductal adenocarcinoma. J Surg Res 2018; 221: 152-160.

5 Sheffield KM, Crowell KT, Lin YL, Djukom C, Goodwin JS, Riall TS. Surveillance of pancreatic cancer patients after surgical resection. Ann Surg Oncol 2012; 19: 1670-1677.

6 Kleeff J, Reiser C, Hinz U, Bachmann J, Debus J, Jaeger D et al. Surgery for recurrent pancreatic ductal adenocarcinoma. Ann Surg 2007; 245: 566-572.

7 Tzeng CW, Fleming JB, Lee JE, Wang X, Pisters PW, Vauthey JN et al. Yield of clinical and radiographic surveillance in patients with resected pancreatic adenocarcinoma following multimodal therapy. HPB(Oxford) 2012; 14: 365-372.

8 Heye T, Zausig N, Klauss M, Singer R, Werner J, Richter GM et al. CT diagnosis of recurrence after pancreatic cancer: is there a pattern? World J Gastroenterol 2011; 17: 1126-1134.

수술 이후에 병의 재발을 확인하는 것 이외에도 정기검진의 역할을 중요하다. 수술 이후의 합병증에 대한 발견, 적절한 식사를 하고 있는지에 대한 판단, 영양 상태 파악을 위해서라도 정기적인 검진은 필요하다고 할 수 있다. 또한 정기적인 추적관찰이 환자에게 정서적 지지를 제공해 주며 암에 대한 공포 및 불안감을 해소 시켜줄 수 있으며 나아가 삶의 질에 향상을 기대하게 할 수 있다.

1) 다학제 진료의 필요성

췌장암으로 인한 췌장절제술 이후에도 수술 이전과 마찬가지로 다학제 진료가 필요하다. 수술 이후 발생할 수 있는 당뇨, 식이 습관의 변화, 통증, 합병증에 관한 지속적인 관찰 및 병기 및 수술 결과에 따라 항암화학치료 또는 방사선치료에 대한 지속적인 추적 관리가 필요하기 때문이다.

2) 담관염 또는 담관 협착의 발생

췌장 머리의 췌장암으로 인해 췌두십이지장 절제술을 시행받은 환자들에서 약 2.6%~10.1% 정도로 담관염 또는 담관 협착에 의한 황달이 발생할 수 있다.[9-12] 담관염의 증상은 비특이적이며 발열, 오한에서부터 시작하여 상복부 또는 복부 전반의 복통, 소화불량, 황달의 증상이 나타날 수 있다. 그 지속기간 또한 수 분에서 24시간 이상 지속될 수 있다. 대증적 요법으로 대부분 증상이 호전되지만 그렇지 않을 경우에는 병원을 방문하여 혈액 검사 및 복부 CT를 촬영하여 그 원인 교정을 해야 한다. 담관염 또는 담도 협착의 발생 원인은 여러가지가 있는데 담도 내의 미생물 증식으로 인한 것부터 수술 이후 염증 반응 및 섬유화에 의한 협착, 장유착, 장폐색, 췌장암의 재발 등이 있다. 미생물 증식으로 인한 담관염의 발생의 경우에는 항생제 치료로 호전이 되지만 그 이외의 원인에 의해 담관 협착이 발생하고 그로 인한 담관염이 발생할 경우에는 담관 협착에 대한 원인교정 또는 담도배액술, 스텐트 삽입, 수술 등을 통해 치료를 한다. 담관염 또는 담관 협착을 예방하기 위한 방법은 특별히 있지 않으며 검진을 통해서도 알 수는 없다. 증상이 발생할 경우 병원에 방문하여 진료를 받을 것을 추천한다.

---

9 Asano T, Natsume S, Senda Y, Sano T, Matsuo K, Kodera Y et al. Incidence and risk factors for anastomotic stenosis of continuous hepaticojejunostomy after pancreaticoduodenectomy. J Hepatobiliary Pancreat Sci 2016; 23: 628-635.

10 Tatsuguchi T, Takahashi H, Akita H, Kobayashi S, Tomokuni A, Gotoh K et al. Short- and long-term outcomes of choledochojejunostomy during pancreaticoduodenectomy and total pancreatectomy: interrupted suture versus continuous suture. Langenbecks Arch Surg 2018; 403: 959-966.

11 Wu CH, Ho TW, Wu JM, Kuo TC, Yang CY, Lai FP et al. Preoperative biliary drainage associated with biliary stricture after pancreaticoduodenectomy: a population-based study. J Hepatobiliary Pancreat Sci 2018; 25: 308-318.

12 House MG, Cameron JL, Schulick RD, Campbell KA, Sauter PK, Coleman J et al. Incidence and outcome of biliary strictures after pancreaticoduodenectomy. Ann Surg 2006; 243: 571-576; discussion 576-578.

3) 위배출지연

위배출지연에 대한 정의는 2007년 International Study Group of Pancreatic Surgery라는 국제연구학회에서 정의되었는데 비위관의 삽입 여부 및 유지기간, 또한 수술 이후 경구로 고형식을 섭취 할 수 있는 날짜에 따라 그 단계가 구분이 되어 있다. 따라서 수술 후 퇴원하였다가 위의 팽창 및 구토를 주소로 병원에 다시 방문하게 되는 경우도 이에 해당 할 수 있다. 췌장암 환자의 10%~25% 정도에서 위 배출 지연이 발생할 수 있는데,[13] 그 원인은 십이지장 절제로 인해 motilin, cholecystokinin과 같은 장 운동에 영향을 주는 호르몬 분비의 변화, 수술 중 절제되는 우위동맥, 우위그물막동맥, 좌위정맥등에 의해 위의 혈액공급에 장애가 오고 이에 따라 위유문부의 혈액공급의 장애로 인한 위 운동기능이 저하, 위의 운동에 관여하는 미주신경의 절단, 위와 소장을 다시 문합한 부위에 발생하는 협착, 꺽임, 수술 후의 유착 및 합병증에 의한 염증, 위운동의 불균형등 다양한 원인이 있다. 치료는 위배액관 삽입, 금식, 위장운동 촉진제 등의 보존적 치료를 시도해 본다. 경우에 따라 내시경을 이용한 감압술, 풍선확장술, 스텐트 삽입술을 통하여 치료를 하는 경우도 있다. 수술 이후 수개월이 지난 후 발생한 구토나 위 팽만은 수술 후의 유착 또는 췌장암의 재발 등에 의한 원인일 가능성이 높으며 이 경우에는 보존적 치료로 뿐만 아니라 수술적 교정을 고려해야한다. 위배출지연을 방지하기 위해서는 증상 발생 시 소량의 음식을 자주 먹으며 규칙적인 운동이 필요하다. 수

---

13 House MG, Choti MA. Palliative therapy for pancreatic/biliary cancer. Surg Oncol Clin N Am 2004; 13: 491-503, ix.

술 후 검진을 통해 위배출지연을 미리 예상을 할 수 는 없으므로 복부팽만이 나 구토 등이 발생할 경우 병원에 방문하여 진료를 받는 것을 추천한다.

4) 설사

췌장 절제 이후 췌장의 외분비 기능의 약화, 상장간막동맥 주변의 혈관 주변 신경절 제거로 인한 소장 운동의 이상, 광범위한 림프절 절제, 췌장외분비 기능의 감소, Dumping 증후군, 소장내 세균 변동으로 인한 이상, 세균성 장염, 수술 이후 항암 치료의 부작용 등에 의해 발생할 수 있다. 발생 시기는 수술 직후부터 발생할 수도 있으나 퇴원 이후에 점차 배변 빈도 수가 증가 하면서 하루에 10차례 이상 설사를 하는 경우도 있다. 치료는 지사제, 췌장효소제를 포함한 약물치료를 시행하며 경우에 따라 마약성 진통제를 통해 설사를 조절하는 경우도 있다. 몸무게의 급격한 감소, 탈수 등의 증상이 생기면 수액요법 등의 보전적 치료를 해야 한다. 대부분의 환자에서는 시간이 지날수록 증상이 호전되지만 경우에 따라 수술한지 1년이 경과한 경우에도 지속적인 설사를 호소하는 경우가 있어 주의를 요한다.

5) 췌장외분비 기능 저하

췌장외분비 기능의 저하는 췌장암으로 인한 췌장 실질 조직의 손상, 췌관의 막힘, 수술로 인한 정상 췌장조직의 감소, 만성 췌장염 등에 의해 발생한다. 췌장 효소의 감소로 인해 탄수화물, 지방, 단백질의 흡수 기능이 저하되고 이로 인해 지방변, 설사, 체중감소, 복부 통증, 영양결핍 등이 발생한다.[14] 췌장 수술 이후 대부분의 환자에서 췌장 외분비 기능저하가 오기 때문에 환자에게 연관 증상 발생 시에는 특별한 검사 없이 바로 췌장효소제를 복용하기 시작한다. Lipase 25000 ~ 75000 unit을 하루 세 번 분복하고 식사 성분 및 횟수에 따라 분복량을 조절할 수 있다. 이에 반응하지 않는 환자의 경우 효소 제제의 용량을 늘릴 수 있으며 양성자 펌프 억제제로 위산 분비를 억제 할 수 있다.[15]

(12장 췌장암 수술 전후 복용하는 약물 참조.)

---

14 Sikkens EC, Cahen DL, Kuipers EJ, Bruno MJ. Pancreatic enzyme replacement therapy in chronic pancreatitis. Best Pract Res Clin Gastroenterol 2010; 24: 337-347.

15 Dominguez-Munoz JE. Pancreatic enzyme therapy for pancreatic exocrine insufficiency. Gastroenterol Hepatol(N Y) 2011; 7: 401-403.

22장

췌장암 수술 후 재발의 양상과 치료

김규표(서울아산병원 종양내과)
황대욱(서울아산병원 간담도췌외과)
이재훈(서울아산병원 간담도췌외과)

1. 재발의 양상과 특징

모든 췌장 종양이 동일한 생물학적 행동을 나타내는 것은 아니다. 췌장암 환자들 중에서 질병 병기 차이로 설명 되지 않는 다양한 양상 및 재발 시기가 존재한다. 예를 들어, 많은 환자들은 췌장암이 전신 전이로 진행하는 반면, 일부 환자들은 고립된 국소 재발로 그치는 경우도 있다. 또한, 전이를 겪는 환자들 중에서도 간, 폐 또는 복막으로 제한되게 전이되는 경우도 있다. 췌장암에 대한 수술 후 재발 시점 및 특정 재발 패턴을 예측할 수 있다면, 보다 정확하고 상세한 예후 계층화를 통해 개인에 맞는 정밀치료법을 안내하는 데 도움이 될 수 있다.

앞선 장에서 언급되었듯 췌장암으로 절제를 시행 받은 이후 정기 검진에 대한 체계적인 관리프로그램이 아직까지 부족하기에 재발의 시점 및 유형에 대한 지식이 제한적이다. 미국 NCCN(National Comprehensive Cancer Network, 미국 국립통합 암 네트워크) guideline은 수술 후 첫 2년간은 매 3~6개월 마다 문진 및 신체검사를 시행하며 더불어 CA 19-9 측정 및 CT를 시행할 것을 권고하고 있다. 따라서 유럽과 미국에 있는 여러 의료기관에서는 췌장암 수술 이후 정기적인 CT 시행을 권유하고 있다[1-4]. 그 이유는 다수의 임상연구 및 부검자료 등에서 2년 이내 재발이 전체의 80% 이상을 차지하기 때문이다.

표 22-1은 수술 후 치료에 대한 임상연구들로 치료에 따라 차이는 나지만, 술후 무진행생존기간으로 보면 주로 2년 이내에 재발하는 것을 확인할 수 있다. 특별한 치료를 하지 않는 경우에 재발되는 시점이 5-10개월이였으며, 항암화학이나 방사선치료를 하는 경우 11-15개월되는 것을 확인할 수 있다. 또한 그 양상은 주로 전신 전이로 나타나는 경우가 국소에 비해 많은 것을 확인할 수 있다. 한편 부검 연구들에서도 전신전이가 많이 나타나는 것을 확인할 수 있으며, 일부 환자들은 국소치료가 더 문제가 되는 것도 확인할 수 있다.

하지만 최근 수술 전 항암치료를 하는 경우가 늘어나고 있으며, 이것이 재발 시점이나 유형에 어떤 영향을 줄지 아직 연구가 시급한 상황이다. 이를 극복하기 위해 혈청이나 암조직에서 바이오마커 연구들이 지속적으로 늘어나고 있는 이유이다.

표 22-1 술후 재발의 시점 및 양상에 대한 임상연구 자료

임상연구	연구디자인	환자수(명)	무진행생존기간 (개월)	재발 양상
ESPAC-1 연구 Neoptolemos 등 (2004)	술후 항암화학요법 및 방사선치료	289	술후항암치료: 15 무치료: 9	국소: 35% 전이: 34% 혼합: 27%
EORTC 40891 Smeenk 등 (2007)	술후 항암화학요법 및 방사선치료	218	술후항암치료: 18 무치료: 14	국소: 20% 전이: 48% 혼합: 29%
CONKO-001 Oettle 등(2007)	술후 항암화학요법	354	술후항암치료: 13 무치료: 5	국소: 30% 전이: 70%
JSAP-02 Ueno 등(2009)	술후 항암화학요법	118	술후항암치료: 11 무치료: 5	국소: 23% 전이: 77%

한편 전이 양상에 따라 췌장암의 생물학적 특성이 다를 수도 있다. Suenaga 등에 의하면 간으로만 재발된 경우 그 시점은 다른 부위의 재발과 비교할 때 상당히 짧다고 보고했다. 그에 비해 폐 또는 국소 단독 재발 환자는 시기가 간에 비해 유의하게 늦었다. 즉, 대부분의 조기재발은 간으로 국한된 경우가 많다. 이렇듯 간 이외의 전이는 종양의 생물학적으로 느린 성장 경향을 보여 폐 또는 국소 재발 추가 치료로부터 도움을 받을 수 있다.

하지만 수술에 앞서 조기 재발을 예측하는 것은 최적의 치료 전략을 선택하는 데 중요하다. 이전의 대규모 코호트 연구에서 림프절 전이, 조직학적 등급, 종양 크기 및 보조 화학요법과 같은 여러 다른 예후 임상 병리학적 요인이 밝혀졌다.

혈청 CA 19-9는 Koprowski 등이 1979년 처음보고 한 이후 췌장암에 있어서 중요한 종양 표지자로 인식되었다. 전이가 심한 환자, 수술 후 조기 재발이 발생한 환자 등 예후가 좋지 않은 환자에서 높은 혈청 CA 19-9이 감지되었

다. 하지만, CA19-9에 있어서 사용되는 진단키트의 종류, 임상 상황(절제 가능, 경계선 절제 가능 또는 절제 불가능 췌장암) 또는 목적(검진, 절제 가능성, 재발 또는 화학 요법에 대한 반응)에 따라 의미 있는 수치를 정의하기 어렵다. 또한 폐쇄성 황달 및 혈액형과 관련된 Lewis 항원 발현에 의해 영향을 받을 수 있다. 따라서 혈청 CA19-9는 수술 전 재발의 위험성, 수술 후 재발 등을 알아보는데 도움이 될 수 있지만, 이것만으로 모든 것을 판단하기에 오해를 야기할 수 있다.

보조 요법이 일반적으로 재발 가능성을 상당히 감소시킨다는 것을 알려져 있으나, 술후 항암화학 및 방사선치료의 보조 요법과 재발 유형의 관련성에 대해서 아직 연구가 많이 이루어지지 않았다. Groot 등에 의하면, 화학방사선요법만이 국소 재발을 현저히 줄였으며, 화학방사선요법과 항암화학요법은 국부 및 전신재발을 줄였다. 이들 결과에서는 방사선 요법이 국소 재발을 예방하는데 특히 절제술 후 암세포가 절제경계부에 남게 되는 환자에서 중요한 역할을 한다는 것을 시사하였다. 대부분 환자의 생존을 결정하는데 전신 전이소견이 더 중요하지만, 일부 국소재발 환자에서는 방사선치료가 국소적으로 치료효과를 보여 통증과 같은 국소 재발로 인한 증상과 이로 인한 삶의 질에 영향을 줄 수 있다. 나아가 최근 술전 항암화학요법이 증가하고 있어, 이 경우 재발의 유형과 시점이 어떻게 영향받는지 아직 데이터가 없기에 더 많은 연구가 필요한 시점에 왔다.

2. 재발 후 치료

1) 전신재발 및 전이

수술 후 원병소 이외의 장소에 병이 나타나는 것을 전이라고 한다. 이중에서도 12개월 이내 전이되는 경우를 조기재발로 명기한다. 조기재발이 나타나는 이유로는 수술 당시에도 검사에서 나타나지 않는 암세포들이 혈중이나 다른 장기에 이미 전이되거나 암세포중 생물학적으로 전이를 잘 하는 성질로 인한 것으로 추정된다. 재발된 경우 치료의 원칙은 환자의 전신상태 및 전이된 병소 및 장기, 술후 항암치료와의 시간적 간격에 따라 달라진다. 우선 항암치료는 항암화학요법의 일반적인 원칙에 따라 gemcitabine이나 5-FU기반으로 이루어진다. 전이병변을 절제하는 수술(metastasectomy)은 매우 선택적으로 이루어지나 경우에 따라 생존에 이득을 주는 것으로 보고되기도 한다.[1, 2] 한편, 암에 대한 화학요법와 더불어 삶의 질이나 통증 개선도 재발치료에 있어서 매우 중요한 요소이다.

---

1 Arnaoutakis GJ, Rangachari D, Laheru DA, Iacobuzio-Donahue CA, Hruban RH, Herman JM, Edil BH, Pawlik TM, Schulick RD, Cameron JL, Meneshian A, Yang SC, Wolfgang CL. Pulmonary resection for isolated pancreatic adenocarcinoma metastasis: an analysis of outcomes and survival. J Gastrointest Surg 2011;15(9): 1611-1617.

2 Groot VP, Blair AB, Gemenetzis G, Ding D, Burkhart RA, van Oosten AF, Molenaar IQ, Cameron JL, Weiss MJ, Yang SC, Wolfgang CL, He J. Isolated pulmonary recurrence after resection of pancreatic cancer: the effect of patient factors and treatment modalities on survival. HPB(Oxford) 2019;21(8): 998-1008.

2) 국소재발

증상이 없는 환자에서의 재발은 주로 CT와 같은 영상에 의해 발견된다. 이론적으로는 국소재발의 경우 크기가 대부분 작고 국소적인 범위에 있기 때문에 재발에 대해 선제적으로 치료할 수 있는 기회들이 생긴다. 하지만, 재발의 조기 치료에 유용하다는 자료가 아직 명확하게 밝혀진 것이 없다. 하지만 환자가 재발과 관련한 증상이 있을 경우 재발로 확진 된 이후의 생존기간이 그렇지 않은 환자보다 더 짧다는 보고는 있다.[3, 4]

국소재발에 대한 치료는 대개 방사선치료와 재수술로 나누게 된다. 현재 이 임상상황에서의 방사선 치료(표22-2)와 외과적 치료(표22-3)에 대한 자료는 아직 제한적이다. 화학 방사선에 대해 보고 된 생존은 약 16-18 개월이며, 4건의 연구 중 2개에서 무진행 생존기간은 6.9개월이었다[35-38]. 보고된 연구에서 전신화학요법 비율이 낮은 연구(28%)는 생존이 9개월로 유리한 생존을 달성하기 위해 재발을 위한 국소 요법이 전신 화학 요법을 수반해야 한다는 개념을 지지하는 소견을 보인다.

3 Nordby T, Hugenschmidt H, Fagerland MW, Ikdahl T, Buanes T, Labori KJ. Follow-up after curative surgery for pancreatic ductal adenocarcinoma: asymptomatic recurrence is associated with improved survival. Eur J Surg Oncol 2013;39(6): 559-566.

4 Groot VP, Daamen LA, Hagendoorn J, Borel Rinkes IHM, van Santvoort HC, Molenaar IQ. Use of imaging during symptomatic follow-up after resection of pancreatic ductal adenocarcinoma. J Surg Res 2018;221: 152-160.

표 22-2 췌장암 수술 후 국소재발에 대한 방사선치료 임상연구

임상연구	방사선치료	항암화학요법	환자수(명)	전체생존기간 (개월)
Wilkowski 등 (2006)	45 Gy	5-FU, Gemcitabine	18	18
Wild 등(2013)	SBRT 25 Gy	일부만 받음 (28%)	18	9
Habermehl 등 (2007)	39.6-54 Gy + IORT(15 Gy)	Gemcitabine	41	16
Nakamura 등 (2014)	54 Gy	Gemcitabine, S-1	30	16

표 22-3 췌방암 수술 후 국소재발에 대한 외과적 절제 보고

임상보고	환자수(명)	절제된 환자수 (명)	설세율(%)	술후 사망(%)
Kleef 등(2007)	30	15	50	7
Strobel 등(2013)	97	41	42	2

3) 국소치료를 위한 환자선정 및 항암화학요법 치료

국소치료에 대한 전제조건으로 대개 전이 병소의 조절 및 상대적으로 긴 무진행 생존기간이 거론된다. 1차 종양 절제와 재발 사이의 무진행 생존기간은 보고에 따라 다르며 대개 9개월에서 20개월 사이로 보고된다. 하지만 가장 환자수가 큰 보고에서 예상 밖으로 무병 간격은 예후와 관련이 없었으며 혈청 CA 19-9는 생존을 예측했다[34]. 현재도 적정 CA 19-9 컷오프 값은 정의되어

있지 않지만, 암세포의 생물학적 특성을 반영하는 종양에 대한 지표로 의사결정에 고려해야 한다. 하지만, 검사법에 따라 다르고 담즙정체와 같은 여러 변수로 CA 19-9를 대체할 수 있는 새로운 진단 도구 및 바이오마커는 계속 요구되고 있다.

결론적으로 수술 후 환자에 있어서 재발은 중요한 이슈로 많은 환자들은 전이성 재발을 겪지만, 20-30%에서는 먼저 고립된 국소재발을 겪는다. 이들 환자는 더 느린 전신 진행을 갖는 덜 공격적인 아형의 종양을 가질 수 있고, 따라서 국소 요법을 포함하는 다학제치료로 도움을 받을 수 있다.

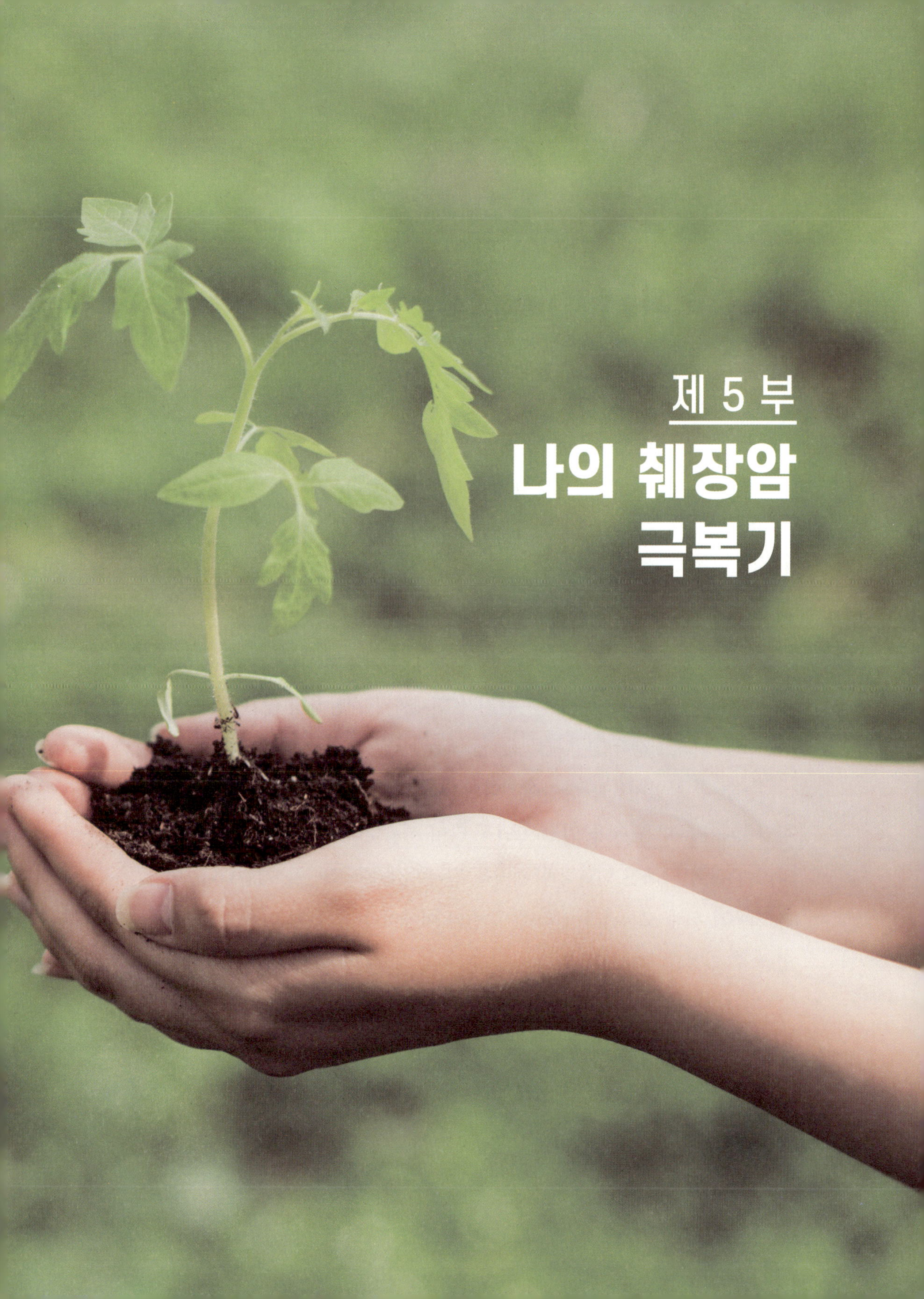

제 5 부
나의 췌장암 극복기

김○숙

나를 다시 사랑하게 된 계기가 된 췌장암

먼저 수술을 잘해주신 김송철 교수님께 감사드립니다.

저는 2009년 11월 췌장 수술을 받았습니다. 췌장 머리 쪽에 암이 생겼는데 림프절 2개 전이가 있었다고 합니다. 2기 후반이라는 진단을 받았습니다.

우선 수술이 중요하지만, 저는 수술 후 면역력을 키우며 건강해지려고 노력을 많이 하였습니다. 수술 후 관리가 현재까지 재발하지 않고 건강을 유지하는 비결이라고 생각합니다.

수술 후 항암치료를 받아야된다며 종양내과 진료를 봤지만, 췌장암에서 항암효과가 적다는 것을 알고 고민을 많이 했습니다. 그래서, 저는 집에서 요양하며 많이 약해진 면역력과 체력을 길러야겠다고 결단을 했습니다. 면역력을 키우기 위해 도서관과 인터넷, 주변의 이야기 등을 통해 암에 대한 정보를 얻을 수 있었습니다.

저는 무엇보다 잘 먹는 것이 아주 중요하다고 생각합니다. 아무거나 잘 먹는 것이 아니라 몸에 좋은 것을 위주로 먹어야 합니다. 그래서, 첫번째로 식단 조절을 하였습니다. 육류보다는 채소 위주의 식사로 직접 조리해 먹었고, 밥도 현미밥 위주의 잡곡밥으로 지어 먹었습니다. 작은 텃밭을 가꾸며 햇빛도 쏘이고 자연이 주는 즐거움도 느끼면서 유기농 채소들을 직접 길러 먹었습니다.

그리고, 암환자에게 체온관리는 중요하다고 하여 운동을 매일 하려고 노력했습니다. 산을 일주일에 4-5일씩 다니고, 원활한 혈액순환을 위해 목욕탕을 자주 다니며 반식욕과 냉·온탕을 즐겨 하였습니다. 몸이 좋아진 후에는 자전거 동호회를 가입하여 근력 운동을 위해 노력하였습니다. 최근에는 요가를 하며 몸도 마음도 같이 수련하고 있습니다.

저는 몸 안에 독소가 쌓이지 않게 하는 해독요법에 관심을 가졌습니다. 원활한 배변을 위해 유제품과 유산균을 섭취하였고, 주기적으로 한달에 한번 근처 한의원을 찾아가 건강체크도 하였습니다. 또한, 저는 TV 시청도 뉴스는 당분간 보지 않았고 즐겁게 시청할 수 있는 내용이 나오는 것들 위주로 시청하며 많이 웃었습니다. 숙면을 위해선 일찍 자고 일찍 일어나는 규칙적인 생활을 하였습니다.

나에게 췌장암은 그동안 나를 너무 힘들게 하고 돌보지 않아 생긴 병이라 생각했기에 '나를 사랑하자'를 입으로 중얼거리며 나의 몸에 나타나는 느낌들을 잘 들여다보려고 하였습니다. 암에 걸리기 전에 내 몸에서 신호를 보냈음에도 불구하고 알아채지 못하고 둔했던 나였기에, 지금은 내 몸의 신호를 느껴보고 이상이 생기면 바로 병원을 방문하고 좋은 음식들을 먹으면서 스트레스 관리를 하려 노력하고 있습니다.

긍정의 힘 또한 다시 한번 더 느끼며 모든 암환자분들 힘내세요!!!

김○미

용기를 가지고 도전하는 삶

2014년 췌장암 진단과 췌장 전체를 떼어내는 수술을 받았을 때는 정말 절박했고, 죽느냐 사느냐 기로에 있을 때 뭘 해야할 지, 남은 인생은 어떻게 해야할 지, 혼돈뿐이었습니다. 당시는 의사선생님들의 말씀조차 귀에 들어오지 않았었습니다. 그렇게 수술 후 1년 뒤 저는 마라톤을 하게 되었습니다. 주위에서는 '무슨 마라톤을 하냐 큰일난다' 많이들 말씀하셨지만, 저는 제 몸을 믿었습니다. 그리고, 처음 5킬로를 완주했을 때의 그 기쁨은 말로 형용할 수가 없었습니다. 그래서 그 뒤로도 10킬로를 도전하고…또 도전하고 하였습니다. 그런 와중에 건강이 좋아지고, 삶이 좋아지고 너무 너무 행복하고 감사한 삶으로 변화는 것을 느꼈습니다. 그래서 '췌장암은 저에게 다가온 제2의 축복이 아닌가'하는 생각도 들었습니다. 하루에 주어지는 아침은 내게 '오늘은 무슨 일들이 일어날까?'하는 기대감과 행복감에 희망을 품고 하루를 살아가게 합니다. 저의 육신은 쇠약해져 있지만, 좌충우돌하면서도 여전히 씩씩하게 행복하게 감사하며 살아갑니다. 몸은 좀 말을 안 듣고 췌장이 없는 관계로 혈당 조절도 힘들지만 꾸준한 운동과 음식 조절하면서 인슐린을 친구 삼아 주사를 하면서 잘 지냅니다. 제 몸을 소중하게 여기며, 저의 용기에 응원합니다. 어느 순간 순간 복통이 찾아올 때엔 이 또한 지나가리 생각하고, 그 순간이 지나가면 언제 또 그랬냐는 듯 멀쩡해지는 제 몸을 더욱 더 사랑하며 소중하게 지켜내는 것! 그것이 췌장암 수술 이후의 제 변화된 삶입니다. 먹는 행복, 볼 수 있는 기쁨, 주고 받는 사랑, 나눔, 봉사, 감사 이 모든 것들이 너무나 소중하고 귀한 저의 삶입니다. 죽음의 문턱에서 여리디 여린 제 인생의 힘든 여정이었지만, 다시 살아나 앞에 펼쳐지는 아름답고도 귀한 것들을 보고 느낄 수 있게 되어 너무 감사합니다.

제가 살아가는 이유는 딱 한가지 죽는 날까지 살아있음의 기쁨과 복을 나누는 것입니다. 언제까지 일지는 모르겠지만 최선의 감사로 열심히 살아갈 것입니다.

많은 환자분들이 췌장암에 대해 알고 실망하고 좌절하지만, 저는 절대 그렇지 않다고 생각합니다. 모든 것은 마음의 두려움이 있어서 이기지 못하는 것 같습니다.

여러분도 힘내시고, 용기를 갖고 모두가 도전하는 췌장암 환우가 되시길 바라겠습니다.

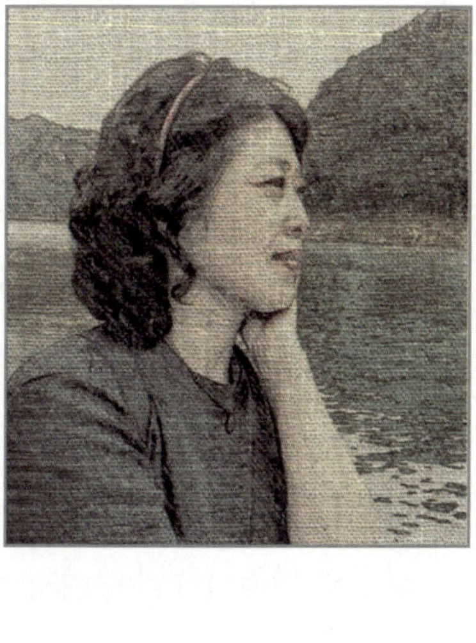

김○철

수술 후 새로이 받은 삶

저는 2011년 1월에 췌장암으로 췌장 머리부분을 자르는 수술을 받았습니다. 이제는 까마득해서 수술 날짜도 잘 기억이 안 납니다. 하지만, 수술 받고 1년 정도는 많이 힘들었던 게 기억이 납니다. 퇴원하고 밥은 먹긴 했지만 1/3공기 밖에 먹질 못했고, 소화되라고 주는 소화제도 먹고 나면 속이 더부룩하고 자주 메슥거렸습니다. 잘 못 먹고 힘이 없어 좋아하는 자전거 타기도 한동안은 못 탔습니다. 그래도 꼭 밥은 챙겨 먹었고, 무엇이든 잘 먹으려고 노력했습니다. 다행히 수술 후 통증은 많지 않아 그렇게 고통스럽지는 않았습니다.

수술한 지 1년쯤이 지나자 몸이 많이 회복되었습니다. 그렇지만 여전히 식사 후의 더부룩함과 먹기 싫은 약들 때문에 소화불량이 계속 됐습니다. 약 먹기가 너무 힘들고 싫어서 약을 끊고 소화 시킬 겸 운동을 더 열심히 해야겠다고 결심을 했습니다.

수술 전에도 자전거 타기를 좋아했을 정도로 평상시 운동을 즐깁니다.

지금 72살 나이에도 새벽 5시에 일어나면 근처 하천 한바퀴를 돌고 오는데 40분~1시간 정도 걸립니다. 집에 돌아와 아침을 먹고 새벽에 일어났기에 잠깐 잠을 청합니다. 다시 점심을 먹고 오후에는 자전거 타기를 2시간 정도 하는데 비가 오나 눈이 오나 제가 매일 하는 일과입니다.

처음에 김송철 교수님께서 하셨던 말씀이 있습니다. 수술하면 3-5년 정도

살 수 있다고 하셨습니다. 그래서, 수술 받고 새로이 받은 삶이라 생각하고 즐겁게 생활하고 먹고 싶은 것도 가리지 않고 먹었습니다. 하지만, 병원 선생님들이 알려준 데로 인삼이나 엑기스, 상황버섯 하물며 홍삼도 먹어본 적이 없습니다. 몸에 좋다는 것을 굳이 찾지도 않았지만, 주로 평상시 먹는 식사로 필요한 영양분을 보충했습니다. 지금도 지키는 것 중에 하나는 과식하지 않고 딱 정해진 식사량을 유지하는 겁니다.

30년 간 피웠던 담배는 췌장암 진단받고 다시 핀 적은 없습니다. 근데, 간간히 생각은 납니다. 솔직히 요즘은 일주일에 몇 번은 반주 삼아 술을 마십니다. 김송철 교수님 말씀보다 훨씬 오래 살아서 지금은 더 욕심도 없습니다. 하지만, 예전도 지금도 나를 위해 행복하고 즐겁게 보내고 있습니다.

수술 후에 소화가 안되는 것 외에는 당도 문제가 없었습니다. 아마도 꾸준히 운동하고 규칙적인 생활을 해서 그런 것 같습니다. 많은 환우들이 어떤 좋을 것을 먹어야 하나 어떤 것들을 먹지 말아야하나, 운동은 어떻게 해야 하나 무엇을 해야 하나 걱정과 고민이 많을 겁니다. 저는 요즘 췌장암 건강강좌에서 배운 스트레칭도 간간이 합니다. 나이가 있다 보니 인터넷, 책보다는 병원에서 알려준 것들을 활용합니다. 궁금한 게 있으면 교수님께 꼭 물어보세요. 그리고, 병원에서 하라는 데로 잘 지키고 이겨내세요. 파이팅!!!

이○준

오늘은 나의 이야기지만, 내일은 너의 이야기

췌장암 수술을 받은 후, 7번의 겨울을 맞이 했고, 시간은 어느덧 다시 11월이 되었다. 11월은 췌장암의 달이다. 세상에서 제일 지독한 암이라는 췌장암은 나에게 있어 더 이상 죽음의 사자도 아니며, 남은 생을 두려움에 떨게할 만한 존재도 아님을 이 글을 통하여 알리고자 한다. 보잘 것 없는 나지만, 나의 이야기가 암투병 중인 환우분들에게 희망과 용기를 가질 수 있게 하고, 가족들과도 행복한 삶을 누릴 수 있도록 하는 소중한 메시지가 되기를 간절히 바란다.

나는 부산이 고향인 64세 남자다. 젊은 시절부터 산을 무척 좋아하여 지인들과 같이 많은 산을 올랐었다. 하지만 2010년도 겨울이 되면서부터 체력이 급격하게 떨어지는 것을 느꼈다. 원래 산행을 하면 늘 선두 그룹에 속했었는데, 그 해 겨울부터 후미 그룹에서 산을 오르고 내렸다. 처음에는 '아! 나도 나이가 드니 이제 체력이 떨어지는가 보다'라고 생각했지, 몸속에 병이 있을 것이라고는 꿈에서도 생각을 하지 못 했었다. 그런데 어느 날부턴가 명치에서 짧은 순간 아주 심한 고통이 반복되었다. 평소에 건강검진하는 병원에 가서 위내시경을 받았으나, 아무 이상이 없다는 결과를 들었다. 그래도 간헐적인 고통이 계속 되었고, 나는 무언가 이상이 있다고 판단하여, 서울아산병원에서 다시 초음파 검사를 받았고, 그 결과 소화기내과 김명환교수님으로부터 최대한 빨리 입원하여 수술해야 된다는 설명과 함께 췌장암 선고를 받았다. 늘 건강에서 만큼은 자신 있었던 나였기에, 그 순간 머릿속의 멍해짐을 느꼈다. 몇 일간의 여유를 가지고 가족들과 의논하였고, 2011년 6월 7일 서울아산병원 김송철 교수님께 수술을 받았다. 췌장 일부와 함께 쓸개, 비장도 모두 떼어냈고, 수술 결과, 췌장암 2기라는 의사의 소견이 있었다. 나의 어머니는 담도암으로 향년 78세에 돌아가셨었다. 당시 어머니는 6개월 시한부 암 선고를 받으셨고, 극심한 고통으로 인해 마약류의 약을 처방 받으며 투병을 했었다. 지난 날 당시의 상황이 생생하게 떠 올랐고, '나도 그렇게 될 수도 있겠구나'하는 걱정에 마음속이 복잡했다. 유전적요인은 거스를 수 없는 운명이라는 좌절감에도 빠졌지만, 이러한 부정적인 생각은 소모적인 시간일 뿐, 소중한 나의 인생에 아무것도 보탬이 될 수 없기에, 내 머릿속에서 지우기로 하였다.

다행히 수술 결과는 좋았다고 들었는데, 열이 내리지 않아 한달이 지난 후에야 퇴원을 할 수 있었다. 평소에 걷기를 좋아하여, 하루에 아침 저녁 한시간씩 매일 병원 복도를 걸었는데, 어느 날 간호사가 운동하는 나에게 자기가 봤던 환자 중에 제일 많이 운동하는 것 같다고 하였다. 퇴원 후, 항암치료는 부산에서도 할 수 있다고 하여, 6개월간 24번의 항암과 방사선 치료를 병행하였다. 이 기간 중, 제일 고통스러운 것은 먹지 못하는 것이었다. 글을 쓰는 동안, 잠시 생각만 했는데도, 입에 가시가 돋혀 입맛이 싹 사라지는 것 같이 느껴질 정도이니, 항암치료가 얼마나 힘든 과정인지 다시금 생각하게 한다. 정말 입이 따가워 반찬은 먹지도 못하였고, 그나마 먹을 수 있었던 것은 죽과 포도 였다. 죽 한 숟가락과 포도를 반찬 삼아, 악착같이 한 그릇을 다 비웠다. 곡기를 끊으면 못 살고 죽는다는 말을 떠올리며, 하루 하루를 견뎌 내었다. 항암과 방사선 치료 도중, 먹지를 못해, 생을 포기하는 환우들이 많은 것으로 알고 있다. 지금 돌이켜 보면, 입에 맞는 음식을 찾아 끝까지 삼시 세끼를 챙겨 먹은 것이 기운을 그나마 유지할 수 있었던 비결이었던 것 같다. 아내는 농담으로 수술 전에 먹었던 포도 양보다 항암 중에 먹었던 포도 양이 많았을 것이라고 하는데, 아마 포도의 신맛이 침을 돌게하고 포도당이 체력회복에 많은 도움이 되지 않았나 하는 생각이 든다. 항암 치료 기간 중에도 매일 3시간~5시간 정도 산을 다녔다. 교수님께서는 절대로 무리하면 안 된다고 하셨는데, 산에 다니고 운동하는 것 만큼은 교수님 말씀을 안 듣는 나쁜 환자였다. 끝나지 않을 것만 같았던, 항암과 방사선 치료가 모두 끝난 후, 나는 아내와 함께 평생을 살아온 부산을 벗어나, 요양할 곳을 찾아 여러 곳을 다녔고, 지금 살고 있는 봉화 청량산 근처에 자리를 잡았다. 봉화는 조용한 환경과 맑은 공기 그리고 매일 산을 탈수 있었기에 나에게는 안성 맞춤의 장소였다. 손질이 된 적당한 집들이 여럿 있었지만, 주위에는 6가구만이 살고 있는, 아궁이가 있는 10평 남짓한 흙집을 구했다. 산중턱에 위치한 나의 보금자리는 앞이 탁 트여 있어, 방안에 앉아 문을 열고 있을 때면 병풍처럼 우뚝 솟은 청량산을 마주할 수 있다. 방안에서 자연의 사계절을 지켜보는 즐거움은 혼자 보기에 정말 아까운 광경이다. 내가 들어오기 전, 이 흙집에 사셨던 할아버지, 할머니 내외가 100세 넘게 살 수 있었던 것도, 평생을 자연의 아름다움속에서 살아서 그런 것이 아닐까. 집이 산 중턱에 있어 한 여름인 6월에서 8월을 제외하고는 늘 아궁이에 불을 지펴야 하고, 아궁이를 때기 위해서는 산에서 나무를 해야 한다. 게으름이 몸에 들어오게 되면 부인과 나는 여기서 얼어 죽을 수 밖에 없는 환경이다. 생필품을 사기 위해서는 영주나 안동시내로 가야하는데 거기까지 가려면 40 km를 차를 타고 나가야 해서, 동네 어르신들을 모시고 가끔씩 다녀 오곤 한다. 이제는 나도 시골 사람이라, 가끔씩 가는 시내가 오히려 낯설때도 있는 것 같다. 집마당이나 주위에서 채취하는 나물과 산을 다니면서 구할 수 있었던 더덕과 산나물에 하루종일 지치는 줄도 모르고 시골생활에 잘 적응하였다. 아마도 나의 건강이 좋아질 수 있었던 것은 좋은 것을 먹은 것 보다는 산나물이나 더덕을 캐기 위하여 힘든 줄도 모르고 산속을 헤매고 다닌 결과가 아니었나 싶다. 주위에서는 암에는 무슨 약이 좋다더라, 무슨 버섯이 좋다더라는 얘기를 수 없이 했지만, 정작 의사 선생님은 몸에 좋은 것이 무엇인지 한 말씀도 하지 않으셨다. 그래서 주변사람들이 권하는 약이나 식품은 전혀 먹지 않았었다. 시골생활을 더욱 즐겁게 만들어 준 것은 어린 손주들이었다. 봉화에서 외손주 3명과 친손주 1명을 5년동안 키워냈다. 아이들은 나에게 평생의 웃음과 즐거움을 선사해 주었고, 나도 모자람 없이 내가 가진 사랑을 모두 주었다.

반복된 시골생활은 조금씩 나를 게을러지게 하였고, 생활패턴을 바꿀 동기부여가 필요하였다. 그래서 계획한 것이 오래전부터 숙원이었던 스페인 성지순례길이었다. 준비기간 동안 제주도 올레길 지리산 둘레길을 걸으며 많은 준비를 하였다. 2016년 9월에 스페인 카미노 프랑스길을 아내와 32일간 약 900 km를 완주 하였고, 다시 올해 3월에는 스페인 카미노 북쪽길과 프리미티보길 포르투갈길을 아내와 함께 45일간 약 1,200 km를 걸었다. 성지순례길을 걷는 동안에는 10 kg 배낭을 메고, 하루도 건너뜀 없이, 하루평균 약 30 km 가까이를 걸었다. 눈과 비바람을 맞아도 어찌나 즐거웠는 지 모른다. 내년에는 카미노 다른 코스를 다시 도전하려고 계획 중이다. 나의 아이들과 지인들은 왜 힘들고 어려운 길을 걷느냐고 말한다. 그러나 난 그럴때마다 대답한다. "내가 좋아하는 길을 걷다가 죽는게 뭐가 두렵냐고……" 나는 매일 길을 걸을 때 항상 감사의 기도를 드린다. 이렇게 좋은 길과 아름다운 세상을 걸을 수 있게

해 주신 것에 대해 너무나 감사한다고……

'오늘은 나, 내일은 너.(HODIE MIHI, CRAS TIBI)'

누군가의 죽음 앞에서 이런 글귀를 본 적이 있다. 짧은 구절이지만, 뇌리 속에 깊이 박혀 지워지지 않는 진리이다. 늘 죽음을 생각하며, 준비하고 있으라는 말씀이다. 이 말을 암으로 고통받고 있는 환우분들과, 힘들어하는 가족분들에게 꼭 전하고 싶다. 수술 이후의 삶은 덤이라 여기고, 덤으로 주어진 축복의 시간 동안에는, 생에 대한 간절함보다는 감사함으로 하루 하루를 보내시길 바란다고.

그리고 이 글귀를 기억하며, 한마디를 덧 붙여 본다. 5년 생존율이 7.7%에 불과한 췌장암 선고를 받고도 8년째 살아가고 있는 나의 암 극복기가 '오늘은 나의 이야기지만, 내일은 너의 이야기가 될수 있다고' 말이다.

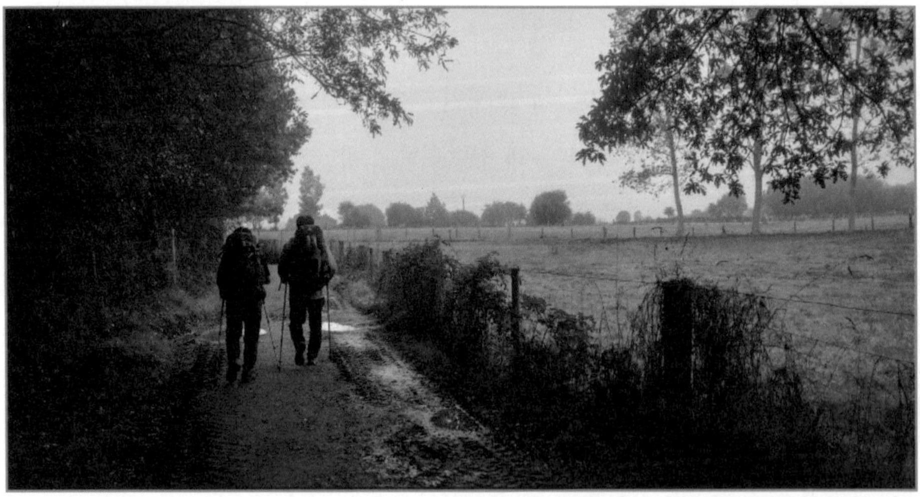

임○례

신앙의 힘으로 극복한 췌장암

절실한 기독교인 나는 2009년 3월, 그날도 평소대로 교회에 나가 행사에 참여했었다. 그런데 그날은 점심으로 먹은 회가 문제가 있었는지 밤부터 설사를 하기 시작했다. 동네 병원을 찾아가 진료를 보았는데 의사가 뜬금없이 초음파 검사를 해보자고 했다. 설사에 무슨 초음파냐고 말하면서도 의사의 권유에 나는 검사를 받았다. 대수롭게 생각하지 않았던 검사결과는 청천벽력이었다. 췌장암 같다는 의사의 말에 너무도 갑작스러워 말문이 막혔다. 많이 들어 본 암도 아니었고, 그동안 아무런 증상도 없었기에 더욱 그랬다.

나는 췌장암이란 말을 듣자마자 서울아산병원을 찾았다. 의료진들이 발견하기 힘든 암을 발견했다며 놀라워했다. 병원을 찾을 때만 해도 절망감으로 인해 좌절하였던 나는 의료진의 말에 '하나님이 나를 살려 주시려고 일찍 눈에 띄게 하셨구나'하고 믿게 되었다.

그렇게 2009년 4월 24일, 김송철 교수님께 11시간의 긴 수술을 받았다. 췌장 머리부분과 위의 일부, 담낭, 십이지장을 잘라냈다. 다행히 큰 수술에도 수술 후 합병증도 없이 21일만에 퇴원하였다. 췌장암 2기로 수술 후 항암치료를 6번 맞았고, 방사선 치료는 하지 않았다.

누군가 내게 췌장암을 극복하고 지금까지 건강하게 살 수 있는 비결을 묻는다면, 단연 규칙적인 생활을 꼽을 것이다.

나는 매일 4시 30분이면 일어나 교회에 가서 새벽기도를 하는 것으로 하루를 시작한다. 하루도 빠뜨리지 않고 하는 일이다. 그래서 저녁에는 9시 뉴스 끝나면 일찍 잠이 든다. 일찍 자고 일찍 일어나는 생활을 철칙으로 삼는다. 새벽 일찍 일어나 교회에 가고, 기도를 하면서 소원을 빌면 몸도 마음도 상쾌해서 좋다.

나는 남들 먹는 양의 1/3만 먹는다. 그래야 소화가 잘 되기에 결코 먹는 것에 욕심을 부리지 않는다. 건강해야지 생각하면서 절제를 한다. 췌장암 수술을 한데는 식습관을 잘못한 탓도 있다고 믿기에 건강한 음식 습관도 실천하려고 노력한다. 맵고 짜고 자극적인 음식은 자제한다. 그런 반면 콩과 버섯은 늘 식탁에 올린다. 서리태를 삶아서 갈아 만든 콩물은 췌장암 수술 후 지금까지 하루도 빠지지 않고 먹고 있는데 육류 대신 단백질 섭취를 위해서 택한 방법이다. 또한, 버섯이 항암효과가 크다고 해서 즐겨 먹는 편이다. 수술 후에는 버섯 농장에서 박스째 사다 먹는다. 표고버섯, 느타리버섯을 끓는 물에 살짝 데쳐서 초장에 찍어 먹으면 맛도 좋아 늘 식탁에 올린다. 그 외에도 채소, 청국장 즐겨먹기는 평상시 내가 식생활로 실천하는 것들이다.

그리고, 나는 아침식사 후 한 시간씩 꼭 운동을 한다. 아파트 단지 내에 있는 헬스장에서 러닝머신도 뛰고 아령도 든다. 지금도 아침, 저녁으로 당뇨약을 먹고 있어 당뇨관리를 위해서도 하루 한 시간 운동은 꼭 실천한다. 단 음식 안 먹고, 과식 안하고, 운동 열심히 하는 것으로 당뇨 관리를 하고 있다.

마지막으로 누가 뭐래도 내가 췌장암에서 살아난 비결은 신앙의 힘이다. 남은 평생 하나님께 충성하며 살고 싶은 마음뿐이다. 그래서, 환우분들에게도 힘들고 고통스러울 때 신앙이 큰 힘이 될 수 있다고 전하고 싶다.

제 6 부

환자에게 도움이 되는 정보

이전 장에서 췌장암에 대한 진단 및 다학제적인 치료를 망라하였다. 이번 장에서는 지면에서 제공하지 못한 췌장암에 대한 여러 정보를 아래 인터넷 사이트 및 센터 소개를 통해 제공하고자 한다.

[국내]

국가암정보센터

국립암센터에서 운영하는 여러 암에 대한 정보를 얻을 수 있는 인터넷 사이트. 암검진과 암환자 생활백서, 여러가지 암에 대한 대한민국 통계, 암정보 나눔터를 통해 암에 대한 여러가지 정보를 얻을 수 있다.

https://www.cancer.go.kr/

전화: 1577-8899

중앙호스피스센터

호스피스 및 완화의료에 대한 소개와 함께 환자 및 보호자가 고려할 수 있는 여러가지 서비스에 대한 소개 및 관련 정보가 소개된 사이트

http://hospice.cancer.go.kr/index.do

한국췌장암네트워크

국민들에게 췌장암과 치료에 대한 정보를 알리고 여러 직종에 종사하는 사람들을 포함한 네트워크를 구축하여 교육, 홍보, 봉사 활동을 하는 단체, 세계췌장암협회(http://www.worldpancreaticcancercoalition.org/)의 공식회원

http://kpcn.or.kr/

질병관리본부 국가건강정보포털

각 연령대, 질병, 약품 등에 대한 포괄적인 건강정보를 제공하고, 지역사회에 있는 여러 의료기관에 대한 현황, 응급의료기관, 진료비 정보, 기관 평가 등에 대한 정보를 제공하는 인터넷사이트

https://health.kdca.go.kr/healthinfo/index.jsp

지역별 암생존자통합지지센터

기관명 전화번호

강원 암생존자통합지지센터

- 강원지역암센터 : 강원도 춘천시 백령로 156 033-258-9201

경기 암생존자통합지지센터

- 경기지역암센터 : 경기도 수원시 영통구 월드컵로 164 031-219-4130

경남 암생존자통합지지센터

- 경남지역암센터 : 경상남도 진주시 강남로 78 055-750-9036

광주·전남 암생존자통합지지센터

- 전남지역암센터 : 전라남도 화순군 화순읍 서양로 322 061-379-8118

전북 암생존자통합지지센터

- 전북지역암센터 : 전라북도 전주시 덕진구 건지로 20 063-250-1947

제주 암생존자통합지지센터

- 제주지역암센터 : 제주특별자치도 제주시 아란13길15 064-717-2353

센터 : 충청북도 청주시 서원구 1 순환로 776 043-269-7690

국립암센터 암생존자통합지지센터

- 국립암센터 : 경기도 고양시 일산동구 일산로 323 031-920-2617

서울아산병원 암병원 암통합진료센터 02-3010-1121

http://cancer.amc.seoul.kr/

췌장암의 날

매년 11월은 세계 췌장암의 달이며, 각 병원마다 췌장암의 달을 맞아 췌장암에 대한 강좌 및 홍보 행사가 개최된다. 특히 서울아산병원에서는 11월마다 췌장암 건강강좌 및 췌장암 심포지움을 열고 있다.

문의: 서울아산병원 담도췌장암센터

[국외]

American Cancer Society

미국암협회

www.cancer.org

Pancreatica

췌장암 치료에서 임상시험까지 치료법에 대한 정보를 제공하는 사이트

www.pancreatica.org

Pancreatic Cancer Action Network

췌장암에 대한 정보 관련 사이트와의 접속을 제공하는 사이트

www.pancan.org

집필진

고성우 서울아산병원 소화기내과
권재우 서울아산병원 간담도췌외과
김규표 서울아산병원 종양내과
김명환 서울아산병원 소화기내과
김송철 서울아산병원 간담도췌외과
김원 서울아산병원 재활의학과
김지훈 서울아산병원 병리과
박민아 서울아산병원 영양팀
박진홍 서울아산병원 방사선종양학과
변재호 서울아산병원 영상의학과
서동완 서울아산병원 소화기내과
송기병 서울아산병원 간담도췌외과
송태준 서울아산병원 소화기내과
오동욱 서울아산병원 소화기내과
유창훈 서울아산병원 종양내과
이성구 서울아산병원 소화기내과
이우제 서울아산병원 내분비내과
이우형 서울아산병원 간담도췌외과
이재훈 서울아산병원 간담도췌외과
이종혁 서울아산병원 마취통증의학과
전은성 서울아산병원 의생명연구소
정민영 서울아산병원 간담도췌외과
정석훈 서울아산병원 정신건강의학과
정재호 서울아산병원 종양내과
조윤경 서울아산병원 내분비내과
최대한 서울아산병원 사회복지팀
최지영 서울아산병원 약제팀
홍승모 서울아산병원 병리과
황대욱 서울아산병원 간담도췌외과
황준성 서울아산병원 소화기내과

색인

ㄱ

ㄴ

ㄷ

ㄹ

ㅁ

ㅂ

ㅅ

ㅇ

ㅈ

ㅊ

ㅌ

ㅍ

ㅎ